U0294901

编　著　胥荣东

协助编写　李景利　李亚勤　张瑞华　郑景文
程延君　刘璐　李冰

筋柔百病消

人民卫生出版社

图书在版编目（CIP）数据

筋柔百病消/胥荣东编著. —北京:人民卫生出版社,2015
ISBN 978-7-117-21842-9

Ⅰ.①筋… Ⅱ.①胥… Ⅲ.①经筋-穴位疗法
Ⅳ.①R245.9

中国版本图书馆 CIP 数据核字（2015）第 298330 号

| 人卫社官网 | www. pmph. com | 出版物查询，在线购书 |
| 人卫医学网 | www. ipmph. com | 医学考试辅导，医学数据库服务，医学教育资源，大众健康资讯 |

筋柔百病消

编　　著：胥荣东
出版发行：人民卫生出版社（中继线 010-59780011）
地　　址：北京市朝阳区潘家园南里 19 号
邮　　编：100021
E - mail：pmph @ pmph. com
购书热线：010-59787592　010-59787584　010-65264830
印　　刷：三河市博文印刷有限公司
经　　销：新华书店
开　　本：710×1000　1/16　印张：24　插页：3
字　　数：393 千字
版　　次：2015 年 12 月第 1 版　2022 年 3 月第 1 版第 8 次印刷
标准书号：ISBN 978-7-117-21842-9/R · 21843
定　　价：39.00 元
打击盗版举报电话：010-59787491　E- mail：WQ @ pmph. com
（凡属印装质量问题请与本社市场营销中心联系退换）

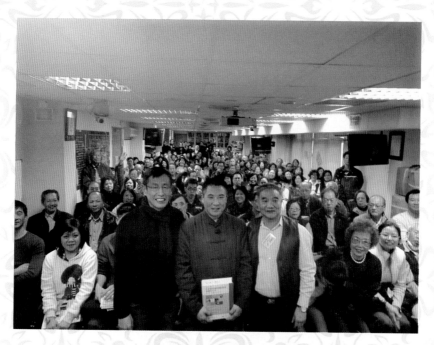

胥荣东医师 **2011** 年元旦在香港中医骨伤学会演讲后与黄杰理事长（右）等合影

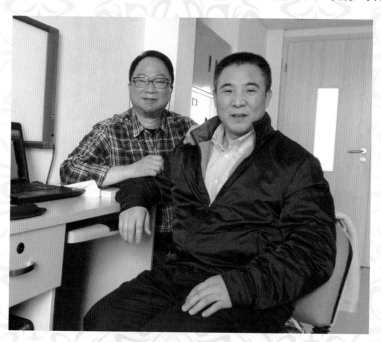

胥荣东医师和来访的徐小明导演合影

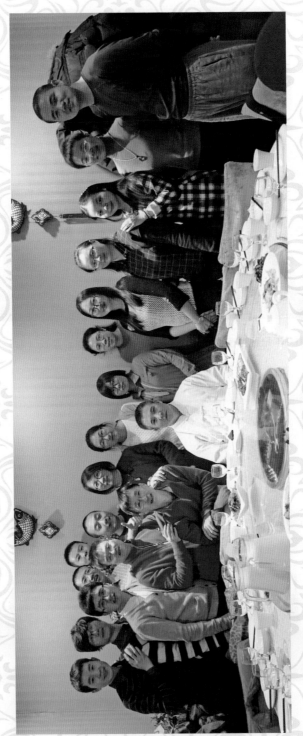

2015 年元月胥荣东医师和众弟子合影

一本难得的家庭自助保健读本

筋是中医学中特有的概念，相当于西医学中的肌腱、韧带等组织，但内涵要丰富得多。筋也是人体特别重要的组织，在《黄帝内经》中专门有经筋学说，与经络学说相提并论。但很多人对筋认识不够，或以为经筋病只是软组织的病痛，比如腰腿痛、肩周炎之类的，实际上，筋与很多疾病都密切相关，真可谓"百病生于筋"。

我和胥先生是在 2009 年的中国针灸学会经筋诊治专业委员会成立大会上相识的，当时对他的论文印象深刻，我没想到一位临床大夫居然有这样深的考据功夫。在后来的交往中，我又了解到，他不仅对针灸理论有深入的研究，还是大成拳的重要传人，同时致力于将武术的内功与针刺手法相结合。本人经胥先生介绍，也把大成拳站桩功列为每日重要的习练内容，时至今日，真是受益不少。

在今年的经筋学术年会上，我作了"经筋病的层次论治"报告，胥先生颇有共鸣，说他在写一本揉筋保健的书，希望能吸收一些内容，我欣然同意，并嘱他出版后送我一本学习。谁知不过两个月书稿已成，送我先睹为快，并让我写个序。

通读胥先生的《筋柔百病消》这本书，受益颇多，有许多方面可谓"英雄所见略同"，如对阳气与筋的关系，《素问》指出，"阳气者，精则养神，柔则养筋"，把"阳气"与"筋""神"关系提到如此之高度，可见筋的重要。又如《素问》中的"骨正筋柔，气血以流"也是我常常给学生和患者强调的名言警句。这些都在书中大加推扬，可谓殊途同归。不仅如此，书中文字朴素无华，如同医话，将胥先生近 30 年来的临床经验、临证思维方法、练功养生之术娓娓道来，令人轻松而受益，真是一本难得的科普和临床经验交流读本。

相信读者细读此书，一定会被胥先生独具一格的学术风格和一心为患者除病疗疾的认真态度所感动。

北京中医药大学针灸推拿学院院长
中国针灸学会耳穴诊治专业委员会主任委员　　**赵百孝教授**
中国针灸学会经筋诊治专业委员会副主任委员

庚寅秋月　于北京

筋柔百病消

愿胥医生不断造福更多民众

古典名著《黄帝内经》记载我们祖先治病的宝贵经验，而对人类健康长寿的宏观调控更是彰显其特色，如《素问·生气通天论》："骨正筋柔，气血以流，腠理以密，如是则骨气以精，谨道如法，长有天命。"其中以理筋方法治疗痛症和内科各类疾病，散见于书中各章。而《史记·扁鹊仓公列传》更载有扁鹊路过虢国，以砭石治经筋来抢救太子尸蹶症的千古医案。但经历连年的战乱，理筋的技术亦已失传久矣。

《筋柔百病消》一书是胥医生致力于中医筋病探索研究30年的结晶，他是位文才武德兼备的学者，既是学贯中西的针灸主任，博古通今，将古文诠释应用于临床，又是大成拳法的继承者，内功推拿功深力厚，在临床上运指为针，救民于水火，已达理筋祛病的最高心法。

先生不吝其才学，将自己数十年积累的临床经验和研究心得，罗列在书中各章，读者只要按图索骥，便能以"小"技术来治"大"病患，即使是初学医的人，也能学以致用。

祈望本书付梓之日，每位读者都能得沾先生的仁德厚爱，人人健康快乐，故此乐于为序！

在此，愿胥医生再接再厉，不断进取，造福更多民众。

香港中医骨伤学会理事长　　**黄杰**

推荐序 3

荣东学弟是一位名副其实的好医生，为人敦厚诚朴，医术精湛高明，得到许多病友的信赖与拥簇。他新近写了一本书，请我写上几句话，权作序言之一。我很荣幸。其实，荣东只是随我学习一点书法的基础，说到医药，我并非专业，他才是专家。但是，能够借此讲一点关于医药的感想，也是一种缘分，只当是野叟曝言吧？

我十几岁的时候，曾经拜郭宪亚先生为师。他是武术家，同时也是医生，在护国寺中医院供职。我既学习武术，也随缘浸润到中医的一些恩泽。到二十几岁的时候，我作为一个插队知青，又曾经有缘与北京中医"小儿王"周慕新先生相识，后来虽然没能成为他的弟子，却在对中医理论的理解方面受益匪浅。

想起这些往事，使我感到中医的亲善、亲近、亲切。我从小多病，中西医都离不开，不过，除去外科，我还是感觉中医更贴近生活，特别是我们今天倡导和向往的低碳环保绿色的生活。尤其是用西医的仪器左查右查都查不出病却让人痛苦不堪的疑难杂症，中医可以说是有独到的手段，出奇的疗效。

在中医范畴里，针灸就更具备传奇色彩，对经络的认识和把握，在世界医药界独树一帜。到了荣东学弟这里，则把针灸与经筋紧密联系起来，行针如天际闪电，收效如立竿见影。包括我本人在内的许多患者，通过亲身的体验，轻受几针，顿时感到确实是筋柔百病消。

因而，理论上的解释固然重要，实践的创新效果才更具备说服力。我常常见到一些医生，包括中医西医，能够把病理说得天花乱坠，但是具体的处方或操作，却往往令人不敢恭维。把有效的治疗经验总结起来，提升到理论的高度，这种基于实践的理论才更具有悬壶济世的价值。

我觉得荣东的佳作就是这种实践出真知的总结。

少时，我的老师郭宪亚先生曾经送我一本极薄极薄的小册子，当时不过一二角人民币的价格，名为《疫疹一得》，记述了 18 世纪时一位中医余师愚先生在瘟疫流行的危难之际，以极扼要的配方，挽救了无数的生命。他说，你看书时，不要迷信崇拜那些厚厚的大典籍，有些很有成就的人，用他毕生的精力和实践凝聚心血写成的小册子，往往更具备拯救世人的价值！

我欣赏和钦佩荣东这本小册子，我也祝愿世人能够真正领会它的价值，兼之以身体力行。我相信，它一定会造福世人，显示中医在当今时代的新发展、新成效，使中医具备更顽强的生命力。

中国社会科学院研究生院导师
中国宗教学会副会长

沛溪　王志远

乙未秋日于亦庄

治病之要，理筋为保

听说胥大夫的大作《筋柔百病消》即将面世了，非常高兴，因为我也是胥大夫的病人，知道这部作品必将带给读者以启迪。

我从小热爱中国武术，也很高兴能将我的爱好发展在我的事业中。在我的影视作品中，动作片及功夫风格的占相当比例。由于小时候练功刻苦，长大后当演员拍摄打斗场面，以及担任武术指导设计及示范动作时，总不免受伤，年轻力壮就不当一回事，也没悉心调理，人到中年时伤病自然浮现。

我被脊椎引起的连锁痛症折磨多年，有时夜不能睡。通过友人介绍认识胥大夫后，他为我调理三个疗程，每个疗程三至五天，我的痛症有了明显减轻，有些部位已完全不痛了。

"治病之要，理筋为保。"胥大夫深谙这门医术，疗病自有一套独特法门，不留针，痛症专攻劳损位置，往往能一次见效。这不是我说，也不是胥大夫自我吹嘘，而是我在他的诊疗室听到的所有病人的反映，这比任何宣传广告都更为珍贵。

胥大夫除了医术上有崇高修为外，还是个了不起的练家子，尽得大成拳真传。在教授学生医术的同时，他也传授武术，推崇医武结合，启发学生探索医学与武学两者共存的奥秘。

胥大夫爱结交朋友，为人却低调，不争名利，常见他赠医施药，不以高明医术牟取暴利，非常有侠气。若以四字形容胥大夫，正是——神术、侠医！

香港影视导演　　徐小明

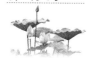

我对中医的认识

大哥胥荣东的大作《筋柔百病消》经修订重新出版，可喜可贺。这本书初版时，我曾经写了一点东西，作为一个读者的评价，很荣幸被他肯定，并作为修订版推荐序之一。

大哥是个非常散淡的人，无欲无求，本书耗费了他非常多的精力。他的愿望一直是想要把中医特别是针灸学说用一种透彻而简单的方式呈现世人，这本书正是这样的尝试。其在内地和中国台湾的首次出版和不断再版，已经充分证明了它的实力和影响力。这本书没有丝毫的故弄玄虚，更是难得。依我对他的了解，他写的每一段话，都必经现实和经典例证，以及他多年从医经验检验而得。这是因为，他还是个非常诚实的人。在我的心目中，大哥本人一如本书，朴实、率真而犀利。

我们每天都在认识这个世界：认识他人，认识我们周围形形色色的机会，以及认识我们自身的心理、心态和精神层面的东西；我们当然更关注自己健康，但常常拿着一些似是而非、道听途说的健康知识，身体力行并传播他人，很少理会我们是否对这些知识有了真正意义上的了解和理解。其实，我们中的绝大多数，甚至从来都没有机会好好地认识自己的身体，特别是作为一个整体，不同部分和系统之间的相互作用。至少，我们也应当把那些模糊不清的概念厘清理顺，也好帮助我们更好地理解一种治疗方法的真正含义，使我们能够正确地运用医生所指导的方式，不至于误入歧途，影响疗效甚至身体的康复。

我认为，医学理论和体系的复杂，大概正是映照了我们人体自身体系的复杂和精妙。如同我们对于自身的了解是多么地肤浅，即使今天，我们都不得不承认，在人类发展的过程中产生和积累的各种各样的知识体系，都存在着各种各样的局限、缺陷，甚至谬误。中医的诞生，源于人们对于人体自身与自然的深刻关系的思考，经过难以计数的实践检验和经验总结，才产生了一套对于治疗和康复行之有效的理论和规范。从某种意义上说，中医的理论，和我们所熟知的各类科学理论，其诞生过程都有着相同或类似的背景——他们往往源于人们对于自身安全和繁衍的根本需求，通过那些先行的智慧对于生命和自然不断深化的认识，经过一代又一代反反复复的实践，才会形成点滴可以帮助人们趋避伤痛、祛除疾患的医学成果，并继续传承和发展。

就我对于中医的浅薄的理解，在推广和倡导一种能够为大众所接受和理解的医疗、保健和强身的理念方法方面，《筋柔百病消》是一部非常可口的好书。另一方面，胥大夫自己多年来更是不遗余力地宣扬中医，特别是经筋理论对于人们健康的重要作用。每次进入他那个小小的诊室，都能够听到他中气十足的宣解，为患者、学生和朋友们传中医之道，解健康之惑。医学科班出身的他，不仅医术精湛，还有着深厚的古文和历史功底，通古博今，也就能够将中医让人觉得太过"玄妙"的理论以一种通俗而精确的方式解读。

这本书，是他这些年作为针灸名医的一次理论和实践经验的总结。本书的价值，还不仅仅体现在书中大量的引经据典和扎实的论述。书中，他对中医进行文化和体系上的追根溯源，并通过大量的案例和实证，力图展现中医体系的恢弘全貌，以及其与我们自身和日常生活中的丰富触点。

对于我们这些每天都是忙忙碌碌，在健康与非健康的边缘上游走的"现代人"来说，了解一些中医的缘起、理论和基本概念，以及通过一个个具体而明了的方法和例证，更深刻地理解它们的作用原理，并在日常生活中正确地实践之，是非常有益的。我认为这是这本《筋柔百病消》的另一种价值。

我和胥大夫是本家也是老乡，父辈之间关系密切，我叫他大哥。有时间的时候，我喜欢跑到他的小小诊室，和他聊聊天，受受熏陶，时而也会享受一番他独特的针法，每次离开，都觉得神清气爽。他不仅是个很有造诣的大夫，还是一个内功颇为精湛的拳术高人。与他交流时，谈及大成拳祖师王芗斋的一段话，印象最为深刻。这段话，计十六字："神不外溢，意不露形，形不破体，力不出尖。"

我想，用这样的一种心态和理念来理解中医，特别是经筋的那种意境，也是不差的。这个时候，中医就不仅是济世救人的法宝，还有着一种无法言喻的美好境界。

职业投资人　原凡客诚品副总裁 **胥英杰**

被误解的筋

X线片、CT、磁共振等检查手段的发明，为我们认识自己的身体提供了极大的方便，许多过去只有凭经验才能诊断的疾病，比如脑出血、脑梗死、肿瘤及体内异物等，现在可以一目了然。但同时这些影像学资料也可能对我们造成误导，把某些正常的生理现象及老化现象也当成疾病，尤其是把一些原本不该手术的疾病做了手术，这在某些骨科疾病方面表现得尤其突出，比如某些骨刺、腰椎间盘突出及椎管狭窄等。

拿骨刺来说，它是脊柱、四肢关节骨质增生的俗称，因骨赘的形状如同刺状，所以被称为骨刺。一般人随着年龄的增长，骨刺发生率也逐渐增多，30岁开始出现，50岁以上约90%有关节骨性变化，但有症状者并不是很多。与此同时，随着年龄的增长，颈肩腰腿及四肢关节疼痛等症状也逐渐出现。临床上一般关节疼痛就要拍照X线片进行所谓"确诊"，恰好这些中老年人都涵盖在骨刺发生年龄段内，据此就得出一个错误观念：骨刺压迫神经引起关节疼痛。结论很简单，那就是手术切除骨刺，否则是不会有效的。其他疾病也是一样，既然椎间盘突出了嘛，当然要去掉突出的椎间盘。这是个世界性的问题，比如我在瑞士工作期间也经常会遇到类似的病例，曾有一个老太太居然做过27次类似"跟骨骨刺切除术"之类的手术。

前几年，我回到农村老家，一位叔叔双膝关节痛，我要给他针刺治疗，他说这是骨刺，扎针能管用吗，我无语。不仅他不懂，我们许多专业人士也忽略了这样一个事实，那就是关节内软骨表面上并没有痛觉神经分布。

说到此，我不由得想起了一道趣味数学题："101－102＝1"，只移动其中一个数字的位置，就让该等式成立。据作者讲，他问了无数的人，没有一个人回答得出来，反正我是想了好久也没有答出来，因为我们的思维有了定式，不信您就做做看。

这就好比足跟痛，医生会很负责地拿X片等影像学资料指给我们看，你看骨刺都长这么大了，能不痛吗？还有所谓的"腰椎间盘突出症"，椎间盘都突出这么多了，你能不痛吗？赶快手术取出算了，要不过半年你就走不了路了。我们自己也好像恍然大悟，原来是这样，西医就是厉害，中医光讲经络不通，讲半天也没讲出个所以然来，还是西医科学，做就做吧，还犹豫什么，剩下的问题就是找个手术做得好的大夫了。我们稍动一下脑子就会想明白，得所谓"腰椎间盘突出症"的朋友一般都会有轻重不同的腰腿痛，但你想一想，神经受压迫以后会疼痛吗？你的腿会压麻，但不会痛，你的手也会压麻，但同样不会痛，神经根也是一样，只会因压迫而麻木，但肯定不会疼痛。反过来讲，这些腰腿痛并不是突出的椎间盘压迫神经根造成的，那你做手术干什么？我曾经见过做了两三次手术依然腰腿痛的患者。这些疼痛的原因到底在哪里？问题不是出在骨刺上，也不是出在椎间盘上，而主要是出在经筋上。

就在本书稿件整理过程中，一位西医神经内科医师质疑说："胥老师，您说的不对，神经受压是会疼痛的，比如三叉神经痛，动脉血管一跳就痛，这不就是压迫吗？"我说："你这个问题问得好！正常人动脉血管跳不跳？""当然跳！""那正常人三叉神经会痛吗？""当然不会！"我总结说："所以说一旦有压痛，就说明人体出了问题，再比如阑尾炎，正常人的阑尾部位不会有压痛，有炎症时才会有压痛。这属于我们口头讨论，如果严谨表述的话，应该这样说：正常人的神经根或神经干受到单纯的机械压迫不会产生疼痛，但会出现麻木。"

不仅腰腿痛的治疗是如此，某些内脏病也和经筋异常有关系，如沈阳的李江舟医生就提出了"筋性内脏病"的理论，在临床上取得了很好的疗效。他还观察到当左侧腰部的筋受伤的时候，相应的脏腑功能会亢进，而右侧的筋受伤时，则会减低。比如我们一感到心慌、胸闷、心悸，马上就会想到去看心内科，大夫当然会给你查心电图和超声心动图，乃至查血脂和心肌酶谱，甚至24小时心电监护等。却很少有人想到这有可能是颈背部的经筋出了问题，如果从颈椎或胸椎入手去治疗，症状很快消失的话，而且以上检查都正常的话，那基本上就可以判断其为经筋病了。高血压病也是一样，有人颈部劳损或受伤以后不久出现了高血压，如果服用降压药，效果也不是很理想的话，那我建议你去看看针灸科或按摩科。如果从颈椎治疗效果很好的话，那基本上就可以考虑是颈性高血压了。多数颈性高血压降压药效果不理想，反过来讲，降压药效果不理想的高血压病有可能是颈性高血压，尤其是年轻患者。

祖国医学在两千年前的《黄帝内经》中就注意到骨骼肌、肌腱、韧带、关节囊等的损伤，统称为"经筋病"，并认识到经筋的损伤会引起关节痹痛及内脏疾患，同时还提出了相应的治疗原则和具体治疗方法。

我们常常遇到这种情况，头晕、恶心、乏力、心悸、胸闷、失眠等，到医院查什么都没问题，对此医生也束手无策，因为医生往往忽略了患者的感受而过于相信机器及化验的结果，一般医生对中医的经筋理论往往一无所知。前年曾带教过一位北京大学医学部的留学生，名字叫郭天元，和笔者学习经筋理论和针刺点穴手法后回日本度假，亲手治好了一位长期失眠的患者和一位严重肩周炎的患者，其中一位是西医权威的夫人，对方感到很神奇。他感慨地说，现代医学越来越发达，分科越来越细，但是对于占我们体重百分之四十左右的骨骼肌却缺乏足够的研究，真是令人匪夷所思。

常常见到许多患有"腰突"、"骨刺"的患者宁愿去冒险做手术也不愿尝试中医治疗，原来不是很理解。后来和社科院、北大等单位搞哲学和社会学的师友一起研究讨论哲学及方法论，发现是某些人的思维方法出了问题。

在我们这个奉科学为圭臬的国度，"科学"一词已经成为真理和正确的代名词。在某些人眼里西医自然属于科学范畴，所以西医是科学的，当然也就是正确的；中医则不然，所以选择手术是正确的，喝汤药和扎针则是愚昧的。我们的教科书、辞书都声称"医学是一门科学"，《辞海》是这样定义的："医学是一门研究人类健康维护与疾病诊疗、预防的科学"。我国最高级的医学研究机构叫做中国医学科学院，成立于1956年，是我国唯一的国家级医学科学学术中心和综合性医学科学研究机构。最高级的中医研究机构本来叫做中医研究院，后来可能感觉不太科学，所以改名为中国中医科学院，成立于1955年，是国家级的集科研、医疗、教学为一体的综合性研究机构。

汉语"科学"一词最早由近代日本学界初用于对译英文中的"Science"及其他欧洲语言中的相应词汇，欧洲语言中该词来源于拉丁文"Scientia"，本来的意思是"知识"、"学问"，在近代侧重关于自然的学问。

在西方，"科学主义"并不是完全正面的词汇。科学主义方法论本质上是一种以"物"为中心的，在这种方法论之下，病人完全成了被认识的客

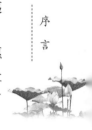

体。在某些人眼里，病人和得了病的动物没什么区别。甚至有学者认为，人不过是台复杂的机器，所以器官坏了、关节坏了就可以像修理汽车一样更换零部件。比如说过"我思故我在"的法国哲学家、数学家、物理学家、解析几何学奠基人之一笛卡尔就认为动物是机器，而人体功能则以机械方式发生作用。法国近代著名哲学家拉美特利在《人是机器》一书中谈到，不仅动物是机器，人也是机器，人的机体和心灵的一切活动都是机械运动的一种表现。

由于人从自然中走来，原本也是动物，因此就其揭示了人的"物"性而言，科学主义方法论在某种程度上是必要的。但人之所以为人，更重要的是人对于物的超越性，而这最本质、最关键之处恰恰是科学主义方法论所忽略的。打个比方，科学主义者对人体的认识就好比只重视电脑的硬件而忽略了软件。

在西方的学术分类当中，有个概念叫"STM"（科学、技术与医学），如果你问为什么不把医学放到科学里面？他们会两手一摊说："这是一个常识"。医学是一门独立的学科，在西方，STM的表述是将医学与科学放在一个平起平坐的、部分交叉的关系上。医学不仅仅是科学，本质上是人学。是科学崇拜技术至上的思潮催生了"技术乌托邦"的诞生，以至于许多人甚至相信将来科技的进步可以解决我们生活中的一切问题，包括生老病死，所以对"腰突"、"骨刺"动辄手术也就成为必然。正如北京大学医学人文研究院王一方教授所说："自然科学的疆域很庞大，人文科学包括文、史、哲、宗教、艺术等，社会科学包括政治学、经济学、社会学、传播学、法学、伦理学等。医学是叠加在人文科学、社会科学和自然科学交界的地方，还留一小块在三大学科群之外，也就是说医学还有一部分是不可知的玄学，譬如'病入膏肓'，'膏肓'就是医学中的不可知与不可企及的地方。"

我们习惯将医学简单地归类为自然科学，如果非得要说医学是科学的话，医学应该是自然科学、人文科学和社会科学的综合学科。作为一个临床医生不仅要掌握相应的专业技术，还要有尽可能全面的社会学知识和人文修养，因为医生面对的是有血有肉有感情有思想的人而非一般动物。正如《素问·气交变大论》所说："夫道者，上知天文，下知地理，中知人事，可以长久，此之谓也。"

目前在我们的医院里，医护人员似乎已经习惯于用缺乏温情的数字来命名病人，如在病房护士会说："16床输液了！"在某些医生的眼里，患者的疾苦变成了简单的主诉以及各种化验数字和影像，而在患者眼里，医院里到处是充满机器设备的房间和毫无表情的陌生面孔。一个"腰突"手术动辄十万多元，但患者丝毫没有怨言，术后出现一系列问题医患双方也都认为很正常。但中医中药如果治疗"腰突"花十几万没有效果的话则不能容忍，而且还要求中医治疗不能有副作用，似乎社会也认同这种观念。

关于此段书稿内容，我的哲学及书法老师沛公（中国社会科学院研究生院导师王志远先生）批复到："荣东学弟，所述甚为实在。科学，是日本人在翻译西方理念时把两个中国字放在一起而出现的，究其本意，不过是分科之学。无论是自然科学还是社会科学，当时都以科学的名义加以分解，其用意原本不差，即以分解之便而求其深究之实。然而，自分解以降，虽然对局部的研究日益深入，对整体的把握却日益忽略，分解终于变成了肢解。混沌被凿出了五官，但它自身却灭亡了。这一特点，在把中西深层理念加以对比时，中医的整体观与西医的局部观则反差鲜明。说局部观是科学的，整体观是不科学的，其本身就不'科学'。"

近代自然科学的源头在古代希腊，所以研究西方科学的本质必须在古希腊的哲学和科学中寻找。对古希腊人来说，研究工作必须有具体的对象，如果没有明确的对象，就无法进行有效的研究。这个被研究的对象是通过定义来确定的，定义的基本形式是种属差，本质上是把握事物之间的差异，通过这种差异把一类事物与其他的事物相区别。随着研究的深入，在差异中进一步寻找差异。如果说西方科学的本质特点是"求异"的话，中国传统科学的本质特点则是"求同"。中国传统科学不重视事物之间的差异探索，不太重视具体的技术分析，而是寻求自然万物共同的东西，也就是所谓的"求道"。所以《道德经》说："少则得，多则惑。"《黄帝内经》更是反复申论："知其要者，一言而终，不知其要者，流散无穷。"《素问·阴阳应象大论》则明确指出："智者察同，愚者察异。"可以说西方的思维方式是分析的，而中国的思维方式则是综合的。我的老师沛公某日对我说："中国古人认为，如果一个人悟道的话，那么他无论是学书法、武术还是中医，都容易理解并且能够深入，这在西方人看来是不可思议的事。"

关于中西方思维的差别，学贯中西的季羡林先生有精辟的论述：

"东方的思维模式是综合的，西方的思维模式是分析的。勉强打一个比方，我们可以说，西方是'一分为二'，而东方则是'合二而一'。再用一个更通俗的说法来表达一下：西方是'头痛医头，脚痛医脚'，'只见树木，

19

不见森林'，而东方则是'头痛医脚，脚痛医头'，'既见树木，又见森林'。说得再抽象一点：东方综合思维模式的特点是，整体概念，普遍联系；西方分析思维模式则正相反。"（季羡林、张光璘编选：《东西文化议论集》，1997 年）

其实，不光中国人这样看，以提出第三次浪潮理论闻名的美国著名的未来学家托夫勒也认为："第二次浪潮文明特别着重提高我们把问题分解成各个部分的能力，而对把各个部分重新综合的能力，却很少予以鼓励。多数人从受教育时起，就善于分析，而不善于综合……今天，我相信我们已处在一个新的综合时代的边缘。""第二次浪潮文化强调孤立地研究事物，第三次浪潮文化则注重研究事物的结构，关系和整体。"（《第三次浪潮》，1983 年）

所以如果以西方人也就是西医的标准衡量中医的话，中医当然不科学，而以中国传统标准要求西医的话，西医无疑是"愚者"。因为我们从小接受的是科学教育，所以许多人本能地认为中医不科学。以笔者为例，高中学的是理科，成绩还不错，开始学中医基础理论时非常抵触。但学生理、生化等则很感兴趣，认为这东西科学，当然也容易理解。开始实习听见老师说中医术语时我们会偷偷笑，只有到临床上看到老师用传统中医治病取得神奇疗效后，才肯虚心学习难于理解的中医理论。所以有些人不信中医，甚至黑中医，我非常理解并同情这些朋友。

不光医学如此，在艺术领域也是一样，中西方有不同的思维。比如西洋画一般是采用"焦点透视"，像照相一样，观察者固定在一个立足点上，把能摄入镜头的物象如实地照下来，因为受空间的限制，视域以外的东西就不能摄入了，达·芬奇的《最后的晚餐》即是焦点透视的典范之作。而中国画的透视法就不同了，画家观察点不是固定在一个地方，也不受下定视域的限制，而是根据需要，移动着立足点进行观察，凡各个不同立足点上所看到的东西。都可组织进自己的画面上来。这种透视方法，叫做"散点透视"。只有采用中国绘画的"散点透视"原理，艺术家才可以创作出数十米、百米以上的长卷。如清明上河图，如果采用西画中"焦点透视法"就无法达到。中国人并不是不懂得透视，早在南北朝时代，宗炳的《画山水序》中就说："去之稍阔，则其见弥小。今张绢素以远映，则昆阆之形，可围千方寸之内；竖画三寸，当千切之高；横墨数尺，体百里之迥。"他说的是用一块透明的"绢素"，把辽阔的景物移置其中，可发现近大远小的现象。到了唐代，王维所撰《山水论》中，提出处理山水画中透视关系的要诀是："丈山尺树，寸马分人，远人无目，远树无枝，远山无石，隐隐如眉，远水无波，高与云齐。"可见当时山水画家都是重视透视规律的。到了宋代，中国山水画透视法已形成了完整的体系。但中国画家并不拘泥于透视原理的限制，这和中医的思维是一致的，《黄帝内经》也有解剖理论，但中医理论并不受解剖学的限制。如果以西方绘画理论要求中国画，中国画显然不科学，而以中国画标准要求西画，那简直就是小孩儿作品。正如苏轼所说："论画以形似，见与儿童邻；赋诗必此诗，定非知诗人。"（《书鄢陵王主簿所画折枝二首》）

再比如有经验的瓜农，看看西瓜的纹理色泽，再掂掂分量，听听声音，就会知道哪个是熟瓜，哪个是生瓜。如果用科学的方法，应该穿刺抽取些西瓜汁，然后化验检测糖分等指标才能确认西瓜是否成熟，单靠人工从外观上判断是不科学的。如果以检验标准要求瓜农的话，瓜农的方法肯定不科学，但瓜农反过来也会讥笑以化验手段来判断西瓜是否成熟。

我们谈到中医，就有所谓信不信中医的问题。说得严重一点，这是摆在我们每一个中国人面前的一个无法回避的问题。因为人总会要生病的，得病一般说来是要看医生的，看中医还是看西医，这是一个很现实的问题。这在某种情况下很像哈姆雷特的问题，尤其是有些病人面临是看中医针灸治疗还是手术等选择时。当然外国人这方面的烦恼少一些，因为在国外的中医并不多。这好比一个人有两套房子，城里有一套公寓，郊区还有一套别墅，周末去哪里就成了一个问题。当然一部分人是不信中医的，这部分人的烦恼也会少些，要么不看病，要么去看西医。也有一部分人是不愿去看西医的，烦恼也少一些。完全不信西医的人可能不会太多，不愿意去看可能主要是不愿去做太多的检查化验，还有就是怕西药的副作用或者不愿去做手术，当然费用对于很多人来说也是不得不考虑的现实问题。

关于"信不信中医"的问题，我们有必要作些讨论与分析。在社会上常会有人问朋友："你信不信中医？"一部分人会说："我信中医！"当然也有部分人会说："我不信中医！"对此我们已习以为常了，很少去想这个话题的滑稽之处。其实"信不信中医"本身是个假话题！何以故？我们换一个内容就会发现其中的问题。比方说，我们生活在现代社会里的人每天都在用手机，不会有人怀疑手机的无线通讯功能。但如果将原始部落里的居民带到城里来，你告诉他用手里的这个小玩意儿可以和远在几千里外的家

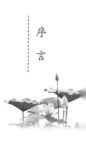

人通话，你就是打死他也不会相信的，为什么，因为他没用过。你如果让他用上几天，尤其是和他几个月不见的女友通上电话时，他就会说："我信手机！"但是如果让他将手机拿回家乡的话，其他村民们还是会说："我不信手机！"因为当地没有信号。反过来讲，如果其他村民从没有见过手机，光听这个使用过手机的人几句话就相信手机的话，那才不正常呢。当然了手机也有信号不好的时候，也有没电的时候，也有假手机，有的手机电池还会爆炸伤人，如果赶上这时候又是第一次使用的话，他可能会说："我不信手机！"如果他认为自己是上当了，被人耍弄了，发誓一生再也不用手机的话，那他一生都会说："我不信手机！"对于手机来说，不存在信不信的问题，只存在了解不了解的问题，对于中医来说道理是一样的，所以说："信不信中医"是个假话题。当然中医的临床水平也是参差不齐，有许多患者说了，我扎过针不管用，这也是客观事实。因为中医确实不太好学，我刚工作时就是，就连普通的腰肌劳损治疗起来都没信心，更不用说西医要做手术的"腰椎间盘突出症"等疑难杂症了。此外，还有一个客观因素，许多骗子会打着"中医"的旗号骗人，因为用西医不好骗人，所以社会也将这笔账算在了"中医"头上。尤其是在中药里面加激素、抗癫痫药及降糖药等西药，号称中医祖传秘方等来骗人，这种事屡见不鲜。

本来信不信中医或信不信西医是每个人的权利，我在瑞士接诊的一位农民自己就说不信西医，也不知她是如何活到60多岁的，自己小腿骨折不去医院，自己在家养好，有些匪夷所思。我从1984年工作开始在北京著名三甲医院工作至今，还没听说过哪位西医大夫不信中医，我们和西医同事常在医师室、班车上和专家食堂讨论各种医学问题，探讨某种病是西医治疗好还是中医治疗好，常互相请会诊。笔者在针灸科病房工作期间，曾和神经内科共用一个医师室近十年，常向著名的神经内科专家王国相教授、杨秉贤教授等前辈请教西医知识，他们熟人患病也常请我治疗。十几年前杨秉贤教授的一位家人在国外工作时一侧下肢突然无力，跛行，打电话请我帮助每日肌注维生素 B_{12} 等药，我说用不着，针刺治疗一次即行走正常。杨教授虽然对中医比较了解，但还是感到很惊讶，后来专门请客表示感谢。十五六年前，笔者曾和王国相教授及我国疼痛医学的开创者、全国疼痛诊疗研究中心主任樊碧发教授一起会诊一位疑难病患者，一起研究制订治疗方案，而针刺的止痛效果也让两位西医专家刮目相看。我们有疑难病患者会请樊碧发教授会诊，而樊碧发教授也常到针灸科来观摩针灸如何治病，

筋柔百病消

大家关系非常融洽。在笔者当年担当住院总医师时，全院 1300 张床位，只要需要针灸治疗，都会请我会诊。比如急诊科的急性腰扭伤，肛肠科术后尿潴留，普通外科术后腹胀不排气，ICU 患者严重呃逆等。当一年住院总医师真是太累了，但也磨炼了自己，锻炼了对于急症用针刺处理的能力。由此可见，所谓的信不信中医本质上是了解不了解中医的问题。说了半天，不如引用《庄子·秋水》篇的几句话作为总结："夏虫不可以语于冰者，笃于时也；曲士不可以语于道者，束于教也。今尔出于崖涘，观于大海，乃知尔丑，尔将可与语大理矣。"

这是一位西医大夫最近所写的学习中医和接受针刺的感受，已经在微博上用实名发表。我叫钟＊，今年 42 岁，十几年的痛经病史，期间断续吃中药调理均未见好转。上半年体检发现腰椎间隙变窄，腰椎唇样变，平时经常腰腿酸痛，难以久坐久站，神经性皮炎病史五年余。有缘参加今年八月份的经筋班培训，课程中胥老师传授站桩的基本方法和经筋保健的基础理论，以及他独到的中医针灸的研究体悟。抱着尝试的心情，我在课程期间针灸三次，九月初又连续针灸三次，针刺的酸胀麻感明显，尤其是针刺腰椎附近的穴位时经后腿走窜到脚底，也向腿前侧放射，还有向腹部走窜的酸麻感，几分钟很短的时间内结束治疗，会有遗留针感。近日腰痛明显缓解，上周来月经居然没有再发生痛经，而且之前多年月经来时不顺利，走的很拖延的现象也明显好转，颈部的皮疹也好多了，身体发生了很大变化。加上晨起站桩的练习，平素难得的打嗝矢气也变得很轻松了，人比以前有精气神了。非常感谢胥老师和您的团队，祝愿好人一生平安。

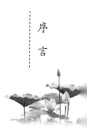

需要强调说明的是，作为一名在病房工作过十几年的临床医师，我的观点是，所有疾病首先一定要搞清西医诊断，也就是所谓的定性诊断和定位诊断，这在神经科疾病中尤为重要，否则难免会耽误某些疾病的治疗。明确诊断之后再考虑中医治疗还是西医治疗，比如脑出血尤其是蛛网膜下腔出血及颅内高压等，必须西医抢救治疗；有些病可以中医和西医结合治疗，比如高血压病、哮喘等；有些病可以单纯用中医来治疗，比如大多数的颈椎病、腰腿痛等。从养生保健的角度来讲，我们的自我保健在疾病的治疗过程中是辅助性的，打个比方，医生的治疗如果是饺子的话，自我保健就好比是醋。需要提醒大家的是本书中一切有关医疗的操作一定要在执业医师的指导下进行，有些貌似简单的症状背后很可能有复杂的病因。

实际上，综合和分析各有优缺点，中医优势在于综合，但在某些方面

23

缺乏西医的分析和定量，反之亦然。正如季羡林先生所说："从最大的宏观上来看，人类文化无非是东方文化与西方文化两大体系。其思维基础一是综合，一是分析。综合者从整体着眼，着重事物间的普遍联系，既见树木，又见森林。分析者注重局部，少见联系，只见树木，不见森林。"典型的例子就是抗疟药青蒿素的研发，用的就是西方文化体系中的分析方法。正如获得诺贝尔生理学或医学奖的屠呦呦研究员所说，青蒿素是传统中医药送给世界人民的礼物，对防治疟疾等传染性疾病、维护世界人民健康具有重要意义。青蒿素的发现是集体发掘中药的成功范例，由此获奖是中国科学事业、中医中药走向世界的一个荣誉。但她还同时还说，"这次获奖，说明中医药是个伟大的宝库，但也不是捡来就可以用。"作为临床医生，我们关心的是如何用更简单、更有效、副作用更小的办法解除患者的痛苦，而不是争论中医西医谁高谁低。我们要借鉴西医擅长分析的优势，在中医整体观念的框架下治疗患者，我们要有超越古人的自信。

101 - 102 = 1 这道题做出来了吗？其实答案很简单，只要改变一下我们固有的思维方式就行了。因为我们总是习惯水平移动数字，这就好像跟骨刺较劲一样，永远不会有好的结果，其实只要您将"2"向右上角移动一下位置，问题就轻而易举地解决了。

我把本书书稿发给著名主持人崔永元先生看，崔永元先生私信回复到："把等号移一半到左边减号下？"其实治病也是一样，"骨刺"也好"腰突"也好，不一定要手术，也不一定非得针灸治疗，汤药、按摩都有很好的疗效。

目　录

筋柔百病消

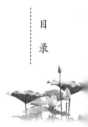

第五章

头面部疾病的经筋调理方法

第六章

颈胸部疾病的经筋调理方法

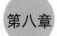

筋柔百病消

第七章 **腹部疾病的经筋调理方法**

第八章 **肢体疾病的经筋调理方法**

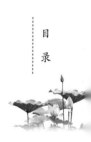

目　录

第一章

百病生于筋

很多疾病都是筋出毛病引起的

相信大家看到这个说法都会感到很好奇。不着急，咱们先通过一些临床的真实案例来了解体会。

我的大学同学崔淑丽，在新加坡中央医院疼痛中心工作。数年前，50多岁的蓝女士找她做针灸治疗。蓝女士的病情不复杂，只是左脚跟上长了一个骨刺，但就是这小小的骨刺给她的生活造成了很大的困扰，她一度痛得连走路都困难，需要踮脚跛行才能减轻痛楚。蓝女士说，她曾经向骨科医生求助，对方的建议是开刀切除骨刺。由于她当时的工作无法让她拿出三个月的长假来休养，所以她拒绝了这个建议。医生只好给她注射了类固醇激素药物来暂时缓解疼痛，但这治标不治本，才刚刚两个星期，她的疼痛问题又出现了。后来经朋友介绍，她辗转找到崔医生这儿，做了大约9次针灸治疗，脚跟疼痛的问题就彻底得到解决。

其实，类似的问题，我也遇到过。我在瑞士工作期间，一位老太太对我说，她再也不想做手术了，因为她已经做了27次手术，当然都不是什么开腹开胸之类的大手术，基本上就是"跟骨骨刺切除术"之类的小手术。我也是用针灸的办法给她处理，效果非常明显。其实很多被认为是骨头病变的疾病，主要是骨头周围的筋出了问题，只要把筋调理正常，那么许多问题也就解决了。再举个常见的例子，比如颈椎病，现在成年人中颈椎没问题的人很少，多数人都有不同程度的症状。过去，人们总认为是骨质增生使椎间孔变小、压迫神经所致，或者认为是椎间盘出了问题。现在看来，这些认识是有些偏颇，甚至是错误的。实际上许多病人主要还是筋出问题了，如果把筋都调好了，许多症状就会随之消失。

我们以前对骨性的东西强调得太多了，尤其X线片应用于临床以后，一看见骨头异常，就把问题都归结于骨头了。现在更是运用CT、磁共振等，把许多筋的问题都当成是骨头的问题来处理，包括骨头位置的异常、骨刺以及椎间盘的疾病，都想通过手术来纠正，把骨刺去掉，把突出的椎间盘取出，这其实是现代医学的误区。这种思维方法借用法律界的一句术语就叫做"有罪推定"，人类法律从疑罪从轻到疑罪从无，从有罪推定到无罪推定，是社会进步的表现，但全世界的医学界却仍停留在有罪推定的落后阶

筋柔百病消

段。比如一位网友说："我妈妈（患腰椎间盘突出症）严重到卧床完全不能自理，吃饭、大小便都在床上，我们都叫她开刀，她死活不肯，说害怕，没办法，只好出院回家卧床，居然也慢慢好了，现在跟没事人一样！"类似病例在临床上屡见不鲜。因此有学者提出，腰椎间盘突出症从某种意义讲属于部分自限性疾病，也就是说绝大多数的"腰椎间盘突出症"在某种程度上可能和"Bell 麻痹"（也就是所谓的"周围性面瘫"）是一个性质的疾病。笔者的经验，从针灸治疗角度来说，"腰椎间盘突出症"要比"Bell 麻痹"容易治疗。

有朋友会说，这不过是你们中医的看法而已，那就让我们来看看西医临床医师的观点。笔者所熟识的张光铂教授，是著名的西医骨科专家，曾发表论文指出："我曾经做了一点调查，在我院门诊影像学报告有明确椎间盘突出者，医生在病历上给出的治疗处方近80%是手术治疗，不管是初次发病者或是体征并不明显者。但临床实践告诉我们，腰椎间盘突出症大多数甚至绝大多数是可以通过非手术治疗好的。我院工作人员患有重度腰椎间盘突出症者不下15人，而接受手术治疗者屈指可数，特别是其中的几位外科医生（包括普外、眼科、妇科等）无一例外地拒绝手术治疗，目前他们有的已年过六旬或退休，但他们也无一例外地仍工作在外科第一线。外科医生自己不愿接受手术，那么当他建议病人手术时是否也应慎重。"

其实在国内，大夫主要是对"腰椎间盘突出症"的认识有问题。前几年，我去看望著名胸外科专家辛育龄教授，他说北京某著名三甲医院院长已经做了三次"腰椎间盘突出切除术"，但症状依然存在。一位西医内科主任也做过两次同样的手术，症状无明显变化后找我治疗，我说你应该开始就找我治疗。

在欧美这类手术就更多，但蹊跷的是，医生们自己似乎并不愿意接受这种创伤性医疗。德国人尤格·布雷希在《无效的医疗》一书中写到：

"以椎间盘切除术的统计数字来看，情况更不乐观。尽管术后有八成患者感到痛苦已经消失或者大为减少，但日子一久，疼痛又会回到很多人身上。后来证实在这些开放手术中，有四成是失败的；而在显微手术中，后来证实为没有效果、甚至是病情恶化的达到了12%。有一种独特症状因这些医疗措施而产生：椎间盘切除术后症候群。即使在不轻易动手术的英国，医疗产业每年都能产生2000个这种新病例。《英国医学期刊》说：'通常患者本来年轻又有活力，现在却长年遭慢性病折磨。'更糟的状况是下半身截瘫。尽管医生在手术中利用手术刀和手术盘时已尽可能避开脊髓，但病灶发炎和化脓菌侵袭神经的情形还是不断发生。所以整形外科医生宁可借由热敷和按摩师的双手来治疗自己，也坚决地摒弃同事的手术刀，这是不足为奇的。在英国的一次脊椎治疗医生的研讨会上，研究人员对在场220位神经外科和整形外科医生进行一项问卷调查，结果会场中没有一位医生愿意因自己的背痛而接受手术治疗。"

"你是否偶尔也会苦于膝盖的疼痛呢？膝盖退化性关节炎乃是大众之痛，所以在德国，每年有数十万公民接受这类手术治疗：关节内的杂质要做清创，即把脱落的细碎软骨移除掉。'我是医生，也是患者。'这是美国整形外科医学会首席学者威廉·堤普顿的现身说法："我的膝盖出现凹陷，可是我才不做关节镜，我很清楚这是没有用的。"

"为了'根除肿瘤'这个貌似可信的说法，在20世纪前半叶，就有成千上万位乳腺癌妇女同意将乳房全部切除。汉诺威大学解剖学教授赫伯特·利珀特（Herbert Lippert）甚至建议，既然现代妇女的乳腺对于哺乳来说已是可有可无，那么'为预防乳腺癌，不妨在青春期就及早予以割除'。这种预防手术的极端观点要到70年代才被公认为缺乏实据。"

2010年的全国政协医卫组委员联组讨论会上，会议召集人、全国政协委员、卫生部副部长黄洁夫在总结陈述的开始，拿出《无效的医疗》这本书，希望在座的委员都能好好看看，反思目前在我国公立医院中同样存在的"无效的医疗"。"这是现在一个非常严峻的问题"，黄洁夫说，在美国40%的医疗是无效的，在我国这种现象也已经非常突出。"很多药不是该吃的，却在吃；很多治疗是不需要的，却在做；很多手术会使病人更痛苦，却也在做"比起卫生部副部长这个称呼，64岁的黄洁夫，更愿意说自己是一名肝胆外科医生，他至今仍坚持在自己的另外一个工作地点———协和医院定期看病人，做手术。在两会中，谈起医改，他总是要用自己在医院里实际看到的事情举例子。"我是肝胆外科的，在临床上，很多小的胆囊结石、胆囊息肉、肝上的血管瘤对人是无害的，70%的胆囊结石是无症状的，医学上称为'安静的石头'，并不影响健康，但是现在只要进了医院，一般都要你去做手术"黄洁夫直言，现在很多地方很多人都把医改看成经济问题，希望政府多投入，但是，国家投再多钱，如果临床医生那里没有合理的诊疗行为，还是解决不了老百姓看病就医的问题。

有些在现代医学看来貌似很棘手的病，如果从经筋的角度去治疗的话，效果往往比手术好得多，这种例子在临床上不胜枚举。比如弟子杨怡记载的这例病案：学姐的婆婆，53 岁，近两年来右侧髋关节疼痛不适，行走不利，拍 X 线片示右侧先天性髋臼发育不良，余未见异常。学姐是学西医的，带婆婆找骨科专家看病，说必须手术治疗。患者不愿接受手术，家属屡劝无果，学姐也很无奈。后来带学姐找胥老师咨询，老师询问了患者病史，又看了 X 线片，然后说："先天性髋臼发育不良，即从小髋臼较常人浅，为何过往数十年无异，近两年才出现疼痛呢？所以说她的髋关节疼痛不适非先天疾病所致，应是长期劳损伤了筋。"学姐遂带婆婆找胥老师治疗，予 0.53mm×100mm 毫针快针针刺右侧髋关节周围筋结，针刺过程大约两分钟，当时症状明显减轻。治疗三次后，患者未再诉疼痛，可正常行走。至今已经半年多，一直行走正常，无任何不适。我们的髋关节是一个"球窝"关节，该患者就是属于髋臼太浅，理论上讲可能导致髋关节容易脱位，但该患者以往并未因为髋臼发育不良出现不适，疼痛发作时 X 线片也没有发现髋关节脱位，由此可判断髋关节疼痛不适与先天性髋臼发育不良并无直接关系，疼痛导致的行走不利是筋结所致，针刺使其拘挛劳损的经筋变柔后疼痛自然消失，根本没有手术的必要。

过去我们常说，现代医学除了头不能换以外，什么器官都能换，但今年 4 月，意大利神经外科专家赛吉尔·卡纳维罗宣布 2 年内将完成世界首例人类头颅移植手术。据英媒报道，中国医生任晓平率领的团队准备与卡纳维罗携手，乐观估计，该项手术将于 2017 年 12 月在哈尔滨医科大学的附属医院进行。如果"头部移植"手术能获得成功，似乎将给患有绝症的病人提供出路，这在技术上无疑是个进步。但《新科学家》杂志评论说，先不谈"身首异处"后头部是否可能存活，"头部移植"手术势必引来极大的道德争议。比如说，如果病人康复后有了孩子，那孩子在生物上属于捐赠者，因为卵子或精子来自于新的身体。此外，一具全新的身体也可能给病人带来庞大的心理压力。

打个比喻，对于"腰椎间盘突出症"等疾病的治疗，西医的手术相当于修建水库拦截河流，而中医的治疗则类似于修建都江堰水利工程。美国有感于水库对生态的不良影响，已经将过去修建的一些水库炸掉了，恢复了原来河流的自然生态。

两千多年前修建的都江堰，和《黄帝内经》同一时代，其指导思想是以不破坏自然资源为前提，使人、地、水三者高度协调统一。是当今世界年代最久远、唯一留存、以无坝引水为特征的宏大水利工程，与之兴建时间大致相同的古埃及和古巴比伦的灌溉系统，都因沧海变迁和时间的推移，或湮没或失效，唯有都江堰至今还灌溉着天府之国的万顷良田。都江堰水利工程充分利用当地西北高、东南低的地理条件，根据江河出山口处特殊的地形、水脉、水势，乘势利导，无坝引水，自流灌溉，使堤防、分水、泄洪、排沙、控流相互依存，共为体系，保证了防洪、灌溉、水运和社会用水综合效益的充分发挥。这和《黄帝内经》中的因势利导思想是完全一致的，如《素问·阴阳应象大论》论述到："病之始起也，可刺而已，其盛，可待衰而已。故因其轻而扬之，因其重而减之，因其衰而彰之。形不足者，温之以气；精不足者，补之以味。其高者，因而越之；其下者，引而竭之；中满者，泻之于内；其有邪者，渍形以为汗；其在皮者，汗而发之；其慓悍者，按而收之；其实者，散而泻之。审其阴阳，以别柔刚，阳病治阴，阴病治阳，定其血气，各守其乡。血实宜决之，气虚宜掣引之。"

近年来，经过诸多专家的共同努力，经筋理论逐渐为社会所认知。我们的经筋一旦出问题，受影响的不仅是运动系统，我们的内脏器官等也会受到影响。如果把经筋调整好了，许多问题也就迎刃而解了，这样不仅可以节约好多药费，还可以避免很多不必要的手术。手术不仅会带来沉重的经济压力，更主要的是，手术是创伤性的，患者要承受一定的风险，许多时候还会留下不同程度的后遗症。需要说明的是，"保守治疗"这个词很容易对患者造成误导，应该叫做"非手术治疗"才对，它是与手术治疗相对的一个概念。如果能用最少的损伤，取得更好的疗效，我们又何乐而不为呢？

筋是我们身体的生命线

筋是什么

说了好半天的筋，还没有解释"筋"到底是什么。现在大家一说到

"筋"，马上就会联想到肌腱，比如大家平时去菜市场买肉时会说：我买牛蹄筋儿！其实，医学意义上的"筋"不只是肌腱，它还包括骨骼肌及韧带等附着在骨头周围的软组织等。在老百姓的日常生活中，游泳时小腿肚子突然抽起来，大家几乎都会说小腿肚子"抽筋儿"了，在农村还有人会说小腿肚子"转筋"了，"转筋"是《灵枢·经筋》中描述经筋病的专业术语，这里的"筋"显然指的不是肌腱而是骨骼肌，可谓"礼失求诸野"。还有喜欢养生的朋友都知道一种传统的养生功法——"易筋经"。"易"是改变的意思，"易筋"就是指改变我们僵硬紧张的骨骼肌，使之柔韧而富有弹性。

大家对中学课本《荀子·劝学》中的"蚓无爪牙之利，筋骨之强"这句话几乎耳熟能详，类似的语句在战汉时代很常见。比如《孟子·告子下》："故天将降大任于斯人也，必先苦其心志，劳其筋骨，饿其体肤，空乏其身。"可见在中国传统文化里，"筋"和"骨"同样重要。

"筋"的重要性，我们怎么强调都不为过，比如《素问·生气通天论》论述到：

"阳气者，大怒则形气绝，而血菀于上，使人薄厥。有伤于筋，纵，其若不容。汗出偏沮，使人偏枯。汗出见湿，乃生痤痱。高粱之变，足生大丁，受如持虚。劳汗当风，寒薄为皶，郁乃痤。阳气者，精则养神，柔则养筋。开阖不得，寒气从之，乃生大偻。陷脉为瘘，留连肉腠，俞气化薄，传为善畏，及为惊骇。营气不从，逆于肉理，乃生痈肿。魄汗未尽，形弱而气烁，穴俞以闭，发为风疟……是故谨和五味，骨正筋柔，气血以流，腠理以密，如是则骨气以精。谨道如法，长有天命。"

可见"筋"和"骨"是同样重要组织，如果我们能够做到"骨正筋柔"的话，那我们就有可能"长有天命"。

《黄帝内经·素问》首篇《上古天真论》中，详细地论述了人体由少而壮而老的整个发育过程："（女子）四七，筋骨坚，发长极，身体盛壮。""（男子）三八，肾气平均，筋骨劲强，故真牙生而长极；四八，筋骨隆盛，肌肉满壮……七八，肝气衰，筋不能动……今五脏皆衰，筋骨解堕，天癸尽矣。"也强调了"筋"和"骨"的重要性。

《灵枢·经脉》开始就论述到："黄帝曰：人始生，先成精，精成而脑髓生，骨为干，脉为营，筋为刚，肉为墙，皮肤坚而毛发长，谷入于胃，脉道以通，血气乃行。"说明"筋"和骨、脉、肉及皮肤等人体组织同样重要。

类似的论述在《黄帝内经》中随处可见，比如《灵枢·本脏》写到："经脉者，所以行血气而营阴阳、濡筋骨，利关节者也；卫气者，所以温分肉，充皮肤，肥腠理，司关阖者也；志意者，所以御精神，收魂魄，适寒温，和喜怒者也。是故血和则经脉流行，营复阴阳，筋骨劲强，关节清利矣。卫气和则分肉解利，皮肤调柔，腠理致密矣。"《素问·阴阳应象大论》论述到："故邪风之至，疾如风雨，故善治者治皮毛，其次治肌肤，其次治筋脉，其次治六腑，其次治五脏。治五脏者，半死半生也。故天之邪气，感则害人五脏，水谷之寒热，感则害于六腑，地之湿气，感则害皮肉筋脉。"

　　　　　　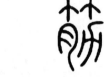

"筋"字的大篆写法　　　　　　"筋"字的小篆写法

"筋"的小篆，由 ⺮（竹）、⺼（肉，身体）和 ⺉（人和动物筋肉的效能：力气、力量）组成，造字本义：像竹子一样坚韧能够产生力量的肌肉。

《说文解字》解释说："筋，肉之力也。从力从肉从竹。竹，物之多筋者。凡筋之属皆从筋。"

筋是肌肉的力量来源，字形采用"力、肉、竹"会义。在日语里还保留古汉语"筋"字的本义，比如"股四头肌"日语叫做"大腿四頭筋"。严格来讲，中医学的"筋"包括现代医学的骨骼肌、肌腱、韧带、筋膜、腱鞘、滑囊、关节囊等组织。我们口语常说，你哪根筋不对了？可见筋出了问题不仅会造成许多身体疾患，有时还会影响到我们的行为方式和精神状态。

筋的学名叫"经筋"，因为它和经脉同样重要

以上是我们生活中了解的"筋"，可在传统中医最权威的经典《黄帝内

经》中，提到"筋"的地方，多会在前面冠一个"经"字，称为"经筋"。这"经筋"又如何理解呢？《说文解字》："经，织也。从糸巠声。""经"字的本意是指织物的纵线，与"纬"相对。大家知道，织布前必须首先在织布机上固定好经线，而经线是纵向排列的。因此，所谓经筋，指的是人体中"筋"的走向，它们大多是纵向分布的。经筋的另外一个更重要含义是说十二经筋是十二经脉之气濡养筋肉骨节的体系，在《灵枢》一书中专门有《经筋》篇，和《经脉》篇相提并论，说明经筋和经脉、络脉（也就是我们所谓的经络）同样重要。经筋具有约束骨骼、屈伸关节、维持人体的正常体态及运动功能、维护经脉正常运行气血的作用，此外经筋还具有保护人体内脏的功能。

十二经筋与十二经脉有什么关系

在《黄帝内经》中，经筋与经脉是对应存在的，有十二经脉，就有十二经筋，它们的走行也大体相似。简单地说，十二经筋是包裹十二经脉的一些组织。用一个比较形象的例子来说明，大家就明白了。十二经脉相当于火车和汽车通行的隧道，十二经筋则是隧道周围的路基和穹顶等辅助的部分。如果隧道周围的山体有塌方，比如发生了地震或者塌陷，那么就会影响到隧道的通畅。就像汶川大地震，其中有一个隧道因为塌方所以整条道路都不通了，物资也没有办法及时运进去。这就相当于身体的十二经筋出现了问题，也就是"塌方"了，那隧道（经络）就不通了，气血也阻滞了。长此以往，身体某些部位的营养供应得不到保证。所以说，通道固然很重要，但是通道周围的组织一旦有异常，通道也会出问题。反之，经脉是运行气血的通道，假如经脉中气血亏虚或者其本身出问题了，那么经筋就得不到濡养，它的功能也会受到影响。经脉与经筋的功能是密不可分的，十二经脉能否发挥正常功能有赖于十二经筋的结构和功能是否正常。

《灵枢·经筋》中每条经筋有关治疗原则的文字基本上都是"治在燔针劫刺，以知为数，以痛为输"。其中的"燔针劫刺"指的是用火针快速针刺，"以知为数"说的是以患者出现针感为标准。关于"以痛为输"，唐代医家杨上善《黄帝内经太素》注释道："输，谓孔穴也。言筋但以筋之所痛之处，即为孔穴，不必要须依诸输也。以筋为阴阳气之所资，中无有空，

9

不得通于阴阳之气上下往来，然邪入膝袭筋为病，不能移输，遂以病居痛处为输，故曰：筋者无阴无阳，无左无右，以候痛也。《明堂》依穴疗筋病者，此乃依脉引筋气也。"

这说明经筋病主要是在有病变的经筋，也就是"筋结"局部治疗，而不用像内科病一样去寻找远端腧穴。相同的观点还见于《素问·长刺节论》，其中有"刺家不诊，听病者言"的著名论述。

上文中所说的"筋为阴阳气之所资，中无有空，不得通于阴阳之气上下往来"是和经脉相对而言的，从另外一个角度说明经脉是"中有空，通于阴阳之气上下往来"的，这就是经筋和经脉的本质区别。因为经脉"中有空，通于阴阳之气上下往来"，在当时是个常识。

经络是什么

筋柔百病消

提到"经络"，很多人都会觉得十分神秘，有些朋友还会联想到武侠小说里武林盟主修炼小周天、大周天，打通任督二脉使武功变得高强，等等。小周天本义指地球自转一周，后被内丹术功法借喻内气在体内沿任、督二脉循环一周。即内气从下丹田出发，经会阴，沿督脉通尾闾、夹脊和玉枕三关，到头顶泥丸，再会至舌尖，与任脉相接，沿胸腹正中下还至下丹田。李时珍在《奇经八脉考》中指出："任督两脉，人身之子、午也。乃丹家阳火阴符升降之道，坎离水火交媾之乡。"大周天则是练气化神的过程，使神和气密切结合，相抱不离。其内气循行，除沿任督两脉外，也在其他经脉上流走。笔者修炼周天功法三十余年，受益匪浅，深刻地理解了李时珍在《奇经八脉考》中所说的"内景隧道，唯反观者能照察之。"

问题是，在《黄帝内经》一书里，经络原本是什么概念呢？这是个极其重要的问题。首先我们了解下经络理论的本来面目，这样也有助于我们深入地理解经筋理论。

经络就是经脉和络脉的简称，这在中医所有的教科书中没有任何异议。比如在李鼎教授主编的针灸推拿系教材《经络学》中写道："经脉、络脉，简称经络。"石学敏教授主编的中医药类专业用教材《针灸学》中写道："经络是人体内运行气血的通道，包括经脉和络脉。"

宋代医家窦材在《扁鹊心书》中论述到："谚云：学医不知经络，开口动手便错。盖经络不明，无以识病证之根源，究阴阳之传变。"前面我们讲过，经络就是经脉和络脉的简称，在此我们将详细讨论《黄帝内经》中经络的本来概念，以便从目前经络神秘概念的迷雾中走出来，有的放矢地治疗疾病。我们搞清经络的本来含义，也有助于加深对经筋的理解，最终目的是为了提高临床疗效。以笔者为例，在"经络"的迷雾里苦苦探索二十多年，直到十多年前，通过考据及学习各种文献，拜访请教相关学者，再加上静心站桩及打坐以明心见性，才逐渐明了经络概念的本来含义，临床疗效也有了质的飞越，有从黑暗的山洞里走出来的感觉。由于经络概念的复杂性，使多少中医从业者一生误入歧途而不能自拔。许多针灸医师，一生按照教科书上的所谓经络线去寻找穴位，再按照教科书上的理论去取穴治病，其疗效可想而知，这也是我多少年走过的弯路和陷阱。

经络是经脉和络脉的简称

虽然我们都知道经络是经脉和络脉的简称，但是我们却常常只讲"经络"而忘记了其本来含义，到处去寻找虚无缥缈看不见摸不着的所谓"经络"。这好比文学界的"李杜"一词，大李杜是指李白、杜甫，小李杜是指李商隐、杜牧。但如果你不去找这四个人，整天到处去寻找所谓的"李杜"，当然不可能找到。"经络"的概念和"男女"这个词也类似，男女本来是指男人和女人，《易·序卦》："有天地然后有万物，有万物然后有男女，有男女然后有夫妇。"但如果去掉了"人"，光讲"男女"的话那肯定会出现歧义，比如《礼记·礼运》有"饮食男女，人之大欲存焉"的论述。

经，有路径的含义，经脉贯通上下，沟通内外，是经络系统中的主干。络，有网络的含义，络脉是经脉别出的分支，比经脉细小，纵横交错，遍布全身。

"经"字的大篆写法　　　　　　"经"字的小篆写法

《说文解字》："经，织也。从糸巠声。""经"字的本义是指织布时用梭穿织的竖纱，也就是编织物的纵线，与"纬"相对。

"络"字的大篆写法　　　　　　"络"字的小篆写法

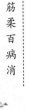

"各"字，既是声旁也是形旁，是"略"字的省略，表示进犯。络，小篆由（糸，绑）和（各，即"略"，进犯）构成，表示入侵和绑架。造字本义：进犯他邑，绑架壮丁妇孺。

《说文解字》："络，絮也。一曰麻未沤也。从糸，各声。"

许慎认为："络"是指破旧的丝绵。另一种说法认为，"络"是未浸泡的麻。字形采用"糸"作边旁，采用"各"作声旁。絮中的"如"，既是声旁也是形旁，表示相似。

经脉分为正经（也就是十二经脉）与奇经八脉。络脉是经脉的分支，有别络、浮络、孙络之分。经脉"伏行分肉之间"，位置很深，当有邪气侵犯的时候，经脉会有异常的搏动，这时可以根据脉的变化来诊察疾病，也就是诊脉，而当时的诊脉不只是诊寸口脉，还包括人迎脉和跌阳脉等。

经络问题主要是经脉问题，因为络脉相对比较简单。浮络基本上是循行于浅表部位而常常浮现的浅静脉，针灸科常说的"刺络疗法"就是针刺浅静脉少量放血，"刺络拔罐"就是浅静脉少量放血后再加上拔罐。

别络是较大的和主要的络脉，十二经脉与督脉、任脉各有一支别络，再加上脾之大络，合称为"十五络脉"。《灵枢·经脉》云："手太阴之别，名曰列缺……凡此十五络者，实则必见，虚则必下，视之不见，求之上下，人经不同，络脉异所别也。"十五络脉在实证时是会显现的，虚证时脉管会陷下。如果在一般常见位置见不到的话，就要在其上下寻找，因为不仅每一个人的情况都不一样，而且随着人身体状态的变化，络脉的位置也在变化。

《黄帝内经》中提"经络"和"经"的地方不是很多，一般都是用"脉"字。比如今天所说的任脉和督脉等所谓的奇经八脉还都保留"脉"字，没有听谁说过"任经"和"督经"，这就是历史的遗存，就好比生物学上的活化石。经络理论在《黄帝内经》中有许多流派，许多理论之间是互相矛盾的，目前高校教科书中的经络理论基本上都是遵从比较晚出的《灵枢·经脉》篇，包括经脉的循行及主病等，但即便是在该篇中也没有类似"肺经"、"脾经"这样的称谓。《灵枢·经脉》篇中记载道："肺手太阴之脉，起于中焦，下络大肠……是动则病肺胀满，膨膨而喘咳，缺盆中痛，甚则交两手而瞀，此为臂厥。"这里也没有"肺经"的提法，如果要简称的话，应该简称为"肺脉"而不是"肺经"。《灵枢·邪气脏腑病形》就将肺手太阴之脉简称为肺脉："肺脉急甚为癫疾；微急为肺寒热，怠惰，咳唾血，引腰背胸，若鼻息肉不通。"所以"手太阴肺经"的准确称谓应该是"手太阴肺脉"。再比如在明成化九年刊本《子午流注针经》一书的经脉图中，也是直接写作"肺脉"、"大肠脉"及"小肠脉"等。日本镰仓时代（14世纪）有两部代表性医学著作，即尾原性全的《顿医抄》和《万安方》。该两书主要取材于《千金要方》、《太平圣惠方》、《济生方》、《三因极一病证方论》、《普济本事方》、《易简方》、《妇人大全良方》等。其中《万安方》一书的经脉图中，皆写作"手太阴肺脉图"、"手阳明大肠脉图"及"手太阳小肠脉图"等。

关于经络的研究

自从1958年开始用皮肤电阻经络测定仪后，在全国开展了普查经络活动。福建省的经络研究者提出经络是电通道系统假说，20世纪60年代胡翔龙先生提出经络是特殊结构基质相对独立系统假说，1965年张锡钧先生采用条件反射巴氏小胃方法，针刺胃经足三里后出现循经泛化，提出"经络-皮层-内脏相关假说"。

1972 年美国总统尼克松等人访华，参观了我国著名胸外科专家辛育龄教授所做的开胸手术，当时用的是针刺麻醉。我请教辛育龄教授之后得知，当时的针刺麻醉是由傅忠立先生完成的，傅先生后来曾担任中日友好医院针灸科的第一任科主任多年，也是我的老领导和针灸启蒙老师。因为患者是在清醒状态下接受开胸手术，参观者可与其谈话交流，这使尼克松等参观者大为震惊，从此掀起了全球性的针灸热，并一直延续至今。我有幸参观过针刺麻醉开胸手术，目前针刺麻醉很少有人开展了，真是可惜，辛院长说自己儿媳妇生孩子就用的是针刺麻醉剖腹产手术。当年为了学习针刺麻醉，傅忠立主任曾在我的左侧支沟穴用粗针刺入并作捻转手法，顿时感到整个左侧上肢及左侧胸部麻木，当时还做了录像。

与此同时也出现了经络研究的高潮，有了各种经络假说，比如"低阻经络假说"、"经络电子激发转移体系系统假说"、"经络是某些类传导系统假说"、"外周特殊结构波导系统假说"、"古老应激系统假说"、"特殊的胚胎表皮量子体系系统假说"、"经络是人体信息与磁能量代谢的通路，也是人体磁控系统假说"等，不一而足。

我所熟识的祝总骧先生，早在 20 世纪 50 年代在中医研究院针灸所工作时，见到针灸大家郑毓琳诊治病人针刺得气后，"按之在后，使气在前；按之在前，使气在后"，如到关节时气不过者，施左手叩击，使气至病所。由此他对针灸产生了浓厚的兴趣，1976 年他受此启发，发现隐性循经感传的物质基础。祝老因为专心搞经络研究而丢掉了自己原来工作单位的实验室，我认识的一位学者称当年就曾奉领导之命去祝老的实验室去抢实验设备。多年来祝老一直在北池子附近的一个简陋房间里自筹资金进行研究，其勇于探索的精神，令人由衷的钦佩。他对自己十几年来的研究进行整理后，撰写成《针灸经络生物物理学——中国第一大发明的科学验证》一书，书中提出经络是多层次、多形态、多功能的立体结构假说。

季钟朴先生则提出"经络是躯体、内脏植物性神经联系系统假说"，他进一步阐述说古代所见的是血管、神经（血脉经脉），今人所见的也是神经、血管，没有见到别的特殊经络形态结构。

迄今为止，对于经络是什么已经提出 30 多种假说。但目前的经络研究却存在诸多问题，不是技术上的问题，而是研究方法上的问题。其主要原

筋柔百病消

因在于许多研究者并没有搞清古人或者说《黄帝内经》中经络的本来含义，一些学者误将目前教科书中的人体体表经穴连线当成了经络，其结果可想而知。

针对这种现状，国家"七五"科技攻关经络研究全国专题组组长、国家攀登项目经络研究申请报告主要执笔人孟竞璧先生，在《吸收50年来"经络是什么"研究失败的教训，慎重启动973项目经络研究》一文中做了深入的总结与分析：对国家攀登项目经络研究……几十年来不知经络是什么？任何经络上的检测和想象无科学意义。因此在计划书中提经络也少了，改成经脉了……对中医文献《灵枢·经脉》篇记载："十二经脉者，伏行分肉之间，深而不见；诸脉浮而常见者，皆络脉也。"其中明确记载的解剖部位、生理功能和病证，为什么不去验证？你们这些经脉与中医经脉有何关系？能算作中医经脉吗？它是研究中医经脉吗……可见现代经络研究者一定要认真学习中医《经络学》，对《经络学》中具体的经络、经脉、络脉进行验证，必须改变经络研究思路，要在达成经络共识的基础上开展经脉、络脉特征的验证性研究。

一些学者因为不懂考据学，不首先研读《黄帝内经》有关经络理论的原文，而是先认定在神经、血管、淋巴管等组织以外存在着至今用电子显微镜都看不见的"经络"。然后再去《黄帝内经》里寻章摘句，断章取义地挑选个别词句为自己的观点寻找理论依据，如果在《黄帝内经》找不到就到先秦古籍中寻找。然后在没有搞清古人本意的情况下，曲解古人的语意，然后牵强附会地拼凑自己的经络理论。比如有的学者将《灵枢·九针十二原》中的"气至而有效"中的"气至"理解为针感，个别经络研究者甚至将原文篡改为"气至病所而有效"，再进一步将这种拼凑出的语句作为研究经络感传的理论根据，谬种流传。笔者以前因为没有潜心研读《黄帝内经》原文，人云亦云，结果被这种错误的理论蒙蔽好多年，走了许多弯路，当然临床疗效也不可能好到哪里去。

经穴图与经脉图

许多朋友误将针灸经络模型小人儿身上的线条当成经络，严格来讲这二十六条线应该叫做"经穴体表连线"，仅仅是将所有的经穴连接起来的线条而已，和经络没多大关系，内气也不可能在体表跑来跑去。我们目前见到的教科书中的针灸挂图只是经穴图而非经脉图，经穴图在古代叫做"明堂图"，是指挂在明堂（教学大厅）里寻找腧穴的挂图。历史上，典型的经脉图很少，比如六朝的《产经》一书中有十脉图（保留在日本医籍《医心方》中），宋代王惟一的《十二经脉气穴经络图》、杨介的《存真环中图》、朱肱的《经络图》以及金代阎明广的《子午流注针经》十二脉图等，但这些经脉图我们一般很难见到。此外，在《黄帝内经》中，主要是将肘膝以下的腧穴归入经脉之中，其余的许多腧穴并没有归经。在六朝的《产经》中，则将背俞穴分别归入相应脏腑的经脉，而不是归入我们今天教科书中的膀胱经。

　　所以我们千万不要认为针灸挂图上的线条就是经络，经穴图相当于物理学中的电路图，电路图元件符号表示实际电路中的元件，但它的形状与实际的元件不一定相似，甚至完全不一样。比如电路图连线表示的是实际电路中的导线，在原理图中虽然是一根线，但在常用的印刷电路板中往往不是线而是各种形状的铜箔块，就像收音机原理图中的许多连线在印刷电路板图中并不一定都是线形的，也可以是一定形状的铜膜。建筑设计施工电路图也是一样，你不能像看地图一样将图纸放大，再去建筑物上去安装或修理线路及灯具。电路图画的基本上都是直线及直角，但实际线路则完全不同，必须按照建筑物所留出的位置而布线。

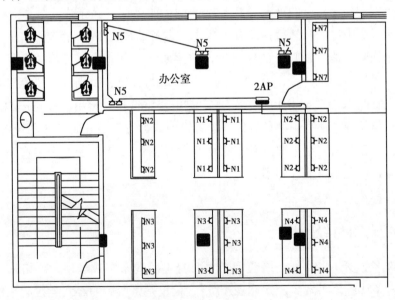

建筑设计施工电路图

见过有人制作的十二经脉、奇经八脉循环动画演示，非常认真精细，但内容就是按照针灸挂图上的线条也就是经穴图循行。比如肺经下络大肠后再原路返回，沿肺经的经穴连线再到大肠经，其走行路线和经穴模型上的经穴连线完全一样，连拐角都一样。给人一种错觉，似乎人体的气血就是这样循行的。

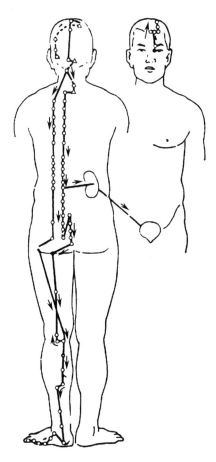

足太阳膀胱经经穴图

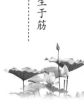

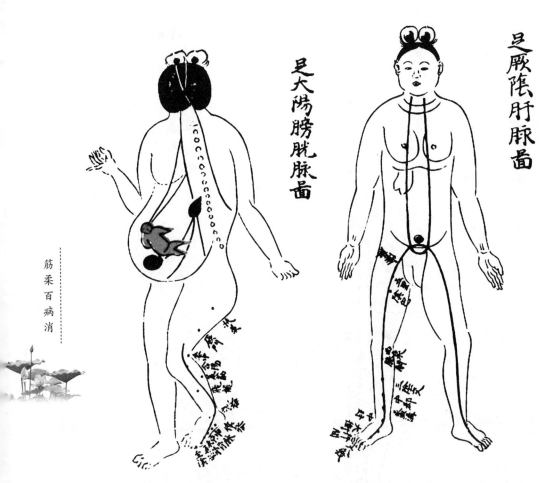

足大陽膀胱脈畫

足厥陰肝脈畫

《产经》经脉图：足太阳膀胱脉
（背俞穴没有归入膀胱经）

《产经》中的经脉图——足厥阴肝脉

西汉经脉漆雕木人

世界现存最早的标识了人体经脉的木质漆人——经脉漆雕彩绘漆人，出土于四川绵阳，模型的头、胸、背、手部用红漆描绘有人体经脉。

1993年春2月，四川省绵阳县永兴镇制砖取土时偶然发现了一座汉代古墓，被定名为永兴镇双包山2号汉墓。4月末的某日，在浸泡于保护液中的若干漆俑中间忽然发现了一具周身髹有黑漆的木制人形，在黑色的人体表面上有用红色漆线描绘的遍布全身的路线。中医研究院（现在的中国中医科学院）医史研究所马继兴先生闻讯后，于1994年10月专程去绵阳市博物馆考察。马先生说：这是"一具鬃有黑色重漆的小型木质人形，其上镌记有红色漆线的针灸经脉循行经路，但无文字及经穴位置标记。这些遍布于全身的经脉循行径路，在黑漆肤色的烘托下，格外清晰分明，使人不难辨识。这是迄今为止，不仅在中国，也是在世界上所发现最古的标有经脉流注的木质人体模型。"

据考证，此墓葬的下限应在汉武帝之前（公元前140年），相当于汉文帝与景帝（公元前179—前141年）的西汉中早期，即公元前2世纪左右。此经脉漆木人形被命名为"涪水经脉木人"。该模型全体涂以黑漆，其上刻有供针灸用的红色经脉路径，但无文字记录。与中医通行的十四经脉系统不同，该模型只有十脉，故可称为针灸木人的十脉系统。

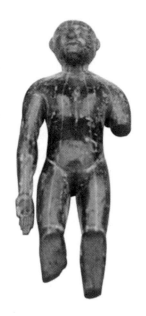

木人经脉路线的命名与循行特点为：

1. 所有阴脉均上行到头部。

2. 手少阴脉与手太阴脉上行到头部是通过足阳明脉（为使）而实现的。

3. 手厥阴脉的走行极为特殊，经颈部侧方上头面，过耳前直上巅顶，过三阳成五会，左右相会于督脉。

4. 足太阳脉在人体两侧的走行均是各有一条，呈现为单线路走行。

5. 脉行路线蜿蜒圆滑而挺直，没有成角度的折曲，更没有三次"之折"或"画圈"的现象。

6. 足太阳脉与足少阳脉的两脉之间有形成"带脉走行"的现象。

7. 各条脉之间有交叉与交会，但没有关于穴位的特殊标志，这种现象叫做"有俞无穴"。

西汉经脉漆雕彩绘漆人

8. 在头面颈部各脉的走行与"经络穴位线图"杂乱如麻的情况相比较，有极大的差异。

在上述规律中，最为特殊之点则在于左右两侧的手厥阴脉直上头顶而在督脉上交会终止，其在侧头部与三条阳脉（手阳明及手阳明支、手少阳、足太阳）相切而形成了四个点交会，最后终止于督脉上的"通天"或"百会"而成为又一个交会，从而构成了"三阳五会"。由此或可破解《史记·

19

扁鹊仓公列传》记载的扁鹊外取"三阳五会"之谜（许多书籍将原文中的"三阳五会"主观臆断地译作"百会"穴）。

马王堆汉墓是西汉初期长沙国丞相利苍及其家属的墓葬，其中出土的《足臂十一脉灸经》、《阴阳十一脉灸经》，与经脉漆雕彩绘漆人不仅年代相近，内容也有类似之处。其所记载的十一条经脉循行方向自下而上，各脉之间不相接续，而且与内脏不相联系。

《足臂十一脉灸经》与其他四部医书《阴阳十一脉灸经》甲本、《脉法》、《阴阳脉死候》、《五十二病方》同抄在一幅长帛上。《足臂十一脉灸经》和《阴阳十一脉灸经》全面讲述了人体十一条经脉的循行走向、所主疾病和灸法，是我国最早的论述经脉学说的文献。二书只讲了十一条经脉，比《灵枢·经脉》篇少了一条手厥阴经，所述经络循行方向以及主病病候，多数比《灵枢·经脉》简略。和《灵枢·本输》篇文字较为接近，但更原始，可能是《灵枢·本输》和《灵枢·经脉》篇的祖本。《阴阳十一脉灸经》分甲乙两种文体，成书时间较《足臂十一脉灸经》稍晚，该书在《足臂十一脉灸经》的基础上对十一条经脉的循行及主病作了较大的调整和补充，以先阴脉后阳脉的原则，来确定各脉的排列次序。即全身 9 条经脉仍由四肢走向躯体中心，而"肩脉"与足少阴脉则与之相反，由头或少腹部走向四肢末端。《阴阳十一脉灸经》共记载了所主的 147 种疾病，并将各脉的病候按致病原因的不同，区分为"是动病"和"所产（生）病"。

《足臂十一脉灸经》、《阴阳十一脉灸经》所记载的十一条经脉在循行分布上有如下几个共同特点：

1. 经脉的起点多在腕踝部附近。

2. 经脉循行路线的描述非常简单，有的脉甚至只有起点与终点的两点连一线的最简单形式。

3. 描述经脉循行时，使用频率最高的术语是"出"字。

4. 经脉循行方向自下而上，各脉之间不相接续，而且与内脏不相联系。

5. 所记载的治疗方法都仅有灸法而无针法。

这些特征反映了当时经脉的概念很原始，还没有形成《灵枢·经脉》篇上下纵横联络成网的经络系统的概念，但是内容与《灵枢·本输》篇非常接近。

由此可见十四经脉系统理论的形成应该晚于西汉，更为重要的是，十四经脉系统理论只是古代经脉理论多种学说中的一种，所以我们要想学好《黄帝内经》中的针灸理论，必须全面掌握那个时期的经脉理论和针法，而不能局限于目前的针灸教科书。

值得我们注意的是，本来经脉理论和藏象理论是完全相互独立的系统，经脉理论更多的是强调体表与内脏的表里关系。藏象理论中强调具有表里关系的脏与腑，在生理上的相互联系和病理上的相互影响。虽然在《黄帝内经》中就试图将两种理论体系融合，但一直不是很成功，我们在《黄帝内经》中可以发现两种理论的不少矛盾之处，所以用藏象理论指导针灸辨证取穴是错误的。比如以善用太溪疗百疾著称的张士杰老师就认为针刺大法不同于方药之法，他根据《素问·疏五过论》中"援物比类，化之冥冥，循上及下，何必守经"等理论认为，针灸临床治疗所遵循的根本法则是难以单凭方脉辨证概括或取代的，应寓援物比类于其中，审视色脉予以分析，再加以综合，使类者比之，以尽格物致知之道。

经脉与络脉的区别

关于经脉与络脉区别，《灵枢·经脉》篇中有清晰明确的论述："经脉十二者，伏行分肉之间，深而不见。其常见者，足太阴过于内踝之上，无所隐故也。诸脉之浮而常见者，皆络脉也。六经络手阳明少阳之大络，起于五指间，上合肘中。饮酒者，卫气先行皮肤，先充络脉，络脉先盛，故卫气已平，营气乃满，而经脉大盛。脉之卒然动者，皆邪气居之，留于本末；不动则热，不坚则陷且空，不与众同，是以知其何脉之动也。雷公曰：何以知经脉之与络脉异也？黄帝曰：经脉者常不可见也，其虚实也，以气口知之，脉之见者，皆络脉也。雷公曰：细子无以明其然也。黄帝曰：诸络脉皆不能经大节之间，必行绝道而出入，复合于皮中，其会皆见于外。故诸刺络脉者，必刺其结上甚血者，虽无结，急取之，以泻其邪，而出其血，留之发为痹也。凡诊络脉，脉色青则寒且痛，赤则有热；胃中寒，手鱼之络多青矣。胃中有热，鱼际络赤；其暴黑者，留久痹也；其有赤有黑有青者，寒热气也；其青短者，少气也。凡刺寒热者皆多血络，必间日而一取之，血尽而止，乃调其虚实。"

由此可以看出，在《黄帝内经》时代，经脉并不是一个神秘的概念，

21

虽然"常不可见"，但"其虚实也以气口知之"。所以说经脉虽然一般看不见，但却是可以摸得着的。中医的"摸脉"，摸的就是这个"气口"脉，也叫"寸口"脉，"寸"字的本意就是指从腕横纹到寸口脉这段距离，用作度量衡的"寸"是后来的引申义。我们摸脉的"脉"和经脉的"脉"是同一个"脉"。络脉就比较好理解了，"脉之见者皆络脉也"，因为络脉多数是看得见的，主要是些浅表的静脉。因为病因不同其颜色也有不同变化，其治疗方法主要是放血，故名"刺络"。实际上，也不是所有的经脉都看不见，比如"足太阴脾经"，有一段就是可以看得到的："足太阴过于内踝之上，无所隐故也。"

摸脉就是摸经脉

由此可见，绝大多数经脉之所以看不见，不是因为其无形，而是因为"伏行分肉之间"，看不见是因为经脉所在的位置一般比较深。比如《灵枢·本输》记载："肺出于少商，少商者，手大指端内侧也，为井木；溜于鱼际，鱼际者，手鱼也，为荥注于太渊，太渊，鱼后一寸陷者中也，为输行于经渠，经渠，寸口中也，动而不居，为经入于尺泽，尺泽，肘中之动脉也，为合。手太阴经也。"可见手太阴肺经并不是虚无缥缈看不见摸不着的"经络"，比如"经渠"也摸得到的，所谓"动而不居"指的就是动脉搏动；"尺泽"就更清楚了，直接告诉你，就是"肘中之动脉也"。当有邪气侵犯之时，经脉是会有异常搏动的，可以根据脉的搏动情况来诊察疾病，也就是诊脉："脉之卒然动者，皆邪气居之。"而当时的诊脉不止于寸口。比如《灵枢·动输》篇论述到："黄帝曰：经脉十二，而手太阴足少阴阳明，独动不休，何也？岐伯曰：是阳明胃脉也。胃为五脏六腑之海，其清气上注于肺，肺气从太阴而行之，其行也，以息往来，故人一呼，脉再动，一吸，脉亦再动，呼吸不已，故动而不止。黄帝曰：气之过于寸口也，上十焉息，下八焉伏，何道从还，不知其极。"由此可见，经脉不是虚无缥缈的概念，是摸得着的，中医的诊脉就是诊察经脉。

赵恩俭先生在《中医脉诊学》中论述到："脉诊起源于经络和经络检查，由于后来不做经脉的检查而是为了诊病辨证，脉诊就由诊全身经脉逐步简化为独诊寸口之法了。但溯其来源，脉诊是出自经脉诊的检查。""经脉检查是脉诊的起源。独取寸口则是脉诊在这一历史历程的完成阶段，至此，'脉'的含义亦自经脉、血脉转化为指脉的跳动了。"

古人如何诊脉

在《黄帝内经》时代及东汉以前，中医诊脉用的主要是遍诊法而不是后世的独取寸口脉法，所以张仲景在《伤寒论》原序中论述到："相对斯须，便处汤药，按寸不及尺，握手不及足，人迎趺阳，三部不参。动数发息，不满五十，短期未知决诊，九候曾无仿佛，明堂阙庭，尽不见察，所谓窥管而已。夫欲视死别生，实为难矣。"其中的"三部""九候"指的是《素问·三部九候论》篇论述的"三部九候"遍诊法。

《灵枢·经脉》最开始的这段文字被广泛引用："经脉者，所以能决死生、处百病、调虚实，不可不通。"经常被当做所谓的经络功能挂在我们嘴边，成为寻找经络的理论依据，问题是许多人没有注意这段话在《黄帝内经》中本来的含义是什么。文中说的很清楚"脉为营"、"脉道以通，血气乃行"，营的意思就像营房，脉就是血的营房，当然血要有力量来推动，这里的气有动力的含义。

这段文字在《素问·三部九候论》有明确的解释。而在六朝全元起本的《素问》中，篇名就叫做《决死生》，也是解释这段文字的，其文如下："帝曰：愿闻天地之至数，合于人形血气，通决死生，为之奈何？岐伯曰：天地之至数，始于一，终于九焉。一者天，二者地，三者人，因而三之，三三者九，以应九野。故人有三部，部有三候，以决死生，以处百病，以调虚实，而除邪疾。"

什么是三部九候

我们目前一般常用的诊脉方法是独取寸口法，以桡骨小头处为关部，关前为寸，关后为尺。每部又有浮、中、沉三候，三部脉共九候，合称三部九候。因寸口属手太阴肺经，肺朝百脉，肺为气之主，肺经又起于中焦，乃气血发源之处，寸口又为脉之大会，故能反映全身脏腑经脉气血的变化，而诊断五脏六腑的病变。

寸口脉为什么可以诊察全身疾病呢？《素问·经脉别论》中写到："脉气流经，经气归于肺，肺朝百脉……气口成寸，以决死生。"《难经·一难》论述到："十二经皆有动脉，独取寸口，以决五脏六腑死生吉凶之法，何谓也？然：寸口者，脉之大会，手太阴之脉动也……寸口者，五脏六腑之所终始，故法取于寸口也。"

独取寸口的诊脉法比较难于掌握，这方面北京中医药大学的杨桢老师是位高手，在去年挑战"把脉验孕"中，笔者坚决支持杨老师，并在微博经常互动。和独取寸口的诊脉法不同的是，《素问·三部九候论》篇论述的"三部九候"是遍诊法。后者诊脉方法十分繁琐费时，但却较独取寸口的诊脉法容易学习掌握，所以在《黄帝内经》中广泛采用的是"三部九候"遍诊法。

《灵枢·经脉》中的"经脉者，所以能决死生，处百病，调虚实"，指的并不是所谓的经络功能，而是指脉诊，而脉诊中的脉，指的是血脉（主要是动脉），而不是虚无缥缈的"经络"。所谓的"决死生"，就是根据脉象来判断患者的病情及预后情况，"处百病，调虚实"则是指治疗原则及方法。"不可不通"说的是作为医者必须掌握这些知识和技能。为了防止断章取义之嫌，读者可参考《素问·三部九候论》："故人有三部，部有三候，以决死生，以处百病，以调虚实，而除邪疾……手指及手外踝上五指，留针"这段原文。

值得注意的是，篇中除了论述三部九候脉诊外，还论述了一种特殊的脉诊："以左手足上，去踝五寸按之，庶右手足当踝而弹之，其应过五寸以上，蠕蠕然者不病；其应疾，中手浑浑然者病。"

这种脉诊还见于1983—1984年湖北张家山西汉墓出土的医书竹简《脉书》中："相脉之道。左手上去踝五寸而按之，右手直踝而弹之。他脉盈，此独虚则主病；他脉滑，此独涩则主病；他脉静，此独动则主病。"

在20世纪50年代敦煌出土的医药残卷中也保留了这种诊脉法："以左手去足内踝上五寸，指微按之，以右手指当踝上微而弹之，其脉中气动应过五寸以上，蠕蠕然者，不病也。其气来疾，中手恽恽然者，病也；其气来徐徐，上不能至五寸，弹之不应手者，死也。"

其实在《素问·离合真邪论》中也提到这种诊脉方法："用针者，必先察其经络之虚实，切而循之，按而弹之，视其应动者，乃后取之。"可惜我们只是当成了一般的经络循按诊察方法。现在这种脉诊已经失传，殊为可惜，有志应当用心研究并验之于临床。

我们目前学习研究《黄帝内经》中存在最大的问题就是很少验之己身，

请您现在放下手中的书，盘腿而坐，或在椅子上将左腿搭在右膝之上。"以左手足上，去踝五寸按之，庶右手足当踝而弹之"。你左手会感觉到"蠕蠕然"的波动，如果真正"弹之不应手者"的话，那就危险了，当然一般说来是你的方法有问题。

《素问·三部九候论》文中恰好也出现了"经络"二字："而后各切循其脉，视其经络浮沉，以上下逆从循之，其脉疾者不病，其脉迟者病，脉不往来者死。"可见这里的"经络"指的就是经脉和络脉，也就是血脉，其主要治疗方法是"刺出其血，以见通之"。本篇的前面已经提出了治疗原则，其中关键一句话大家要注意："必先去其血脉而后调之，无问其病，以平为期"。这句话的意思是说，不管什么病，首先要放血治疗，然后再做其他调理。这从另外一个角度也证明了所谓的经络、经脉、络脉，其本意指的都是血脉。

遍诊法脉法

这种以"三部九候"为代表的遍诊法在唐代以前是主要的诊脉方法，比如汉代名医仓公的医案，据《史记·扁鹊仓公列传》记载："齐北宫司空命妇出于病，众医皆以为风入中，病主在肺，刺其足少阳脉。臣意诊其脉，曰：'病气疝，客于膀胱，难于前后溲，而尿赤。病见寒气则遗尿，使人腹肿。'出于病得之欲尿不得，因以接内。所以知出于病者，切其脉大而实，其来难，是厥阴之动也，脉来难者，疝气之客于膀胱也。腹之所以肿者，言厥阴之络结小腹也。厥阴有过则脉结动，动则腹肿。臣意即灸其足厥阴之脉，左右各一所，即不遗尿而溲清，小腹痛止。即更为火齐汤以饮之，三日而疝气散，即愈。"其中的"厥阴有过则脉结动"指的就是上文中的"下部天，足厥阴也"。"臣意未往诊时，齐太医先诊山跗病，灸其足少阳脉口，而饮之半夏丸，病者即泄注，腹中虚；又灸其少阴脉，是坏肝刚绝深，如是重损病者气，以故加寒热。"文中的"足少阳脉口"和后世"独取寸口"脉法中的寸口脉一样，都是古代诊脉遍诊法中的诊脉处。相当于《灵枢·九针十二原》里面的"原穴"。在古代，诊脉处也是砭灸施术之处。"灸其少阴脉"中的"少阴脉"也是脉口，同样是诊脉处和砭灸施术处。

目前"三部九候"遍诊法在中医界已经快失传了，但在丹道中医内部还有传承，比如峨眉临济医学自南宋建立传承至今，因其私传密授的传承特点，较少受到宋明理学空运五行附会阴阳思想的影响，较好地保存了汉唐中医的本来面目，包括"三部九候"遍诊法，可谓空谷足音。作为丹道中医重要流派，峨眉临济医学内修内丹以明经脉气化，外求外丹以备丹药本草，医学体系有机完整，包含经典、诊法、大方脉、伤科、针灸、药物、导引、按跷、内功、武术、食物药饵、延年轻身等诸多品类。代表人物有周潜川、廖厚泽及廖育群、沈沛民、钰宁、曲伟等。

鄙人曾和好友曲伟详细探讨了三部九候脉法的具体操作及临床应用，巧合的是，曲伟先生年轻时也喜技击，曾刻苦练过大成拳站桩，内功十分深厚，他认为这对诊脉来说极其重要，所以他会建议和他学习脉诊的学员练习站桩，以训练反观内照及触觉的敏感性。过去这种脉诊方法一直私传密授，现在曲伟先生开始在小范围内讲授。更为可喜的是由曲伟、刘艳辉、赵宇宁编著的《分经候脉法》已经公开出版发行，学习者在实践过程中可以深刻地体会到分经候脉的可操作性、可靠性、准确性，因此有重要的推广价值。

内景隧道，唯反观者能照察之

当然了，经脉也好络脉也好，远非解剖学所见的血脉这么简单，否则李时珍就不会说"内景隧道，唯反观者能照察之"这样的话了。《奇经八脉考》中原文是这样的："是故医而知乎八脉，则十二经、十五络之大旨得矣；仙而知乎八脉，则虎龙升降、玄牝幽微之窍妙得矣。""张紫阳《八脉经》云：'凡人有此八脉，具属阴神，闭而不开；惟神仙以阳气冲开，故能得道。'""而紫阳《八脉经》所载经脉，稍与医家不同。然内景隧道，唯反观者能照察之，其言必不谬也！"由此可见，"内景隧道"在书中不仅是确指经脉而言，而且具体地说就是奇经八脉。作为医家的李时珍，在"紫阳《八脉经》所载经脉，稍与医家不同"的情况下，他宁可相信前者，而且说得十分肯定，没有丝毫商量的余地："其言必不谬也！"。原因何在？那是因为他认为如果没有深厚的内功修炼体验是难以体会经脉循行的。正如高式国先生在《针灸穴名解》一书中所言："对经穴之认识，当由养生静坐体会经络动静之妙，有所心得，而志其位置，又复察其流注敛散，而知其性能。

其中妙义，俱由自觉而知。"

目前我们教科书将"肺手太阴之脉"叫做"肺经"，"胃足阳明之脉"叫做"胃经"。这种叫法是不准确的，也是造成对经脉误解的主要原因。"肺手太阴之脉"应该简称"肺脉"，"胃足阳明之脉"应该简称"胃脉"。实际上唐代以前的历代文献基本上也是这样简称的，包括《黄帝内经》一书。我们仔细想想，任脉、督脉等奇经八脉为什么不叫"任经"、"督经"，而是保留"脉"的原始称呼，这就好比动植物界的活化石。在《黄帝内经》中记载的并不止十二经脉和奇经八脉，比如《素问·刺腰痛论》篇里，还有我们并不熟悉的同阴之脉、衡络之脉、会阴之脉、飞阳之脉、昌阳之脉、肉里之脉、散脉、解脉等脉。因为我们教科书没有收录，所以大家对此不太了解。

综上所述，经络就是经脉和络脉的简称，而且在《黄帝内经》时代，经脉并不是一个神秘的概念，虽然"常不可见"，但"其虚实也以气口知之"。所以说经脉虽然一般看不见，但却是可以摸得着的。中医的"摸脉"摸的就是这个"气口"脉，"足太阴脾经"有一段也是可以看得到的。

经络是以血脉为基础，结合了内功修炼等返观内照的体验，并在当时的哲学思想指导下所构建的复杂理论系统。比方说肺经开始的这段内行线路肯定不是解剖学层面的血脉："肺手太阴之脉，起于中焦，下络大肠，还循胃口，上膈属肺，从肺系横出腋下。"而肺经这段上肢循行线路，也只是和血脉有些关联而已，并不完全是血脉的走行："下循臑内，行少阴心主之前，下肘中，循臂内上骨下廉，入寸口，上鱼，循鱼际，出大指之端，其支者，从腕后直出次指内廉，出其端。"经络系统的构建应该和古人修炼大小周天等返观内照功法有关，绝非经穴体表连线这么简单，但又是以血脉为物质基础的，后面我们还将详细讨论经络问题。

如果我们非得要在经脉络脉之外，再找在电子显微镜下都看不见而且摸不着的"经络"，这和一些人相信宇航员在太空中可以看到长城没有什么区别。据传前苏联和美国宇航员在太空之中，可以看到地球上的人工建筑只有中国的长城和埃及的苏伊士运河，这让我们一些缺乏逻辑思维的同胞兴奋无比。一些媒体也争相报道，甚至有媒体煞有介事地说："美国宇航员称，他们从月球上用肉眼能看到的人类最大的建筑物是长城。"实际上，我们正常的人可以清楚地看到100米远左右的物体，距离再远的话就只能看到物体的大概轮廓了。第一批登月的两名宇航员之一奥尔德林在接受香港凤凰卫视采访时就强调那是人们的误解，是由于人们对事实不了解所造成的。我国太空第一人杨利伟在顺利返回地面后接受了媒体的采访，有记者好奇地问："你在太空上看到了万里长城了吗？"杨利伟不假思索地回答："没有。"其实根本用不着麻烦这些上过太空的人来证明，你在晴天抬头看一下飞机不就明白了吗。比如波音 747 飞机，翼展为 64.4 米，机长 70.7 米。一般短航线的飞机在 6000 米至 9600 米的高度飞行，长航线的飞机一般在 8000 米至 12600 米的高度飞行。你可以从飞机起飞开始观察，用不了多久，你就看不见飞机了。从飞机上往下看也是一样。当然从万米高空看长城是没问题的，我在飞机上曾经观察过地面的房屋，就像火柴盒一样大小，看十三陵水库感觉就像一个小水池，而航天器的平均轨道高度为 400 公里。说从月球上能看到远在 38.4 万公里外平均宽度不到十米的长城简直比痴人说梦还可笑。对此，北京大学社会心理学家夏学銮教授说："在认识过程中，情绪化的主观意愿很大程度上导致人们获取信息不可避免地带有倾向性和选择性，这种主观意愿有时甚至超越了实事求是的客观态度。"其实人们对经络的态度也是一样，有时主观因素使我们很难客观理智地判断事物。

筋柔百病消

我们之所以开头就不厌其烦地讲了这么多有关经络的内容，主要是想说明经络诊察是极其复杂繁琐的，一般人很难理解，更不用说掌握了。经络理论并非像针灸教科书里提到的那样简单，也并不是依教材所写按图索骥就能治病。如果没有深厚的内功修炼功夫，很难理解体验经络的本质内容。刚学习针灸理论时，我认为将针灸教科书全背下来不就懂针灸经络了吗，不就能治病了吗，后来发现事情远非那么简单。作为中医爱好者，与其研究如此复杂难于掌握的经络理论，不如踏踏实实学习相对简单容易掌握的经筋理论更为稳妥。

由经筋异常引起的疾病，就是经筋病

现代人所谓的"经络"到底是什么，学术界有诸多争议。迄今为止，对于经络是什么已经提出 30 多种假说。有些研究者依十四经穴位挂图为标准，认为经穴连线就是经络，研究和检测穴位就是经络研究。后来又出现了各种经络假说，比如以经穴与旁开非穴连线之间具有差异就提出"低阻经络假说"、"经络电子激发转移体系系统假说"、"经络是某些类传导系统假说"、"外周特殊结构波导系统假说"、"古老应激系统假说"、"特殊的胚胎表皮量子体系系统假说"、"经络是人体信息与磁能量代谢的通路，也是人体磁控系统假说"，等等。这些理论对指导针灸临床没有多大帮助，作为中医爱好者完全可以抛开这些东西。

和一般人头脑中虚无缥缈的"经络"不同，经筋是看得见摸得到的，如果经筋有异常，我们通过双手检查很容易就发现。比如筋结等，易发现，易调整。所以养生也好，治病也好，从经筋来入手往往更容易把握。把经筋的功能调节正常了，人体一般就会保持健康的状态。从医生的治疗角度讲，许多疑难病从经筋入手，往往会取得理想的疗效。

身有千千结

经筋的重要性，怎么强调都不为过，因为许多疾病和我们的经筋异常有关。比如许多颈部不适的患者，绝大多数都是颈部的经筋出了问题，治疗起来比较简单，取效也很快。比如下面这则病例（学生李亚勤记录）：

老师在养生堂的节目影响很大，前来就诊的病人多半在治疗前已经知道自己颈部不适是由筋所致，所以直言"后面的两根大脖筋疼，紧!"。如此对症，胥老师会直接在其颈部寻找筋结点，告诉病人症结即在于此，病人卧位后老师迅速施以快针，速度之快，以至于病人失望地不停反问："完了? 这就结束了?"。当时的情节很有戏剧性，随后多半会坐位实施整脊手法复位，亦是十分迅速，老师接着会问："有没有什么变化? 加重，减轻还是没有变化? 有就是有，没有就是没有。"病人一般是摇摇脖子，半是回答半是疑问地讲："真的是减轻了!"这一幕在诊室每天要上演好多次，实事求是地讲，效果不明显的病人很少。除非是病程特别长，病情很复杂的。多数患者都是立竿见影，在没走出诊室之前已达到了治疗的目的。不过仍有许多病人带着颈椎的各种检查，在治疗后穷追不舍地询问自己的椎间盘突出问题。由此可见，医学知识的普及已经超出了人们主观上对疾病的体会。胥老师经常讲："有许多症状在筋上，但是医生不能体会，以至于认为这些症状没有意义，更多的是借助各种检查，病人的感受就这样被忽略。"因此，关于"经筋致病"的理论仍需大力宣传，以便让

29

更多的大众了解。

琼瑶小说《心有千千结》曾引用宋代张先的两句诗"心似双丝网，中有千千结"。其实，这用来形容"筋结"也很合适。我们的经筋遍布全身，好似一张大网，其中有千千结，需要打开，需要解结。笔者常对学员和患者讲，经筋病就是"身有千千结"。

治疗经筋病的针刺及点穴按摩方法叫做"解结"，打个比喻，"解结"相当于将压在塑料水管上的石头搬开，石头相当于筋结，水管相当于经脉。比如《灵枢·刺节真邪》篇论述到："用针者，必先察其经络之实虚，切而循之，按而弹之，视其应动者，乃后取之而下之。六经调者，谓之不病，虽病，谓之自已也。一经上实下虚而不通者，此必有横络盛加于大经，令之不通，视而写之，此所谓解结也。"许多情况下，我们把筋结解开了，病也就好了。有时候，临床疗效不理想不是因为疾病本身不好治，而是我们没有掌握相应的诊疗方法，比如经筋理论和解结技术。正如《灵枢·九针十二原》所说："今夫五脏之有疾也，譬犹刺也，犹污也，犹结也，犹闭也。刺虽久犹可拔也，污虽久犹可雪也，结虽久犹可解也，闭虽久犹可决也。或言久疾之不可取者，非其说也。夫善用针者，取其疾也，犹拔刺也，犹雪污也，犹解结也，犹决闭也。疾虽久，犹可毕也。言不可治者，未得其术也。"

筋伤是百病之源

说起经筋，有些朋友可能认为它只是和我们的肢体有些关系，会引起疼痛、麻木等症状。其实，经筋一旦出问题，不光会出现感觉症状，还会引起运动的障碍，身体其他器官有时也会出现问题。包括一些内科疾病，比如呼吸系统、消化系统、心血管系统、内分泌系统、神经系统的某些疾患都可能和经筋的失调有一定关系。

揉开颈肩部的筋结，耳聋痊愈了

1985年，父亲单位的一位同事，是县卫生局的一位领导，在北京同仁医院确诊为神经性耳聋。这位叔叔说，因为自己平时爱开玩笑，起初他对别人说自己耳朵不好想去看病，大家都不信，因为他与人谈话时的反应等各方面都很正常，所以都说一看就没病不用去医院。但有一次他走路时钥匙从右边的兜里掉到水泥地上，自己居然没听见，这之后大家才意识到他右耳可能真的有问题。

之后他就到同仁医院检查，结果诊断为"右耳神经性耳聋"。按照医嘱用了一些药物之后效果不太理想，还是听不见。有一天我去父亲单位玩儿，这位叔叔正好在，大家聊天时他随口说要不让我给他治治。我觉得这个耳聋肯定是不好治，但是整体检查了一下，发现他两侧肩膀高度不一样，脖子有点儿歪，而且整个颈肩部的肌肉都很紧张，尤其是右侧，摸起来还有一个一个的疙瘩，尤其是肩井、风池、翳风等穴位深层，有好多筋结。当时我正好在学按摩，学习热情比较高，也很愿意给别人做手法，所以就说给他放松放松。结果放松了一会儿，突然他就说听力有好转。当时我自己也不太相信，但是他很肯定地这么说，那应该是真有好转。之后他又到我家让我给他治了 3 次，结果他这个耳聋真的完全好了。

这事对我触动特别大。总结一下，他的耳聋就是因为经筋出了问题，才会造成这么严重的后果。临床上有些病很难治，比如这例神经性耳聋，常规针灸治疗一般会取听宫、耳门、翳风、中渚、听会、太冲、肾俞、肝俞等腧穴，这样治疗可能会有一定效果。而如果早期治疗的话，从经筋入手，通过针灸及按摩点穴直接把不正常的筋、绷紧的筋给松开来解决问题，再加上整脊手法，这样反倒比较简单，效果也会更好。

前几年，一位同事也出了同样的问题，右耳突然耳聋。先到耳鼻喉科做了听力图等检查，西医给予了输液治疗，无明显效果，后来找我治疗。我给予了针刺加上整脊，首次治疗听力就有明显改善，治疗两次听力就恢复正常。这位同事是临床医学研究所的专职科研人员，非常认真，认为自己感觉不客观，又去查右耳声阻抗（Tymp），显示正常才放心。这是弟子澳大利亚留学生 Daniel Richardson 记录的治疗经过：患者是一位本院临床研究所的专家，也是胥老师的朋友，老师让我和他一起治。患者李某，女性，45岁，开会时突然出现右耳鸣响，随即右耳听力下降伴堵闷感，未予重视，第 2 天，因症状无好转就诊于耳鼻喉科，查右耳声阻抗（Tymp）表示：B型，考虑为渗出性中耳炎，予以抗生素治疗 1 周，症状未缓解，第 8 天继续抗生素并配合激素输液治疗 3 天，诸症仍无好转，第 12 天查右耳声阻抗

31

（Tymp）同前，行右耳穿刺未见脓液。第13天到老师门诊求医，查体见C_{1-2}椎体错位，双侧后颈部肌肉紧张，后背多个压痛点。老师认为软组织劳损导致颈椎错位，压迫到椎动脉导致供血不足而引起耳朵病变。治疗时我按摩后背放松肌肉后，老师在她的颈部、头部及右耳部周围的阿是穴扎针，然后进行了颈部复位。治疗两次患者感觉缓解了，为了确定效果她又查右耳声阻抗（Tymp），显示：A型（正常）。病人后来觉得患病的右耳朵比左侧的听力还好，老师说可能她左耳听力原来就不太好。

放松筋结，治好焦虑失眠

前几年，我常去广济寺看望中国佛教协会的会长一诚大和尚，为他老人家做保健。本来上级打算给他派一个保健医生的，但他说他有保健医生，因为我是他老人家的皈依弟子，他就把我当成自己的保健医生了。

有一次，他老人家的一位侍者精神焦虑、心发慌、晚上睡眠也不好。我看了看那位法师，又摸了下脉，没有什么大问题。他自己说，最近太劳累了，工作太忙，事情太多，心情太紧张了。我想了想说，我用手法给你放松放松吧。我只在他脖子和后背两肩胛骨之间区域按揉一会儿，把一些痉挛的筋结揉开，顺便还做了下颈椎手法复位。之后他便告诉我，那一次就好了七八成。后来我又给他治疗四五次，基本上就正常了。

许多疾病都是经筋出问题引起的

身体的经筋一旦紧张痉挛，就必然会对人的健康产生影响。举例来说，颈部的筋一紧张，膀胱经、督脉都会受到影响，这样的话，头部就会不舒服，头晕、失眠、烦躁这些症状就都会出现，所以把筋的问题解决了，很多头部的疾病、脏腑的疾病乃至全身的疾病，治疗起来就变得简单多了。再比如，有的人有冠心病症状，但到心内科检查心脏指标都正常，实际上多数情况是后背的经筋，特别是心俞附近的经筋出问题了，造成相应的经脉不通，进而导致气血阻滞，最后心脏就出问题了。背俞穴一旦出问题，相应的脏腑功能就会受到影响。把后背的经筋调好了，相应症状自然会好转或消失。

给大家看个病例（学生李亚勤记录）：有很多时候，不只是病人忽略了脊柱两侧的筋，就是医生也有"疏忽"的时候。此则病例为初诊病人，给人印象深刻，2011年11月27日，杨女士，58岁，身体壮实，面色略暗，精神可，一到诊室便开始依依呀呀地叙述，并双手反复交叉抚摸两上臂、两大腿前："全身都疼啊，两年了，冬天加重，后背也感觉很僵硬，晚上睡觉的时候，侧着就会压得脚麻，咽部还感觉堵得慌，每天只能睡两个小时，现在都害怕晚上，不能睡觉还要不停地走动，听到一点动静就很烦躁，大夫都说我抑郁症了！""感觉肚子里五脏六腑都乱了套，躺着也不舒服，只能趴着才行！"症状虽不是头痛脚痛般具体，但是能感受到这种模糊的全身性的不舒服已经折磨杨女士身心俱疲了，另外，患者已经做过了小针刀治疗，没有明显的效果，甚至还在地方医院打了点滴，就这样治治停停地过了两年。有趣的是，其女在养生堂看到了老师的节目，就每日帮母亲保健，杨女士感觉还不错。老师就按照常规的针刺，调整患者脊柱两侧和大腿前、肩周的筋结，这时患者还没有感觉身体有明显的变化，穿戴好衣物，坐位正脊之后，故事情节突然变得很跌宕，杨女士睁着惶恐吃惊的眼睛"哈哈""哈哈""哈哈"三声大笑，我们在一边也睁着惶恐吃惊的眼睛看着她，结果大家一起开始"哈哈"地笑！就连一向淡定的张师兄也喜笑颜开，这一幕果真戏剧。老师用"失笑散"的典故形容这个病人，舒服之后病人是忍不住地开心。病人反映第一次治疗效果最明显，这种情况屡见不鲜，往往第一次针刺可以让病人从长期的紧张状态中解放出来，老师往往解释："刚开始的调整是从一种病态到健康过程的调整，之后就是微调，一点一点的，病去如抽丝啊。"

占体重百分之四十的骨骼肌无人研究

现代医学越来越发达，但是对于占我们体重百分之四十左右的骨骼肌却缺乏足够的研究，真是令人匪夷所思。正如卢鼎厚老师所说："肌肉劳损无论在日常生活、工作劳动和文体活动中都是多发常见，却至今没有受到医学界和全社会关注，具体表现在：没有医学院校开设和肌肉损伤有关的专门课程，没有医院设有治疗肌肉损伤的专门科室，在医学科学和劳动卫生的研究机构很少有关于肌肉损伤防治的系统研究，国内外也很少有关于肌肉损伤的专题研讨，这种现状显著地影响着对肌肉损伤的准确诊断和有效治疗。"

我在临床上治疗经筋损伤，主要用的是卢鼎厚老师的"阿是穴毫针斜刺法"。因为患者太多，没有时间和精力运用点穴按摩手法，单纯运用毫针快速针刺法效果也非常好。卢老不仅不保守，而且唯恐你学不会，这点令人非常感动。今将卢老师《肌肉劳损和阿是穴斜刺》一文中关于针法的相关内容摘录于此。

　　寻找治疗肌肉劳损的好方法：学习、继承并发展了源于我国传统医学的阿是穴斜刺针法，从针刺麻醉到阿是穴斜刺温针到"以僵硬肌束的最硬最疼点"定为"阿是穴"的"阿是穴斜刺"。1973 年我已经四十六岁。考虑到肌肉损伤在运动训练中是多发常见的问题，但在运动医学领域里却没有显著有效的治疗方法；在医学和运动医学的基础学科里也很少见到有关肌肉损伤的研究报道。需要先从寻找治疗肌肉损伤的有效方法着手。当时，据我的了解，西医的物理疗法、中药透入以及我们所学的恢复按摩的手法效果多不显著。最后想到中医针灸并得到赵继祖医生的指点，用针麻的手法治疗肌肉损伤，效果也不理想；继而学习了山西一位医生的方法，用阿是穴斜刺温针治疗肌肉损伤，第一个病例就获得了显著的疗效。后来，有幸买到《灵枢经》，阅读以后才知道，这一针法在《灵枢经》中早有记载。在"经筋"篇中涉及治疗的时候，无论沿着哪一条经循行途中的肌肉，都是"治在燔针劫刺，以知为数，以痛为腧"。都是"以痛为腧"表明都是取阿是穴。在沿手少阴经循行的肌肉闭症治疗中提到"焠刺者刺寒急也，热则筋纵不收，无用燔针。"我们的治疗实践和王德刚动物实验的结果也证明了：只要取阿是穴、斜刺，不必用温针或电针和附加任何手法、不用留针，就可以获得显著的治疗效果。张建国的实验研究证明：斜刺比直刺有更好的疗效。此外，在肌肉劳损的治疗过程中，我们逐渐认识到在肌肉劳损的发展过程中肌束的僵硬程度和疼痛两者的关系，把"阿是穴"从"以痛为腧"发展为"以僵硬肌束的最硬最疼点"定为"阿是穴"的"阿是穴斜刺"。

　　经过六年的治疗实践使我们认识到，用这种阿是穴斜刺针法治疗肌肉损伤具有疗效高、见效快、疗效稳定持久、疗程短、费用低、操作简便等突出优点，对治疗不同年龄、性别的运动员和非运动员的急性和慢性肌肉损伤以及由于肌肉损伤所引起的肩腰臀腿痛都有很好的疗效。阿是穴斜刺的针法：直刺过皮、调整针尖的指向以保证准确地刺入劳损的肌束之中，不要透刺、不需附加任何电磁温热以及各种手法的影响、患者感到酸胀即可退针到皮下，触诊检查针刺效果。

对于这些因为经筋出问题而产生的疾病的治疗，应当尽可能地应用一些非药物疗法，包括针刺、按摩、艾灸，以及长圆针及小针刀等。把筋调理顺了，一些相应的症状就会消失了，疾病也随之痊愈。对于经筋病，假如单纯用药物，无论是中药还是西药，针对性都会差一些。一般来说，多数经筋病单纯针刺就可以取得不错的疗效，临床上这种病例很多。比如弟子杨怡记录的"股骨头坏死"病案，是典型的经筋病：

魏姓患者，女性，46岁，来自北京市西城区，因右侧"股骨头坏死"就诊，自诉右侧髋关节及下肢疼痛不适，以致行走不利，最多可忍痛步行200米左右。胥老师予以髋关节及大腿根部0.53mm×100mm长针针刺治疗三次后，患者疼痛明显缓解，可轻松从望京西地铁站步行至行知堂中医诊所，距离大约为一公里。期间参加站桩班学习，每天坚持站桩一个小时。针刺六次后，行走完全正常，遂报名参加东源文际诊所组织的采药活动，跟随年轻人一起攀爬布满灌木没有路的野山，和常人无异，连她自己都感到不可思议。我们知道，在股骨头坏死病变区一般难以用药物干预，其组织反应，衰减了的成骨再生能力难以靠药物增进，目前暂时没有任何一个特效药是专门用来治疗股骨头坏死的，只能试用改善骨和软骨营养和生长的药物。病情进展到更严重的时候不得不通过人工髋关节置换手术补救，恢复一定的步行能力。老师常跟我们讲：其实关节面上并没有神经，所以疼痛来源于关节周围的软组织。对于针灸医师来讲，由于疼痛和经筋紧张所导致的行走困难并不难解决，可以通过针刺将关节周围的筋结松开，改善疼痛、关节活动和负重行走功能障碍等症状，防止病情进展，降低了手术治疗的必要性。患者认为疗效过于神奇，唯恐读者不相信，所以坚持署上自己全名，以下是患者自己发来的求医经过：

"我是魏金红，今年46岁。2004年初被协和医院诊断为多发性皮肌炎，于1月19日至2月4日在北京协和医院住院治疗，给予激素（12片）加免疫抑制剂治疗，减到激素10片后出院。出院后用西医激素加口服中药治疗将近一年半后，激素停止服用，身体基本全面恢复，但从此后一直闭经。

2013年6月28日，因打乒乓球突然感到右侧髋关节不吃力去北京积水潭医院就诊，被诊断为"股骨头坏死"，后来断断续续一直用中医推拿、按摩、贴膏药、口服汤药进行治疗，直至找到胥大夫就诊。我记得第一次找胥大夫扎针，胥大夫快刺环跳，我觉得有股电流直达脚跟，也就十秒钟，让我转个方向，我说：您的针还没拨出来呢，胥大夫说：你看看还有针吗？我一摸还真没针，可感觉针还在身体里。这次扎完后整个腿都是胀的，临走前胥大夫一再叮嘱说：多在外面休息休息。后来每次找胥大夫扎针都有一种发怵的感觉，扎了五次之后恢复了正常。

2015年5月27日，突然感到右侧髋关节疼痛，也就走200米，每走一步像针扎一样的痛，就差拄拐了，再次找到胥大夫就诊。胥大夫一看片子就说：你的股骨头坏死不是很厉害，但是你的骨质疏松很严重，要不你每周四晚上到东文诊所和我练站桩吧。真可谓"一句话改变人生命运"，于是我跟着胥大夫一边扎针，一边练习站桩。这一次扎针就不像上次似的见着就发怵，而是每次治疗完两天后都特别舒服，心情都无比高兴。这次扎完一次后就不怎么疼了，三次后就能行走1000米了，六次后恢复正常，7月21日跟随胥大夫去延庆松山采药，和一群年轻人在陡峭没有路的野山上爬上爬下，并不很吃力。在此期间，每天一小时的站桩从未停止过。直到8月20日更神奇的事情发生了，十年未来的月经突然到访了。感恩胥大夫！"

临床上，有相当一部分疾病是因为经筋出了问题，这种情况我们就可以从经筋入手，把复杂的问题简单化，疗效一般比较好。有些疾病比较复杂，既有筋的问题，也有脏腑本身的问题，这就需要从两方面来治疗。某些疾病，可能主要是内脏器官的问题，但如果把经筋的问题解决了，也会对病人有所帮助。

饮食搭配不合理、作息时间无规律等各种原因，导致我们中的许多人脾胃运化功能下降，出现腹胀、腹泻、便秘、食欲差、胃痛等常见症状。大家对于中药调理脾胃一般很容易接受，其实，针刺的效果也很好。很多病人往往是局部疼痛症状表现明显，伴随着长期的脾胃不和的症状，然而这些伴随症状的治疗效果很多时候是更明显的。胥老师治疗脾胃病，多采用俞募配穴，尤其是对背俞穴脾俞、胃俞的刺激。腹部多取募穴巨阙、中脘、天枢、关元、石门，另外配合气海、大横，用小针刺激穴位，施以各种手法，不留针。老师经常考我们"中脘穴"的定位，原因是我们总认为中脘是剑突下到脐中的中点，其实书籍上说得很清楚，是"胸剑联合到脐中的中点"，粗心的后果就是连上腹部任脉的几个腧穴的位置都没有找对。

筋柔百病消

现代解剖学发现，腹部的肌肉——腹直肌、腹横肌、腹外斜肌、腹内斜肌等激发点可能与内脏疼痛有关，有时会引起内脏的疼痛，同时，内脏功能的紊乱也可能引起腹部肌肉疼痛，甚至内脏疾病恢复后仍可延续，而且，腹部肌肉也可引起背下部疼痛。由此我们可以体会到中医其实是"实践医学"，老祖宗发现了内脏尤其是消化系统对于腹部以及后背的影响，因此拟定了这样的穴位。如同老师讲到的"气血是实际的，它源于生活"。那么，如何应用经筋解决脾胃病，先看一则典型病例（学生李亚勤记录）：

去年12月份，有位郑州来的方先生，主诉为"耳鸣"，其双耳乍看上去似乎是用完整的医疗胶带包裹起来，十分醒目，后来才发现是贴的耳穴，众人十分惊奇，大家从未见过一次性数目如此大的工程，当时我们还拍了照片。除了耳鸣之外，方先生自述"右侧脐部自觉有气结，自己按揉感觉可以解开，同时肌肉硬紧，按揉则没有效果，胃部时常有发堵的感受，西医给出的诊断为"焦虑倾向"。老师用0.35mm×75mm毫针斜刺其腹部肌肉层，刺激量相对较大，并告诉我们"忧则气结，从这里可以知道，临床是有筋结存在的，并非空谈"。两周之后，方先生复诊时说："治疗后，反应特别大，有恶心感，伴有打嗝、排气，腹部针刺部位疼痛明显，大约持续了四五天，疼痛范围减小了，气结感、疼痛感也是偶尔的时候才能感受到，胃部发堵的感觉没有了。"从案例中，可以了解到老师对于腹部紧张经筋的治疗方法，事实上，临床很多脾胃不舒服的患者会表现出腹部尤其是上腹的板硬，越来越多的医生逐渐关注"腹诊"，对于筋结，在保证安全的前提下，直捣病处可能更有效。对于颈部和背部的经筋也是同理，只是刺激范围不应局限于脾胃背俞穴那几个点上，老师经常说："腧穴是有空间的，从穴的字面意思就可知道，绝不是一个点。为什么先有了安眠穴，又出现安眠1、安眠2，说明单纯一个穴位不够用，只是大家不懂得体会其中的深层含义。"如此，腹部和背部治疗协同，效果较好。同时，注意饮食的调节，是每个人都需严于自律的事情。

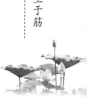

外邪、劳损、体质——经筋病的三大诱因

在我们科技高速发展的现代社会，越来越常见的经筋病变是如何产生

的呢？一般来说，疾病的发生不外乎三个方面的原因：内因、外因、不内不外因。具体到经筋病，也是如此，《黄帝内经》认为外感内伤都可导致经筋的损伤。

首先是外感六淫所伤，对于经筋病来说，常见病邪有风、寒、湿等。比如《素问·阴阳应象大论》中说："风伤筋。"《素问·气穴论》提到："积寒留舍，荣卫不居，卷肉缩筋，肋肘不得伸，内为骨痹，外为不仁，命曰不足，大寒留于谿谷也。"《素问·生气通天论》中说："湿热不攘，大筋緛短，小筋弛长，緛短为拘，弛长为痿。"《灵枢·百病始生》中说："是故虚邪之中人也，始于皮肤……或著于伏冲之脉，或著于膂筋，或著于肠胃之募原，上连于缓筋，邪气淫泆，不可胜论。"《灵枢·刺节真邪》中说："虚邪之中人也，洒淅动形，起毫毛而发腠理。其入深，内抟于骨，则为骨痹。抟于筋，则为筋挛。"

常见的内伤病因有饮食过嗜、七情所伤及五劳过极等。如《素问·阴阳应象大论》中写到："酸伤筋，辛胜酸。"《素问·五脏生成论》中写道："多食辛，则筋急而爪枯。"《灵枢·五味论》中写道："酸走筋，多食之，令人癃。"《素问·生气通天论》中写道："阳气者，大怒则形气绝，而血菀于上，使人薄厥。有伤于筋，纵，其若不容，汗出偏沮，使人偏枯。"《素问·气厥论》里写道："脾移寒于肝，痈肿筋挛。"《素问·痹论》里写道："筋痹不已，复感于邪，内舍于肝。"《素问·宣明五气》和《灵枢·九针论》也都提到了五劳所伤，即："久视伤血，久卧伤气，久坐伤肉，久立伤骨，久行伤筋。"

风寒湿邪是导致经筋疾病的主要外因

首先我们讲一下外因。外因就是我们身体以外的因素作用到人体，最常见的外因是六淫。什么叫六淫呢？中医把自然界中正常的风、寒、暑、湿、燥、火叫做六气，六气在正常情况下是不会引起人体疾病的，但是当它们超出了正常的范围，变成六淫时，人体就受不了了。"淫"就是太过的意思，老百姓常把夏天的梅雨天气形容为"淫雨连绵"，就是说雨不停地下，下得太过了。六淫中的风、寒、湿三邪常常是最容易引起经筋病的外在因素。

感受六淫与否和人体的阳气是否旺盛也有极大的关系，在同样的环境下，有人得病有人不得病，说明人体内在因素是主要的，所以说"清静则肉腠闭拒，虽有大风苛毒，弗之能害"。如果阳气旺盛，则经筋柔软，如果阳气不足，则六淫侵犯人体，经筋就容易出问题，因此阳气的重要性怎么强调都不为过。《素问·生气通天论》论述到："阳气者，若天与日，失其所，则折寿而不彰。故天运当以日光明。""阳气者，精则养神，柔则养筋。"

风 中医认为"风为百病之长"。《素问·风论》论述到："风者，百病之长也，至其变化乃生他病也。"王冰注曰："长，先也，先百病而有也。"《素问·骨空论》亦云："风者，百病之始也。"外感六淫，风邪为始，风邪为外感疾病初起的主要邪气，经筋病也是如此。笔者所熟识的印会河老师主编的高等医药院校教材《中医基础理论》解释说："风邪为六淫病邪的主要致病因素，凡寒、湿、燥、热诸邪多依附于风而侵犯人体，如外感风寒、风热、风湿等，所以风邪常为外邪致病的先导。"

3 年前，一位 50 岁左右的女患者，室内运动大汗后，右肩及胸部受风，此后受风部位常自觉发凉，病情迁延多年，日渐加重。由于患者异常紧张，致神情恍惚，西医无所适从，只得诊断"神经官能症"。患者没有得到及时有效的治疗，自觉疾病缠身，终日惶惶不安。

中医认为"风为百病之长"，如此可见，风者，不得不防，同时要多站桩，增自身阳气，否则就会"弱不禁风"。我们都有过"伤风感冒"的经历，还有人受风后致面瘫，皆风邪所致。平日大家要注意衣服的防风性，护好头面部，尤其是运动汗出后不要受风。风，除狭义上感受到的气流的流动，在广义上，前后经历的温差也是风，所以注意空调、暖气的使用，勿频繁穿梭于温差大的两个空间。在此，提醒大家，注意防风。

临床上不少经筋病都跟风邪有关系，比如在春秋季节，天气变化不定的时候，有些人风一吹就容易得头痛、面瘫、落枕、腰痛、肩周炎、三叉神经痛等疾病。因受风而得的经筋病很常见。试举一例（学生李亚勤记录）：

2012 年 1 月某日，王女士，35 岁，左侧颈肩不适，常常牵涉左侧头痛，左腰背局部发紧，患者耐受力很高，病情颇为顽固，近日始觉左下肢外侧酸痛不适。胥老师针下亦感觉左半身的经筋较紧，于是询问日常生活中可能的原因，王女士思考再三之后说："可能是我的左半身总是冲着走廊，最近要求领导给我换位置未果！"胥老师接着话题就讲到："其实这就是受风了，王女士左半身总受风，最后出现了问题，就说明坐的位置不好，中医病因学是很朴素的，不是神秘的概念。"听老师的一番话，我明白了自己左肩周不适的原因。我最近左肩晨起发僵并时有酸痛，尤其抬臂做脱衣动作之时会有疼痛感，症状与中老年人的"肩周炎"症状颇为相似，当然我的年龄并不符合肩周炎的标准，相信生活中有很多不足40～50岁的朋友肩周不适，由此也说明肩周炎的概念有一定的局限性。我的床位正对门口，每日舍友较我早起一个小时，并习惯将门大开，于是每天我的左肩吹风一小时。不到两个月它就开始抗议了，用手触摸左肩有明显的条索，局部压痛明显，自我推拿之后症状会减轻。

寒 寒气伤人肌肤，则毛窍紧闭，阳气收敛，汗不得出。寒伤筋脉，则筋脉收引，拘急痉挛，出现疼痛。

《素问·举痛论》论述到："帝曰：愿闻人之五脏卒痛，何气使然？岐伯对曰：经脉流行不止、环周不休，寒气入经而稽迟，泣而不行，客于脉外则血少，客于脉中则气不通，故卒然而痛。帝曰：其痛或卒然而止者，或痛甚不休者，或痛甚不可按者，或按之而痛止者，或按之无益者，或喘动应手者，或心与背相引而痛者，或胁肋与少腹相引而痛者，或腹痛引阴股者，或痛宿昔而成积者，或卒然痛死不知人，有少间复生者，或痛而呕者，或腹痛而后泄者，或痛而闭不通者，凡此诸痛，各不同形，别之奈何？

岐伯曰：寒气客于脉外则脉寒，脉寒则缩踡，缩踡则脉绌急，绌急则外引小络，故卒然而痛，得炅则痛立止；因重中于寒，则痛久矣。寒气客于经脉之中，与炅气相薄则脉满，满则痛而不可按也。寒气稽留，炅气从上，则脉充大而血气乱，故痛甚不可按也。寒气客于肠胃之间，膜原之下，血不得散，小络急引故痛，按之则血气散，故按之痛止。寒气客于侠脊之脉，则深按之不能及，故按之无益也。寒气客于冲脉，冲脉起于关元，随腹直上，寒气客则脉不通，脉不通则气因之，故喘动应手矣。寒气客于背俞之脉则脉泣，脉泣则血虚，血虚则痛，其俞注于心，故相引而痛，按之则热气至，热气至则痛止矣。寒气客于厥阴之脉，厥阴之脉者，络阴器系于肝，寒气客于脉中，则血泣脉急，故胁肋与少腹相引痛矣。厥气客于阴股，寒气上及少腹，血泣在下相引，故腹痛引阴股。寒气客于小肠膜原之间，络血之中，血泣不得注于大经，血气稽留不得行，故宿昔而成积矣。寒气客于五脏，厥逆上泄，阴气竭，阳气未入，故卒然痛死不知人，气复反则生矣。寒气客于肠胃，厥逆上出，故痛而呕也。寒气客于小肠，小肠不得成聚，故后泄腹痛矣。热气留于小肠，肠中痛，瘅热焦喝，则坚干不得出，故痛而闭不通矣。"

寒为阴邪，主收引，正如《素问·至真要大论》所论述："诸寒收引，皆属于肾"。这跟咱们物理学上的"热胀冷缩"有类似的地方。我们人体受到寒邪以后，经筋就会拘紧、痉挛，经络气血瘀阻不通，身体就会出现痹痛、麻木等症状，进而影响到内脏系统。打个形象的比喻，冬天的下水道为什么容易堵，因为冬天寒冷，我们饭菜中的油脂容易凝固，是凝固的油脂把下水道堵住了。许多人受寒以后出现四肢关节疼痛，颈项及腰椎活动不利等，尤其是夏天空调开得太冷，许多人会出现以上症状。

《灵枢·调经论》云："血气者，喜温而恶寒，寒则泣而不流，温则消而去之"。经脉喜温而恶寒，血气在经脉中，寒则泣涩，温则通利。若人体阳气不足，则易受寒邪侵袭，导致经筋拘挛，经脉不利。

大家想想医圣张仲景的书为什么叫《伤寒杂病论》而不叫伤热伤湿杂病论？原因很简单，那就是因为寒邪最易伤人。在某些特殊情况下，人体阳气不足，更容易感受风寒，比如产后。这是弟子程延君记录的临床随笔：一位46岁的患者，大学学历，说起二十年前坐月子的事，非常后悔。当时听信某些所谓的"科学"理论，说不用坐月子，自己夏天生孩子后不注意避风，空调开得温度很低。后来发现自己比一般人要怕冷的多，左腿膝盖到小腿发凉肿胀，多年不愈。多年体寒怕冷，性格也变得沉默寡言，说这是"冷默"，因为冷，对很多事情没有兴趣，感觉活着没什么意思。胥老师多次给予患者针灸治疗，患者还参加站桩班坚持练功，三个月后其体质逐渐恢复，半年后已经再也不怕冷了，自觉又回到了原来活泼开朗的状态。

受西方文明的影响，一些人开始认为"坐月子"是封建社会的陋俗，显然，这种观点是很盲目的。临床上许多的女性患者就是在坐月子期间没有保养好，感受了风寒，才出现了一些难以治愈的疾病，这种例子实在是不胜枚举。

郭女士，38岁，现居上海，2006年怀孕6个月时不慎小产，在月子期间洗澡受凉，出现全身多个关节的游走性疼痛，具体在双肩、肘、膝、脚趾，尤其是双膝症状明显，在半蹲位疼痛最为剧烈，并有脊柱正中以及腰部的疼痛。伴有尿频、晨起脸部浮肿。触其双膝关节较身体其他部位明显的"发凉"，而关节、肌肉无红肿，血沉、抗"O"以及类风湿因子等常见化验指标正常。老师为其毫针快速针刺治疗，第一次治疗肘部疼痛最先得到缓解，之后是后背的不适减轻，第三次治疗膝部不适逐渐缓解。郭女士由于体质原因，双膝疼痛偶有反复的现象，前后治疗十余次症状全部消除。另外一例是北京的一位丁女士，产后着凉，左大腿外侧自臀部到膝外侧出现明显的肌肉条索，触之圆球样筋结数量多而且明显，老师套用琼瑶阿姨的名言形容她"身有千千结"。该患者对寒冷刺激十分敏感，伴有头痛、腰痛的症状。接受胥老师的治疗后，患者腰痛、头痛及腿部的不适感后来都逐渐得到缓解，针刺治疗八次并配合站桩，患者的症状完全消失。风寒在我们阳气最虚弱时候更容易侵入人体，因此，女性在产后对自我身体的保养防护是十分重要的（李亚勤记录）。

在天气寒冷的季节，许多女性为了美丽不惜"冻人"，或者夏季室内空调开得很冷，这都容易导致经筋拘挛僵紧，所以在日常生活中要随时注意保暖，避免受寒。

许多爱美的女士在春寒料峭的季节就开始穿起大领口露肩装，颈肩部曲线自然呈现，再系上一条丝巾，别有一番韵味。值得注意的是，颈肩往往是人身最易受寒的部位。

颈肩长期暴露受凉之后常表现为颈部、肩部肌肉紧张、酸痛、僵硬，长此以往会影响到颈肩气血的通畅，以及脑部供血，容易引起头部发闷、发晕，面色亦受影响，表现发白或发青，缺少血色。几日前我们陪胥老师到其友人的茶室做客，在座两位女士都是白皙高挑的美女，衣服后领稍大露出半个肩膀。聊天之余，只见其中一位不时搓手，老师问"是不是手凉？"，当时室内暖气充足，且大家停留多时，并不觉得寒冷。她回答："是！"，并提到自己经常手凉，颈部也常有不适。于是便让我们为其推拿治疗，发现这位女士颈肩部肌肉都很僵硬，我们按揉半小时后，老师发现其脊椎有问题，便为其做脊椎整复。一分钟后，她的同伴说道："她脸色好了许多诶！"该女士皮肤白皙，但一直"面无血色"，现在看来红润了许多，越发有光彩了。她自己也觉得眼睛也清亮了，手的感觉最明显，可以说瞬时回温。胥老师说道："女孩子要注意保护阳气，手凉、面色泛白的都是阳气不足，受寒是关键，推拿颈肩部只是起到疏通经络的作用。"一个健康的身体表现在面色上是红润有光泽的，所以爱美的女孩子更应从生活的点点滴滴中注意保护自己，健康才能焕发出最美的青春（程延君记录）。

除了避免感受寒邪以外，喝茶也得注意挑选。一般说来，"茶苦而寒，阴中之阴"（《本草纲目》），所以常饮绿茶的人脾胃一般不好，而且手脚多冰凉。当然也有温性的茶，但温性的大树种白茶（采摘后不经杀青揉捻直接阴干的茶）市场上很难见到，喜欢喝茶的话，最好多喝红茶。

湿　湿邪也可以造成筋的病变。因为湿邪的特点就是黏滞、重浊，在中医经典著作《金匮要略》里面，湿邪致病曾经被形象地形容为"腰重如带五千钱"，就是说湿邪会让人感觉很沉重，好像腰中携带着五千个铜钱。头部也是一样，《素问·生气通天论》说"因于湿，首如裹，湿热不攘，大筋绠短，小筋弛长；绠短为拘，弛长为痿。"就是指湿邪侵犯人体后，头部好像裹着一个毛巾，这主要是因为经筋出了问题。以上都是在说明湿邪"重浊"的这个特点。再有就是迁延难愈，很多老百姓都知道所谓的"风湿"很难好，也是这个原因。现在大家的生活水平比以前提高了很多，冬天有暖气，冻不着；夏天有空调，热不着。这虽然是暂时舒服了，可是却给身体埋下极大的隐患。冬天天气冷，身体的毛孔本该关闭，可二十几度的室温骗过了身体，当你外出时，毛孔依然打开，结果是风寒湿气统统涌进体内。到了夏天，在正常的情况下应该舒张的毛孔还是关闭着，那些能用汗液排泄掉的风寒湿气全都排不出去，越来越多的邪气在体内郁积，怎么会不生病呢。许多人的关节病阴天会加重，也是因为阴天湿气太重。

体质、心理因素是导致经筋疾病的内因

除了外因之外，内因也很重要。外因只是事物变化发展的条件，内因才是事物变化发展的根据，外因要通过内因才能起作用。在同样的环境中生活，有的人筋损伤得比较厉害，有的人比较轻，有的人甚至没有什么损伤，这与每个人的体质有关。人的体质千差万别，有的人阳气旺盛，就不容易生病，而有的人因为先天或后天因素，阳气不足，就比较容易生病。还有一个内因容易被我们忽略，那就是我们的心理状态和情绪，这也是很重要的。因此《素问·生气通天论》强调说："故风者，百病之始也，清静则肉腠闭拒，虽有大风苛毒，弗之能害，此因时之序也。"《素问·宣明五

43

气》也说"肝主筋","主"有"主持、控制、调节"的意思，说明"肝"对"筋"的运动有控制和调节作用。如果一个人长期情绪不好，自然会影响到肝的正常功能，身体的经筋也会因为得不到濡养而产生疾病。这种病例在临床上很常见。

您是否认为人的精神状态和身体的疾病没有关系？如果是的话，那么就不要再执迷不悟下去，从现在就开始心理养生。人体终究不是运转不休的机械，精神状态不仅和生理无法分割开来，而且不同的性格会导致不同的疾病。性格决定命运，性格也决定着疾病。易紧张的人更容易罹患经筋病，出现失眠、耳鸣、肩背疼痛的症状；性格坚强、吃苦耐劳的人病情易迁延成慢性病；帕金森病患者性格急躁的占多数。另外，性格敏感的人针刺时针感也大多比较强烈，相反则比较迟钝一些。临床上常见七情过度导致的疾病很多。

劳损是导致经筋疾病的不内不外因

除了外部的环境因素，身体劳损也是一个很常见的原因，这跟职业有一定的关系，像从事 IT 产业、金融行业、文秘工作、编辑工作的白领朋友们得经筋病的可能性就很大，尤其是职业会计师，几乎都有经筋病，颈腰部经筋损伤尤其严重。《素问·宣明五气篇》里说："五劳所伤，久视伤血，久卧伤气，久坐伤肉，久立伤骨，久行伤筋，是谓五劳所伤。"白领们因为长时间低头看资料，或是看电脑，又缺乏一定的运动锻炼，姿势不良，肌肉劳损，身体的经筋会处于高度的紧张状态而容易出现各种各样的经筋病。经筋病往往是内外因素综合的结果，全身性的内在因素与局部筋伤的发生有密切的联系，局部筋伤也可引起全身性的病理改变。人体在遭受暴力、强力扭转、牵拉压迫、跌扑闪挫、经久积劳及风寒湿邪侵袭后都可引起经筋的损伤。《医宗金鉴·正骨心法要旨》总结经筋的损伤有：筋强、筋柔、筋歪、筋正、筋断、筋走、筋粗、筋翻、筋寒、筋热。简而言之无非是"筋出槽、骨错缝"。长期的姿势不良不仅可以导致"筋出槽、骨错缝"，严重的话还可以造成脊柱侧弯。

下面来看一则病例（学生李亚勤记录）：一位产后女士前来调理身体，自称左半身自上而下皆感不适伴脊柱侧弯，原因为小时候家中弟妹较多，晚上围坐一起写作业的时候，因为靠得太近，同时又不想干扰到妹妹，于是总向一侧躲闪着，最后发现脊柱侧弯，十多年过去了，该女士出现了半身不适的症状。老师经常讲，"骨正筋柔"，就像桅杆，两侧的筋拉力不一样就会把中间的脊柱拉弯，于是单纯正骨显然无法解决问题，筋柔，骨自然变正，胥老师刺激其膀胱经诸穴、夹脊穴，以及督脉诸穴，因为无需留针，所以老师取穴多，刺激量大。然后配合正骨手法，病人感到周身轻松。老师开玩笑："当初母亲如果提醒大家交换坐位就不会有这样的结果。"该女士笑笑："妈妈也是不懂，只是知道不要驼背，没有想到侧弯的问题。"于是，我们知道，父母是一个需要渊博知识的角色，尤其是关于健康和教育。

总而言之，经筋病的高发与我们的生活环境、生活方式、心理情绪等是密切相关的。不管是外部因素，还是内部因素，最终都会导致经筋出现肿胀、条索、结节、酸痛、麻木和功能障碍，进而引发各种经筋病。治疗时，不仅要松解局部的筋结，还要整体调理。

中医最基本的观念之一"整体观"，包括人体整体联系的统一性和人与外界环境的统一性。人不断地与外界的自然和社会环境相适应，就社会而言，电脑在生活和工作中的长时间使用，就让人首先"坐"了下来，然后是静了下来，处于活动状态的器官是眼睛和双手，办公不用纸了，交流不用嘴了……从体力而言，工作似乎是变得轻松了。我们讲"用进废退"，我们的四肢肌肉是软塌塌的，社会的男男女女都"儒雅"起来了，然而我们一直在用的双手和眼睛似乎也"退"了，出现腱鞘炎、近视眼。不断前进的只剩下了我们的大脑，我经常开玩笑说："现在人都从动物变成了静止的植物，四肢都细细的，顶着大大的脑壳。"久坐催生的颈肩腰腿痛，就是经筋在给您提醒了。经筋病的出现又体现着"整体的病理观"。《基础临床按摩疗法》中有一个极端的例子"踝扭伤的病人会加倍地爱护受伤的腿，从而引起臀部和背下部肌肉紧张，背部肌肉出现平衡失调后可能影响颈部肌肉，出现头痛，这种情况单纯从颈部治疗不能解决问题。"人体的肌肉相互重叠、合作、摩擦，同时包被在筋膜之中，所以经筋病的诊断"不可只见树木不见森林"。又例如，生活中习惯单脚歪斜着站立，时间久了，骨盆会发生倾斜，出现长短腿，而人体脊柱就像桅杆，骨盆就是固定桅杆的船体，所以骨盆的倾斜又继而影响到脊柱，引起相关症状。经筋病的治疗体现着"整体的防治观"，或许病人只是一个单纯的鼻炎、头痛、视物不清、腰腿痛，除局部进行治疗外，我还重视对于整个脊柱的调治，针刺并配合手法的复位。另外，我要求自己的病人"站桩"，这其实是从生活中调治人体经筋的一种手段。

防治经筋病也应该从这些方面入手。我们应该学会保护自己，尤其是中老年人，阳气较弱，更应该避免外界环境中邪气的干扰，适当调整自己的作息习惯，加强身体锻炼，心情保持开朗愉快，如此才能减少各种经筋病的发生。

现代人们越来越关注养生，但是该如何养生，从何处开始，从饮食、锻炼，还是医药、生活方式？电视上各种养生节目也是层出不穷，令人目不暇接。关于养生，首先应有正确的养生观。我一直很推崇先贤嵇康所著的《养生论》的观点，其中有段写道："夫为稼於汤之世，偏有一溉之功者，虽终归燋烂，必一溉者后枯。然则一溉之益，固不可诬也。而世常谓一怒不足以侵性，一哀不足以伤身，轻而肆之，是犹不识一溉之益。"这句话的意思主要就是表明世人认为偶尔的发怒、悲伤或者偶尔的放纵自己不会对自己造成伤害，是呀，我们很多时候都抱有侥幸心理，认为一两次对自己身体的伤害行为无所谓，不会造成什么影响。殊不知人的身体是最精密的记录仪器，任何身体及精神的行为都会在自己的生命里得到记录。就好比树木生长留下的年轮，能让科学家们推测出当时的天气及地理情况。人总是会规避大的风险，而不知规避小的风险，殊不知越是不当回事的风险越易到最后酿成大祸。诚如《养生论》中所道："至于措身失理，亡之于微，积微成损，积损成衰，从衰得白，从白得老，从老得终，闷若无端。中智以下，谓之自然。纵少觉悟，咸叹恨于所遇之初，而不知慎众险于未兆"。

经常有人问："胥大夫，我为什么会得这个病？""这病怎么得的？"我一般都会跟患者这样解释：人就好比汽车，刚买的时候很好用，各种性能都非常好，但当你开上路的时候，各种损耗就开始了，路面状况不良、偶有刮损破坏等，这是不可避免的，但有的人在汽车刚出现一点小问题的时候能及时修理，保养得当，那汽车的使用年限就能很长，而若你长期疏忽它的小问题，到最后就会积累形成大问题，汽车的使用寿命也会大大缩短。人也一样，从出生一开始，无形的损耗就已经开始了，只有注意得当，健康才能长期保存，生命质量才会高。前段时间有位妈妈带着年轻的女儿来找我扎针，其实女儿很健康，就是胸椎因长期姿势不良稍显后凸，看起来有轻微驼背，母亲的观点就认为应该提前预防，不能再让它发展下去；还有位老奶奶也是带她忙碌的女儿来看病，女儿长年忙碌在外，造成身体的许多不适，也都没时间看病，老奶奶心疼女儿，强拉着女儿过来，经我治疗后，女儿非常开心，很长时间的不舒服得到了解决。养生方法很多，方式各异，应当择其善者而从之。

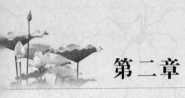

第二章

百病由筋治

从筋的角度去考虑，疾病多了一条解决之道

经筋并不神秘，不仅看得见也能摸得到。在正常状态下，我们的筋摸起来很柔和，不僵硬，不疼痛。但是如果出现了病变，比如僵硬或是痉挛了，就叫做"筋结"，好比绳子打了结。经筋发生病变既可以是一些疾病的病因，也可能是有些疾病产生后在经筋上的反应。比如有些胃肠功能不太好的人，会发现背部的脾俞穴、胃俞穴（尤其以右侧为多见）和腿部的足三里穴附近有条索样的筋结，压痛敏感。如果从经筋的角度进行治，相应的疾病就会得到缓解乃至痊愈。

我们在前面曾经说过小腿"抽筋"，实际上按照现代医学应该叫做"腓肠肌痉挛"，也就是说小腿的肌肉发生了挛缩，用手触摸会感觉到有硬硬的筋结块，压痛明显。虽然坐着休息一会也能缓解，但如果配合着轻轻揉按小腿部的肌肉筋结，使之放松，就可以更快地缓解症状。所以说，筋有异常了，很容易发现，也容易调整和治疗。

1984年秋天我刚参加工作不久，有一天起床发现自己落枕了，这次经历让我深刻地感受到了经筋发生问题的痛苦。可能不少朋友也有落枕的经历，这虽然是很小的毛病，但是很难受，脖子转也转不动，一天活动不自如，心里很烦躁。正好那天我的一位大学同学到我科里找我，这位同学是骨伤研究所的，他给我按摩治了一番，但没见明显效果，脖子还是转不了。下午我去我师父王选杰先生那里练拳，其中一位师兄说要给我治疗，这位师兄拳练得特别好，劲儿特别大，推手能把我给扔起来。我心里很害怕，但又不好拒绝，正在犹豫时，他给我拨了几下，很疼很疼，但就是不到一分钟的时间，脖子就完全好了，颈椎活动自如，这实际上就是瞬间把颈部挛缩的筋结给拨开了。后来我就经常跟这位师兄学习这类手法，主要就是把筋结拨开，放松痉挛的软组织，从而达到治疗疾病的目的。

为骨刺平反

许多经筋病的治疗使用针刺、点穴、按摩、艾灸、小针刀、长圆针等

效果很好，而单纯使用药物或手术，效果往往并不理想，既浪费精力，又浪费财力，绕很大的弯路。比如腰椎间盘突出症，许多人会选择手术治疗，其实绝大多数病人的症状并不是因为突出的椎间盘导致的，而是腰椎周围以及臀部及下肢的经筋出了问题，这点在后面还会详细地展开谈。再比如膝关节疼痛在中老年人群中十分常见，其表现多是疼痛或酸软无力，甚至关节变形，上下楼梯、蹲起这些动作都成了生活中的困扰，临床分析膝关节疼痛的一种原因是"骨刺"，于是出现了铲除骨刺的相关手术治疗。

骨刺是不是真的可以致痛呢？先听听一位患者如何为骨刺平反（此为学生李亚勤记录的病例）：杭州 68 岁的姚先生，喜欢运动，尤其是游泳，身形魁梧，精神状态良好，美中不足即双膝关节疼痛，左侧为甚，左肩在游泳时不适。春节前专程来北京找老师治疗，经过一分多钟的快针针刺治疗，患者的膝关节疼痛感基本消失，当时就可以下蹲，经过两次治疗，回杭州可以正常游泳锻炼。时隔两个月姚先生再次来京治疗，这次是因为颈部不舒服，下午时常出现头晕、眼花的症状，血压处于正常状态，伴有夜眠打呼噜，甚至偶尔出现憋醒的情况。至于膝关节已没有疼痛的感觉，但稍有酸软无力感。老师为其治疗后，上述症状明显改善，膝关节再次治疗后，症状基本消失。姚先生之后发表自己的观点："现在一些医生认为膝关节疼痛是骨刺的原因，后来看到胥老师的讲座，同意是筋的问题，在家里给自己和家人按摩也有效果，现在很多人还在那里跟骨刺较劲是没有道理的。"这是一位非专业人士对于骨刺的认识。

骨刺真需要手术吗？中国针灸学会经筋诊治专业委员会主任委员薛立功老师写过一篇文章，题目是《为骨刺平反》，摘录于此："应该指出：组织机化和钙化是修复反应，是机体的对修复后的变性组织的加强，其效应是增加了肌腱的附着强度、增加了关节或椎间的接触面积，是机体的积极反应。当受损组织钙化后，X 线片上即可显影，表现为骨刺、骨赘、骨质增生。骨刺不是由关节骨组织向外长刺，而是上述受损组织的修复。"

膝关节退行性病变一定要手术吗？

目前国内对所谓的"膝关节退行性病变"，如果严重到一定程度的话，许多骨科大夫常建议全膝关节置换手术。实际上这些疾病真正需要手术者很少，绝大多数患者通过针灸、按摩、内服汤药可以取得很好的疗效，因

筋柔百病消

为这些病主要是膝关节周围的经筋出了问题。根据笔者的经验，针灸一般会取得很好的疗效，绝大多数人患者不需要手术。比如弟子王皓的妗子，本来不相信中医，被她强行带到诊所接受针刺治疗，这是王皓记录的诊疗经过：

患者李某，48岁，河北任丘人。主诉：双膝关节疼痛，活动不利1年。现病史：1年前出现双膝关节疼痛，活动后加重，走路困难，不能做下蹲动作，轻碰其腿即疼痛，并双下肢沉重闷胀感。2013年7月在某医院拍膝关节X线片示："髌骨老化，关节间隙狭窄，骨质增生"，并嘱其择期行膝关节置换术。患者到诊所找胥老师治疗，胥老师毫针快速针刺髌骨周围结聚的筋结，沿腓肠肌走向针刺。初诊后双下肢走路轻松，能完成抬腿动作，疼痛感减轻，并在针刺后第二天逛街4、5个小时，第三天膝关节微肿。二诊：针刺髌骨周围结聚的筋结，沿腓肠肌走向针刺。针刺后抬腿走路不痛，睡觉双下肢不觉疼痛憋闷感。三诊：针刺后疼痛基本缓解，偶觉疼痛。四诊：针刺后已经没有疼痛感，双腿走路轻松。五诊：患者自述走路"健步如飞"。胥老师教授其站桩功法以巩固疗效，接受针刺至今已经一年余，随访行走自如，与常人无异。

类似的例子在胥老师诊室很常见，一年前青岛一位70岁的老先生因"膝盖疼痛不适，膝关节屈伸不利"找胥老师处就医。该患者就诊前因膝盖处的疼痛，无法完成下蹲动作，经毫针快针针刺治疗后，当即做了几个下蹲动作体验效果，动作和常人无异。近日老先生的女儿前来就诊，谈到老先生之所以再未前来就医，是因为关节活动一直正常。作为一名退伍军人，老先生一向身体状况良好，很少生病，唯独膝关节疼痛一症困扰多年，就诊前上楼梯都十分困难，活动十分不便，在老师处治疗一次后，当即可以下蹲。至今行走，上下楼梯也不再是问题。另外一位70岁的山东老太太也是左膝关节痛，一次针灸治疗后未再来治疗，我们以为可能因为效果不好，一年后因耳鸣耳聋再次来诊，说左膝关节针灸一次就不痛了，还当场演示下蹲动作。当然一次效果这样好的毕竟是个案，多数患者需要治疗十到二十次甚至更多次。

再比如这位姓王的患者，于2012年曾因膝关节疼痛找我看病，治疗两次后患者一直未复诊。今年因为其他疾病再次来诊，询问其膝关节情况，自述膝关节疼痛一直未再发作，还特意做下蹲演示，与常人无异。需要说明的是，当我请求患者留下病例资料和治疗经过时，都说明发表文章时不会写患者名字，但多数患者说写真名也没关系。这是他自己当时记录的治疗经过：

　　本人自 2006 年突发膝关节疼痛后一直遍访北京各大三甲医院的名医求治，始终未能解除痛苦，有的能暂时缓解，最后还是越来越重。这期间，抽过关节积液，关节腔注射药水，吃药，外敷药膏，针刀多次都未见效果。骨科专家都说只有做人工关节置换，才能根本解决问题，但是昂贵的费用和对手术刀的恐惧，更是医生对术后康复的不确定性，使我一直未敢实施手术治疗。近两年膝关节疼痛越来越重，并会自主疼痛，睡觉时经常疼醒，休息不好行动更受限制，加上腰椎管狭窄引起腰疼和下肢麻木，活动就更为不便，每走 100～200 米就得休息一下才能继续，生活质量严重下降，六十出头的我精神几近颓废。2012 年 7 月抱着试试看的心理，找到胥大夫治疗，没想到胥大夫用粗针快针针刺，前后用了不到两分钟，膝关节疼痛就明显减轻，能走很长一段路了。更重要的是膝关节不会自主疼痛了，这样就能睡好觉，休息时就不会被疼痛困扰了，心情大好，坚定了我继续治疗的决心。第二次请胥大夫治一治腰痛和下肢麻木，效果也明显见好，如今已经治疗一个多月了，膝关节基本不疼了，走路没问题，腰椎疼痛和下肢麻木也大有好转，现在可以和家人一起逛公园，遛弯，游泳，等等，心情好多了，有了生活的乐趣。看来手术置换人工关节并不是唯一的治疗方法，我愿把我的亲身体验告诉我周围的病友，打消顾虑，积极治疗，尽情享受生活。

　　打个比喻，我们的膝关节出了毛病影响走路和我们的汽车出了毛病开不快、开不动是一个道理。汽车出了毛病有可能是保险烧了，线路连接出了问题（比如导线接头松动或短路等），蓄电池没电了。当然也可能是"拉缸"或"爆缸"了。一般情况下是几种原因，有经验的修理工更换下保险、把线路插头接上或蓄电池充电就行了。其实这些小毛病我自己都能处理，因为我有个朋友是开汽车修理厂的，所以我的车里会有备用的保险丝。但是你要是送到有的 4S 店去维修的话，很可能要你更换线圈、曲轴，可能要花几百甚至几千块钱，这方面电视有过报道，而且不是个别现象。当然了，汽车更换原厂的部件我们顶多是花些冤枉钱而已，但人体部件是没有原装的，所以能不换还是不换的好。当然也有真正"拉缸"及"爆缸"的情况，这时必须到修理厂拆下缸盖，检查缸壁的拉伤情况，并找出拉伤原因。如只是由于活塞与缸壁配合较紧而轻微拉伤时，可稍磨一下缸壁，仍用原活

筋柔百病消

塞装复。如拉伤严重，应重新镗缸并换装加大的活塞，当然"爆缸"严重的可能需要更换发动机，这和人工关节置换是一个道理。

所以我们的"膝关节退行性病变"到底什么情况下该做"人工膝关节置换术"，和修理汽车是一个道理，是个应该慎重考虑的问题。当然了，建议患者"人工膝关节置换术"的大夫主要是对针灸不太了解，只知道手术能解决问题，这点和汽车 4S 店不同。据笔者了解，他们也给自己的家人及亲友做手术。但有的患者本来平时走路都困难，在针灸治疗痊愈后，和原来建议手术的大夫一起上下楼梯，这位大夫居然连问都不问为什么没手术就好了，患者很不理解。

经筋病一方面可以请医生进行治疗，另一方面也可以通过自我锻炼和保健的方法来防治。在日常生活中我们可以用揉筋法，不管是工作生活，还是坐车、看电视，花上几分钟就可以随时随地对经筋进行自我按摩保健。

揉筋时，首先，要找到自己身体上筋的异常之处，即压痛敏感或痉挛的"筋结"，通过按揉的方法将它揉散开。力度可以根据自己的承受能力灵活掌握，觉得不痛就重一点，觉得痛就轻一点。

平时还可以用灸法来保健。通过艾灸的温热来刺激经筋，实际上也是刺激腧穴，来达到调整经筋的目的。此外，像练习站桩、推手、太极拳等传统的养生方法，也可以从根本上调整身体十二经筋的柔韧性，使身体的机能趋于正常。所以建议中老年人经常活动锻炼，减少经筋病的发生。

《灵枢·经筋》篇治疗原则解析

在《灵枢·经筋》篇每一段经筋病的结尾部分，都有一段有关治疗原则的文字，内容几乎完全相同："治在燔针劫刺，以知为数，以痛为输。"因为这段文字至关重要，决定了经筋病的治疗原则和具体治疗方法。

1. 燔针劫刺

"燔针劫刺"一语的现代语译在针灸界没有太大的歧义，一般针灸书籍基本上均将其解释为火针速刺，这无疑是正确的。

关于"燔"字，许慎在《说文解字》中解释说："燔，爇也。""燔针"的意思就是烧针使爇。在河北承德地区的方言里，仍将"天热"说成"天爇"。《灵枢·官针》亦云："焠刺者，刺燔针则取痹也。"《针灸大成》解释说："火针，一名燔针。"

《说文解字》：“劫，人欲去，以力胁止曰劫。或曰以力止去曰劫。”“劫刺”的意思就是指极快刺入并迅速出针，不要留针。这里的“劫”字和抢劫的“劫”字含义是一样的，所以说“劫刺”并不是普通意义上的“速刺速出”。这与内家拳术中的“遇敌犹如火烧身”的拳理有相通之处，要求术者反应要极其迅速敏捷，动作不可犹豫迟疑，拖泥带水。

《说文解字》：“刺，君杀大夫曰刺。刺，直伤也。”“治在燔针劫刺”，在这里“刺”无疑指的是针刺治疗。

2. 以知为数

关于“以知为数”一语，一般针灸书籍多将“知”字解释为治病获效或病愈的意思，而将“数”解释为针刺次数的限度。如在河北医学院的《灵枢经校释》一书中注释道：“知，治病获效或病愈的意思，数，指针刺次数的限度。”在原文的语译中，将此语解释为：“针刺的次数以病愈为度”。

但是如此解释的话，这句话就变得毫无意义，因为在任何疾病的治疗中，“针刺的次数”几乎都是“以病愈为度”的，而此语却独见于此处，可见其必有所指，换言之，这是针对经筋病的一种特殊治疗法则。而且将“以知为数”解释为：“针刺的次数以病愈为度”也与《灵枢·经筋》中语意有矛盾之处，比如在原文中有这样的论述：“足少阴之筋……治在燔针劫刺，以知为数，以痛为输，在内者熨引饮药。此筋折纽，纽发数甚者，死不治。”“手少阴之筋……其成伏梁唾血脓者，死不治。”笔者根据自身的针灸临床经验，并综合《黄帝内经》其他相关篇章，将“以知为数”一词的语义分析如后。

关于“知”字，许慎在《说文解字》解释说：“知，词也，从口从矢。”。大篆和小篆的“知”字都是“矢”和“口”组成。意思是能够很快地知道事情实况，便像“矢”箭般快速。“知”字的基本含义指的是知觉，比如在《荀子·王制》中，对“知”字有着精辟的论述：“水火有气而无生，草木有生而无知，禽兽有知而无义。人有气，有生，有知，亦且有义，故最为天下贵也。”

“知”字在《黄帝内经》中除表示知觉外，还用于表示初步取得疗效。如在《素问·刺疟》写道：“先其发时如食顷而刺之，一刺则衰，二刺则知，三刺则已。不已，刺舌下两脉出血；不已，刺郄中盛经出血，又刺项已下侠脊者，必已。”

《说文解字》：“数，计也。”其本意指的是指计算。此外还可做法制讲，如《管子·任法》：“圣君任法而不任智，任数而不任说。”另外还可当作规律、法则讲，如《荀子·天论》：“所志于四时者，已其见数之可以事者矣。”

同样，“数”字在《黄帝内经》中，不仅做数量讲，也可做道理、法度、规律、标准讲。

将“以知为数”解释为“针刺的次数以病愈为度”，显然是受了“一刺则衰，二刺则知，三刺则已”等的影响。如果仅仅将“知”释为“治病获效或病愈的意思”，虽较勉强，但似乎也说得通，但如果将其解释为“针刺的次数以病愈为度”则是不妥的。因为在上文中，“衰”当作衰减、减轻讲；“已”当作停止讲，也可理解为症状消失或痊愈；如《广雅》释诂：“已，愈也。”“知”并不是指“病愈”，而是介于“衰”和“已”之间的状态，也就是症状明显减轻的意思。

如果将“知”释为“治病获效或病愈的意思”的话，“数”只能解释为道理、法度、规律、标准、原则。这样，“以知为数”就可解释为：“以症状明显减轻为针刺强度的标准”，也就是说，每次针刺的刺激量（深度和数量）以患者的症状明显减轻为标准，而不宜过强刺激。

“数”字除有以上几种含义外，还可做顺序讲。如《荀子·劝学》有云：“学恶乎始？恶乎终？曰：其数则始乎诵经，终乎读礼。”说的是学习的顺序是始于读经而终于读礼。此外，在《国语·晋语》也有云：“数之言纪也。”这里的“数”指的也是顺序。

众所周知，经筋病一般病位多比较广泛，所以在应用“燔针劫刺”之时，所以每次针刺的“痏数”是较多的。常用火针的人都知道，在决定用火针治疗以后，首先考虑的问题就是先从何处开始针刺。一般多是首先选取患者感觉最痛苦的症状所及部位针刺，然后再依次治疗它处，并主要将其痛处作为火针施治的腧穴。这种解释比较符合临床实际情况，这里将“知”字解释为患者对病痛的感知；而将“数”字释为顺序，也就是施针的先后顺序。

“知”字除了以上字义外，在《黄帝内经》中还有一个很重要的含义，那就是表示针感。针感也是知觉，当然这是一种特殊的知觉，与针刺时出现的痛感是完全不同的，否则也就不会有“气先针行”出现了，这一点是需要我们注意的。

在《灵枢·经筋》中的结尾部分，有一段十分关键的文字："经筋之病，寒则筋急，热则筋弛纵不收，阴痿不用。阳急则反折，阴急则俯不伸。焠刺者，刺寒急也，热则筋弛纵不收，无用燔针。"由此可以看出，"燔针劫刺"并不适合治疗所有的"经筋之病"，从人体寒热的角度来讲，"焠刺"只是适合"刺寒急也"。众所周知，一般偏于"寒急"的患者与"多阴而少阳"者基本上属于阳虚阴盛体质，一般对针刺的反应会稍迟钝些，故其针感多是"数刺乃知也"。

"以知为数"的意思可以理解为以患者出现针感为针刺强度的标准，一旦针感出现了，就应该停止针刺治疗，而不应过强刺激。另外，需要注意的是，如果对于"热则筋弛纵不收"的"经筋之病"也"焠刺"的话，则会出现"针入而气逆"等的不良反应，严重者还会出现"数刺病益剧"的严重后果。

"以知为数"中的"知"字和"数"字有几种含义，因此"以知为数"可以作出几种不同的解释。比较而言，将"知"字解释为针感，将"数"字解释为道理、法度、规律、标准，也就是将"以知为数"释为"以知为度"，更为符合《灵枢·经筋》篇原文的本意。

3. 以痛为输

关于文中的"以痛为输"一语，一般针灸书籍多将其与"阿是穴"的概念相混同。比如在河北医学院的《灵枢经校释》一书中注释道："'以痛为输'，在痛处取穴，即所谓天应穴、阿是穴。"

关于"以痛为输"一语，历代医家有清晰明确的解释。

如杨上善在《黄帝内经太素》云："输谓孔穴也，言筋但以筋之所痛之处即为孔穴。不必要须以诸输也，以筋为阴阳气之所资，中无有空，不得通于阴阳之气上下往来，然邪入膝袭筋为病，不能移输，遂以病居痛处为腧。"

张景岳在《类经》中写道："以痛为腧即其痛处是也"。

张志聪等在《黄帝内经灵枢集注》云："以痛为腧者，随其痛处而即为其所取之俞穴也"。

阿是穴，是针灸及推拿医师经常选取使用的穴位。受教科书的误导，一般认为，阿是穴即是患病时，机体上出现的压痛点，按揉这些部位，可使局部的气血趋于畅通，对疾病有一定的治疗作用。最为常见的解释是，当医者按压到患者的痛处时，患者会大叫一声"啊!"，其实这是一种以讹传讹的说法。

在我们大学的针灸教科书《腧穴学》中，对"阿是穴"则是这样解释的：就"阿"字而言，《汉书·东方朔传》颜师古注，是"痛"的意思，因其按压痛处，病人会"啊"的一声，故名"阿是"。阿是之称见于唐代《千金方》中："有阿是之法，言有人病痛，即令捏（掐）其上，若里（果）当其处，不问孔穴，即得便快成（或）痛处，即云阿是，灸刺皆验，故曰'阿是穴'也"。因其没有固定的部位，故《扁鹊神应针灸玉龙经》（简称《玉龙经》）称"不定穴"，《医学纲目》称"天应穴"。其名虽异，而其意皆同。溯本求源乃始自《内经》所言之"以痛为输"。这类腧穴既无具体名称，也无固定部位，而是以痛处为穴，直接进行针刺或艾灸，往往比有固定位置的腧穴效果还好。

那么，"阿是"二字到底应如何理解呢？从《灸例》原文中可知阿是之法为当时吴蜀之地流行的灸法之一，故"阿是之法"命名者亦应为吴蜀之人。《辞海》中"阿"字注曰："吴方言中作语助，表示询问，相当于北方话的'可'。如：阿是？阿好？"章太炎在《新方言·释词》中认为："苏州言阿是，通语言可是。"王力认为：吴语最突出的词序表现在疑问词"阿"的位置之上。"阿"字所表示的语气等于普通话的"吗"字，但是它所在的位置和"吗"字所在的位置正相反，"吗"字用在句尾，而"阿"字用于谓语的前面。我询问过多位江苏来的经筋班学员，都说目前"阿是？"一词在口语里依然很常用。

由此可见，"阿是穴"不同于"随其痛处而即为其所取之俞穴"的"以痛为输"取穴法，阿是穴是机体疾病状况下出现的包括经穴和奇穴在内的特殊反应点，以按之"即得便快"为主要特征，有时亦表现为"痛"处。而"以痛为输"则是以患者所述痛处作为取穴标准，这是两种完全不同的取穴方法，不应该混为一谈。

综上所述，《灵枢·经筋》中的治则"治在燔针劫刺，以知为数，以痛为输"可以做如下解释：其治疗方法是用火针以极快的速度刺入并旋即出针，针刺的强度以患者出现针感为标准，以患者所述疼痛之处作为针刺的腧穴。

因此，治疗经筋病，用毫针也好、芒针也好、长圆针也好，可以依据《灵枢·经筋》中的治则，速刺便可，不一定要留针，但针感应该适度加强。在患者病痛处也就是相应筋结处针刺施针便可，而不必取远端腧穴。

经筋病检查方法

望诊

首先观察患者行走或活动时动作是否自然灵活，然后嘱患者双足并齐站立，观察脊柱是否正直，双侧眉毛、耳垂及肩部是否在一个水平线上。然后再观察身体双侧肌肉是否对称，尤其是颈部、背部和腰部、臀部。患者仰卧后检查双下肢是否等长。完好皮肤的局部是否有异常隆起或凹陷，然后再进一步进行触诊。作为临床医师，应该学会读 X 线片，以便判断脊柱四肢骨骼及关节是否有问题，因为经筋的异常可以影响到骨骼位置，包括脊柱是否正直，生理弯曲是否正常，各个关节有无错位等。只有"筋柔"才能"骨正"，"筋柔"是"骨正"的前提条件。

触诊

要重视身体两侧对称部位的对比检查，正常情况下，人身体两侧的体表温度、肌肉张力及肌肉饱满度等应该基本相同。当然一般右利的人右侧肌肉会发达些，如果身体双侧温度、肌肉张力及肌肉饱满度等明显不一样时，就要考虑身体是不是出了问题。首先，可以用手背迅速轻抚探查触及周围的皮肤，看局部皮肤温度是否一致，虚寒性疾病，经筋病灶处的皮肤温度往往低于周边。同时，还要感觉局部皮肤是否干燥或潮湿。其次，用手指探查深层筋结，力量逐渐加深，探查不同层次有无筋结或痛点。

头面部不适，除探查头面部外，还应探查颈、肩、胸、背处有无痛点、筋结；胸部不适，应探查前胸、后背、上肢有无痛点、筋结；腹部不适，应探查腹部、背腰部、下肢有无痛点筋结；背部不适，应探查背部、颈肩、胸腹有无痛点、筋结；上肢不适，应探查上肢及颈肩部有无痛点筋结；下肢不适，应探查腰骶、下肢有无痛点筋结。

经筋病的检查一般不需要借助特殊仪器检查，主要以"手摸心会"为主，这就要求操作者有很好的触诊功底。首先，对于浅层皮肤温度的触诊，主要以手掌背面或手指背侧为主，因为手掌背面皮肤对温度感觉更敏感，轻轻划过被检区域，看皮肤温度、湿度是否一致；深层筋结，应以手指探查为主，大面积搜寻筋结，可用四指并拢，在一定的压力作用下，沿一定方向迅速刮过，体会指下的变化，指下有硬结或条索往往为病灶区，在疑似病灶区再重点细致探查。

　　触诊练习还有很多方法，但总以多操作为主，平时可于自己四肢、前胸、腹部寻找痛点、结节，较之用其他物体练习，体感和手感能结合，更加直接。久之自可达到"手摸心会"的境界。

经筋病灶形态

　　经筋病灶因损伤部位、疾病性质、病程长短、体质强弱等表现各异。一般临床表现形式有：

颗粒样病灶

　　颗粒样病灶呈碎沙样或颗粒气泡感，好发于四肢末端微小关节周围。例如，指间关节及跖趾关节末端或小关节两侧，多系微小筋膜及微韧带附着点损伤所形成的筋结病灶，是造成关节疼痛的病因之一。治疗时可选择用指尖沿关节方向做刮法，或以指腹揉搓，促进局部血液循环。

结节样病灶

　　结节样病灶大小如蚕豆、花生米、黄豆不等，好发于关节周围及肌肉附着点，如股四头肌于膝关节附近的肌肉附着点；肱桡肌肌腱于桡骨远端的茎突附着点等。肌肉及附着于骨性组织的膜性筋膜，皆有可能在附着点附近出现损伤，进而形成筋结病灶，是中医所称的"着痹"及现代医学所称的骨性关节炎的常见病因之一。因结节样病灶存在部位较深或较坚韧，治疗多选用针刺方法或艾灸治疗。

线样及片状病灶

病灶细长或变平，呈细线样或扁平竹片状病灶。好发于颞区、后项浅筋膜、胸骨体前正中线、颞上线及人字缝等；腰部肋脊角及其周边也是本病灶的好发区域，多呈细小条索或片状紧张病灶；颈背及后上胸至肩前的线样病灶，多由斜方肌的肌性组织形成，成为颈肌肌纤维炎的伴随病灶；后下胸的小片状病灶，常由所在部位的肌筋膜无菌性炎症所形成；额筋区的细长形病灶，多由所在部位筋膜病变发生，从而导致头痛、失眠等症状。因其存在部位较广泛，层次较表浅，多用揉法、滚法、点法等治疗，也可选用毫针浅刺或艾灸治疗。

条索样病灶

病灶如条索状，较长而弦紧，多在皮下触及，好发于腹部脐下、腹白线、半月线及腹侧、两肩胛内上角及后背部。腹部的条索样病灶，常于腹部肌肉层及深层查及，病灶区往往弦紧、增厚、僵硬及有明显的压痛，常伴有腹痛腹胀、消化系统功能障碍、内分泌系统紊乱、情志低落等，部分患者长期自觉腹部发凉，喜温喜按。腹侧的条索样病灶，多好发于膜性的肌束，以腹外斜肌的病变较为常见，，为肝气郁结及肝胆疾病常见调理部位。其后下肋弓的筋结，常成为腰痛伴腹部牵涉痛的病因之一。肢体远端的条索样病灶，多见于相应的肌性、筋性及肌腱病变。因其病灶部位处于中等深度且较坚韧，多采用针刺治疗，以针沿病灶长轴走行方向斜刺为佳。手法治疗以点法、揉法为主。

粗糙状病灶

粗糙状病灶，是经筋病灶的一种表现形式，临床较为常见，但多处于隐蔽状态，患者常以其他症状主诉而就诊，极易造成临床上的误诊。粗糙样病灶好发于经筋组织活动度较大、反复劳损较多的部位，是单调固定体位的职业病患者、单一动作活动量较大的运动员、部队战士及体质较单薄的妇女等常见的经筋病灶体征，也是办公室伏案人员常见经筋病态体征。

于患部检查，可触知患处经筋组织呈粗糙样改变，医者的指下感觉同患者自身感觉相吻合。因病变部位范围较大、形态较模糊，多用滚法、揉法、拨法等治疗，也可选用艾灸治疗。

肥厚型病灶

肥厚型病灶是临床常见的经筋病灶表现形式之一。其临床特点为：经筋病变部位组织增厚，疼痛明显，痛点固定，反复发作，迁延难愈；急性期多伴有局部组织水肿或轻微红肿。外观上往往能看到较身体对侧有隆起。患者常以明确的疼痛定位就诊，且多伴有挫伤、跌仆及撞击等外伤史，或有明显的慢性劳损或受风、劳累病史，病程较长是本病型的一个共同点。肥厚型病灶好发于头部、胸廓、肢体远端及关节周围。用指尖或偏锋检查，可查出局部经筋组织增厚、僵硬或坚韧，有时伴有明显局部隆起、水肿等。局部病灶面积较大者，肥厚型病灶往往和条索样病灶并存。因病灶形态肥厚坚韧，多采用针刺治疗，效果更佳。

结块型病灶

结块型经筋病灶，整体坚韧，较结节样病灶体积偏大、形态多样，质地没有结节样病灶坚硬。好发于骨骼的肌筋膜、肌束膜、肌腱及肌间膜等的损伤部位。其形状大小、坚韧程度，根据原组织形态及损伤程度、病程长短，存在较大的差异。小者如黄豆，中等者若小板栗大小，粗大的结块呈鸭腿形、棱状形、扁圆及长块形等。结块型病灶，多于足太阳经筋所循行的腰背脊椎两侧及腿后侧、足少阳经筋分布于身侧的经筋，易于查到不同程度的阳性体征。软块型的病灶，常好发于头部，成为许多头晕头痛的致病原因之一。广泛的经筋结块，可导致全身性症状出现，例如疼痛综合征、紧张综合征、慢性疲劳综合征等。结块型病灶较为坚韧，多采用长针透刺结块或火针点刺治疗。手法治疗需寻找结块部位上下两个关节肌肉附着点，进行整体放松，疗效更佳。

了解不同类型经筋病灶特点，对诊断及治疗经筋病有深远意义，对手法的选择也有指导意义。

主要的理筋手法

打个比喻，人体的脊柱好比帆船的桅杆，而经筋就好比固定桅杆的绳索，如果绳索出了问题，桅杆当然不会稳定和正直，身体也是一样。由于这种原因得的病，用药物治疗显然不容易取得理想的效果，正确的治疗方法就是要调理我们的经筋。

经筋出了问题，比如痉挛了，就好比绳子打了结，对应在我们人体叫做"筋结"。如果我们能像解开绳子扣一样，把筋结解开，那疾病自然就痊愈了。经筋病临床上以针灸治疗为主，必要时配合整脊手法和汤药。在家我们可以用点穴按摩手法治疗经筋病，用艾灸治疗也有不错的疗效。当然了，患者自己能够坚持站桩锻炼的话，效果会更好。

经常听到病人如是提问："胥大夫，我拍片子颈椎有点问题，其他挺好的，为什么肩、背都特别不舒服？"我会回答："人体本身就是一个整体的，包括脊柱都是，只是为了学习和治疗上方便，人为地将脊柱划分为颈椎、胸椎、腰椎、骶椎，其实出现问题会相互影响，自然也需要整体上进行调治。"因此，我们学习中医要从绕来绕去的理论里面跳出来。如果不从整体上把握的话，我们学过的许多理论有时候反成障碍，禅宗谓之"所知障"，其本意是指执着于所证之法而障蔽其真如根本智，也像禅宗提到的"藤葛禅"，整天在文字里面绕来绕去。因此禅宗五祖弘忍曾告诉六祖慧能说："不识本心，学法无益"。如果我们抛开一些空洞的理论，返璞归真地看人体，其本身就是浑然一个整体，这就是中医的整体观。

以下为学生李亚勤记录的一个病例：2012 年 6 月某日下午，一位 76 岁的老奶奶来诊所就诊，老人家拄着拐棍，驼着背，一瘸一拐地跛着走进诊室，表情十分痛苦。病因是一年前吹空调受寒，下肢突然出现酸软无力，左侧明显。之前送孙子去幼儿园后，还可以在公园溜达半日，腿脚便利，并无不适，只因受了风寒，生活质量发生了变化。最近下肢再次受寒，左侧腰痛，臀部疼痛牵扯到下肢麻木、发凉。曾在某三甲医院针灸科治疗过几十次，效果不太理想，经朋友介绍来诊。老师检查其腰、腿部筋节，为其针刺治疗，施术部位多在其痛处，针毕令其再试腿脚，老人家在诊室内来回踱步数周之后说："腰腿痛确实改善了很多，但是下面还是有点疼。"

筋柔百病消

62

我暗自猜想："老师定会令其俯卧，再于痛处添补上几针。"出乎我的意料，老师令其坐于凳上，轻拉起上段胸椎一下，当时可听到弹响声，然后再令其活动，"这回一点也不痛了！"老人说道。其家属亦是激动，连声道谢不已。通过此则典型病例，可以窥见整体调治的影子，因老人驼背多年，脊柱正常的曲度发生变化，人体的多个系统自然或多或少地受到影响，在进行局部治疗的同时，不忽视潜在影响因素，此一妙笔让我感慨。推而广之，人身之于宇宙万物何等渺小，只可称之为"蜉游天地之间"，人自成整体，又统归于天地万物，所以说中医须"上知天文，下知地理，中知人事"。

如果我们在家治疗经筋病的话，可以用手法解开筋结，中医管这些方法叫做"理筋手法"，包括点穴、按摩等，这些理筋方法尤其适宜于经筋疾病早期的患者，大家随时随地进行自我保健，也可以给家人和朋友治疗，防治各种经筋疾病。常见的理筋方法主要有触法、按法、揉法、拿法、弹筋法、拨法、滚法等，在此介绍给大家。

触法：触法主要是指用手指指腹触摸患者的肢体、穴位、筋结以疏通经筋、调节经脉的方法。触法主要用于检查和寻找身体的压痛点和筋结，医生根据患者的诉说，首先在相应的部位寻找压痛点，用拇指或中指指腹触摸，稍用力做上下左右滑动，痛觉特别敏感或迟钝的地方，往往就是治疗的关键部位。另外，医生还可以通过触摸，检查病人是否有肌张力增高或是挛缩，是否有硬结或条索状的筋结等，以便采用相应的理筋手法。

按法：按法是理筋最常用的手法，是用手指、掌根按压体表以向经筋透力的治疗方法，具体分为指按法、掌按法。指按法是用拇指或食、中、无名三指指面按压体表的一种手法，最常用的是拇指按压法，将拇指伸直，用指面按压经络穴位或经筋筋结点，其余四指伸开起支持作用，协同用力，这个方法的接触面比较小，刺激的强弱容易控制，对全身各处的经络穴位都适用，具有较明显的开通闭塞、散寒止痛作用。掌按法是用手掌根、鱼际或全手掌按压体表的一种手法，适用于治疗面积较大而又较为平坦的部位，如腰背部、腹部等，这个方法的刺激比较缓和，具有疏通筋脉、温中散寒的作用，常用于脊柱两侧疾病的治疗，如急慢性腰疼、骶尾部软组织损伤、脊柱侧弯等症。

实际上，如果我们将按法运用纯熟的话，许多经筋病都可以取得不错的疗效。尤其是急性伤筋，比如在治疗急性腰扭伤和落枕时，患者疼痛难忍，患处拒按，只能轻轻按压。这时我们可以自然站立，拇指末节放于食

63

指第一指间关节上，拇指末节指间关节伸直，同时微屈腕、肘关节，将拇指指腹压在患者筋结上，逐渐用力按压，以患者能耐受并感觉舒适为标准。在五至十分钟左右将力量加到最大，再持续按压十分钟左右或更长时间，你就会发现，患者的疼痛减轻了。这种方法说起来似乎很简单，其实做到这一点并非易事，除非你有长期按摩点穴实践或深厚的站桩推手基础。这时你会发现患者的症状会有明显的缓解，拿缩的筋也逐渐松开了，按上去也不太痛了，在此基础上可以再采用其他手法。

揉法：揉法也是理筋推拿常用的手法，主要是用手掌大鱼际、掌根部分或是手指螺纹面，用力按在某个部位或某个穴位上，动作轻柔缓和，环旋转动。其中用大鱼际或掌根部着力的称为掌揉法，着力面较广，刺激缓和舒适，适宜各种年龄阶段的人，常用于治疗胃肠道疾病以及因外伤引起的软组织疼痛等症，具有宽胸理气、健脾和胃、消肿止痛的作用。用指面着力的称为指揉法，力量轻柔，临床上多用于小儿推拿。

拿法：拿法是用拇指与食、中指相对，捏住某一部位或穴位，逐渐用力内收，并做持续的揉捏动作，这个方法的动作要领在于，腕部要放松灵活，指面用力，揉捏动作要连绵不断，用力由轻到重，再由重到轻。它的刺激性较强，可用于颈肩部和四肢部经筋筋结点和穴位，治疗头痛、脖子僵直、肌肉酸痛等症，具有疏通经络、镇静止痛、开窍提神的作用。比如，用拿法处理完风池穴及脖子两侧，能使毛孔竖起，有发散解表作用，拿肩井穴能通调周身气血等。实际应用时，实施拿法后，常辅以揉摩手法，来缓和刺激。

弹拨法：弹拨法可细分为弹法和拨法。弹法是以拇指和食指指腹相对紧捏肌肉或肌腱，用力提拉，然后迅速放开，使其弹回，好像拉放弓弦的样子，适用于胸背部的肌肉及浅表的肌腱部，有舒筋活络、畅通气血的作用。拨法则是把手指按在穴位或某个部位上，适当用力下压，到有酸胀感时，再做横向拨动。实际应用时，可根据指下的"筋结感"，选择使用弹拨法，能解痉止痛，对于松解软组织粘连有一定作用。

滚法：滚法主要是指用手背近小指侧部分或小指、无名指、中指的掌指关节突起部分，附着于一定的部位上，通过我们腕关节屈伸外旋的连续往返活动，使产生的力量轻重交替、持续不断地作用于治疗部位。其动作要领在于肩臂不要过分紧张，肘关节屈曲120°～140°角，手腕要尽量放松，滚动时掌背要紧贴身体，不能跳动或摩擦，压力尽量均匀，动作协调而有节奏，不能忽快忽慢或时轻时重。滚法最难的是，回来时能够压住，一般按摩大夫也懂得这一点，但很难做到，因为很累。但如果站桩推手功法深厚的话，光靠放松就自然松沉了，回来自然就压住了。这种方法接触面较广，压力较大，适用于肩背腰臀部及四肢等肌肉较为丰厚的部位。滚法主要用于放松保健，对于肢体的瘫痪、麻木、疼痛、运动功能障碍等疾病也可以采用此法，具有舒筋活血，滑利关节，缓解经筋痉挛，促进血液循环及消除肌肉疲劳等作用。

按摩手法还有好多种，具体应用的时候，大家应该根据自己的爱好、擅长以及患者疾病的耐受程度，而采用相应的手法。一般说来，手法宜轻柔，以患者舒适为标准。中医骨伤界流传一句话叫做"筋喜柔不喜刚"，点穴按摩手法要用柔和之力，柔缓渗透，力度适中。不可用刚猛粗暴之力，否则会损伤经筋。作为业余爱好者，我们没必要拘泥于花样繁多的手法，只选自己用着最顺手的，几个手法运用纯熟，便可解决许多问题，俗话说"一招鲜，吃遍天"，就是这个意思。按摩点穴手法的关键在于手摸心会而不在于外在的繁杂形式，清代医家吴谦在《医宗金鉴·正骨心法要旨·手法总论》中论述到："盖一身之骨体，既非一致，而十二经筋之罗列序属，又各不同，故必素知其体相，识其部位，一旦临证，机触于外，巧生于内，手随心转，法从手出。"家庭保健按摩点穴手法不需要过于繁杂的医学理论，主要是在站桩推手的基础上多跟师学习，实际操作没有想象中那么难。这是弟子刘向英的跟师学习体会：

我是一名 IT 从业者，在我三十多岁的时候，就发现自己身体有了很多的小问题：颈部酸疼，腰酸背胀，睡觉多梦且质量不高，食欲不振，经常腹胀、眼干、眼涩，小腿酸困，自觉精力不足，注意力不容易集中。实际上每年公司都是有体检的，体检的数值结果都是在正常范围内，但是谁难受谁知道。

拜师后，师父就明确地告诉我：身体太弱，要好好站桩、有空就站。虽然在开始的时候我不理解站桩的意义，不过师父既然说了就不打折扣地执行。站桩的种种辛苦和过程也许可以单独写篇文章讨论，就不在这里细说了。直到有一天我忽然发现身体器械锻炼出来的僵硬肌肉变得柔软了，身上的汗毛敏感到可以感觉到衣服的质感，裸露的皮肤可以感受到空气中的微风。也忽然发现身体上的那些小毛病在不知不觉间就消失或者减弱到无关紧要了，早上起床不再腰酸背疼如没有休息一般，也没有了缩短的筋让自己犹若被捆住般的难受。身体实实在在的变化让我对站桩，对学习"经筋"更加有热情了。

年轻时就因为自己性格的"耿""倔"而四处碰壁受伤，虽然知道自己有着这样或者那样的问题，但苦于没有办法改变，直到遇到胥老师。大家都知道老师不仅出诊也经常授课，作为弟子，我尽自己最大可能挤出时间跟随师父。课上反复听师父的教诲，课下整理师父的各种资料，站桩练功也勤练不辍，内心的改变自然是水到渠成。老师在讲解站桩时心要"无住"，不过我还做不到，在站桩过程中不由得会任其所想，千头万绪最后落成几条思绪。仔细地想想：站桩会让思绪清晰，老师的课程又是一种价值观，这两个方面结合起来，自己反思过去的行为是否妥当，自己想要的是什么，不就是"吾日三省乎吾身"吗。想清楚这需要些时间，也是个痛苦的过程。问题想清楚了，站桩的时候也就不会再想了。心理的改变同时会触发行为的变化，自己的一些习气会慢慢减少，"我执"也会变少。这直接带来的好处就是对家人、工作的态度发生改变，这些变化不是翻天覆地的，可能只是一些微不足道的地方。我不知道自己最后会变成什么样，但是我会不断地让自己成熟。

我的职业不是医生，随着跟师、练功的时间久了，我很乐意用学到的内容去帮助周围的人，来解决困扰他们的小问题。我刚对按摩有感觉的时候，是参加一次家庭聚会。丈母娘坐在桌子旁边和亲戚聊天，我在旁边也没事干，看着丈母娘的后背有些驼，就想给她揉揉。丈母娘的两个肩膀肌肉比较紧，我用双手将她的肩膀肌肉提起来使其放松，这让她感觉很疼，但是她没有拂我的好意，所以咬着牙坚持。五分钟后就开始吃饭了，按摩也就停了。在吃饭过程中，一个姨兄过来向我说：很是佩服我能给自己丈母娘揉肩膀这种孝顺。过了几周后我再次看到丈母娘，她说：那次的按摩后，那几天她的肩膀完全松下来了，但是按摩过程太疼了。按摩有这么明显的效果，又体现出"孝"，这也让我始料不及和沾沾自喜。

一位年轻的男同事因为习惯每天早上洗完头上班，结果某天头发未干，就在冷气十足的地铁里被吹了几十分钟，到公司就头疼不休。上午他还能忍，中午小睡一觉也没有改善，到下午疼得就只能趴在办公桌上了。我通过按压头部的阿是穴2、3分钟，他的头疼就减少了一多半，还可以正常处理工作，次日追问，头疼已经好了。据他说之前也有过类似的头疼，即使吃些药一般要3天之后才能好转，这次居然这么快就好了，很惊奇。类似例

筋柔百病消

子还有很多。通过自己的双手，不需要借助其他的工具或者手段就可以解决不少的问题，这让我有小小的成就感，也让受益人赞叹我的厉害，其实我不过是按照老师讲的经筋理论、按摩手法进行处理。我可能无法成为医生，但是掌握的技术可以让我帮助家人更健康，遇到疾病不慌乱。改变的还有很多，鉴于篇幅不一一赘述。"改变"只是跟师后的一些外在、明显的效果，不是全部，恐怕也只有拜师后这些才能体会。"四十不惑"是人在这个阶段遇事明辨不疑，有自己主观的想法，在某种程度上来说也是不容易接受其他的观点，更不易被说服。我侥幸自己在这个阶段能遇到"明师"，也很高兴看到自己的改变，这也是一种"不惑"吧。

这是一位上过经筋班学习过站桩及点穴按摩的学员来信：胥老师，多日不见，甚是想念。最近有空就站桩，腰痛基本无碍。迫切和您分享一趣事。最近公婆来京，闲来无聊便在我怂恿下练习站桩。不出十五分钟便暴露了跟随他们多年的病患问题。脾胃虚弱者，足三里酸困难忍，肠胃较弱者，肠鸣排气。我根据二老的指示，找准病痛点，按您教的方法稍加按摩，他们直呼舒服过瘾！看来站桩绝对是体检利器，真实不虚啊！如此立竿见影的感知患病部位，老两口着实信服，还不禁啧啧称奇。现在公婆动不动就在太阳下站一站。我和老公看到父母如此热爱生活，珍爱身体，真是高兴欢喜。站桩不但调动了公婆的养生积极性，更让我们一家相处得更加融洽，其乐融融，真是快哉。感谢老师，幸会老师，静待因缘具足，我必入师门报答师恩。

需要说明的是，对于外伤所导致的关节错位等疾病，必须找专业医师进行手法复位等。即便是按摩手法学习也应该有专业医师教授，不可单纯照书盲学瞎练，否则难免出现流弊。这是弟子李冰记录的一则病案：

前几日跟胥老师在御源堂中医诊所出诊，有一位患者让我记忆十分深刻。患者女性，40岁左右，从山东前来北京学习按摩整脊，在课堂上学员间互相练习颈椎腰椎的扳法，因为力度不适，导致颈部疼痛难忍，浑身上下均不适，四肢麻木，十分恐惧，因此而失眠好几日。患者来的时候情绪比较激动，一见到老师就说："老师，你救救我吧！"语速极快，精神躁狂，貌似精神病患者，有家属陪同前来。老师检查后，针刺了头面，颈肩部，腰背部以及下肢后侧的筋结，又对患者的脊柱进行了手法调整，患者顿时觉得身上舒服很多，约定第二天再来诊治。第二天患者自己前来诊治，患者进门见到老师就很高兴，说身上轻松许多，昨天晚上睡得很好，在来时的车上还睡着了，精神状态较昨日有很大的好转。患者身上有筋结，所以她感觉身上酸痛，甚至精神都处于崩溃的边缘，松解筋结后，不仅仅改善了患者身体上的疼痛，还大大缓解了患者的精神状态。从这一点，可以认为松解筋结对一些内科疾病也许会有一定作用。老师说了他的临床观察经验：胃病者胃俞穴等部位往往会有僵硬的筋结，肺部有疾患在肺俞等相应部位也会出现筋结。针刺相应部位的筋结，患者的症状也会大大减轻甚至痊愈，而这些经验往往是患者反馈给老师的，可见内科病与筋结也有着密切的联系。三年前，一位三十多岁的男性患者和胥老师说，我腰背部一紧胃就痛。老师一查，恰好在他的右侧胃俞穴附近有明显的压痛，用力弹拨发现粗大的筋结，用长针从上往下透刺，效果非常好，针刺十次左右，他的胃病就好了，同时让他坚持每天站桩，到现在胃痛也再没犯。

手法操作注意事项

1. 操作者双手要保持清洁温暖，在按摩之前应该剪短并磨平双手指甲，要求指甲平或低于甲床且要光滑，以防划伤患者皮肤。

2. 饭前饭后或过度劳累状态下不要进行手法操作或按摩，以免产生不适。

3. 对于骨质疏松患者，手法一定要轻柔，用力不可过重，特别是胸背部肌肉比较薄弱的部位，严重骨质疏松患者禁止按摩。

4. 手法宜由轻到重、由重到轻、轻重结合，不可用蛮力，以免造成精神紧张及局部损伤。同时，轻重手法应结合应用，充分放松以缓解重手法遗留的酸胀痛感。

5. 操作者治疗后不要用冷水洗手，患者也不应马上洗澡，以免受寒。

6. 业余爱好者的手法按摩保健不过是疾病治疗的一种辅助行为，真正的按摩治疗应该找执业医师。

7. 家庭保健按摩也应该在医师指导下进行，老年人及患有各种疾患的病人是否适合按摩，应先找专业医师咨询，看看是否适合按摩，然后在专业医师指导下在家做保健按摩。

艾灸，舒筋活络的一大法宝

燃艾灼体谓之灸

第七版高校《针灸学》教材中对于灸法，是这样描述的："灸"字在《说文解字》中解释为"灼"，是灼体疗病之意。最早可能采用树枝、柴草取火熏、熨、灼、烫以消除病痛，以后才逐渐选用"艾"为主要灸料。艾是一种野生植物，自古以来就在我国广大的土地上到处生长，因其气味芳香，性温易燃，且火力缓和，于是便取代一般的树枝燃料，而成为灸法的最好材料。据《左传》记载，鲁成公 10 年（公元前 581 年），晋景公病，秦国太医令医缓来诊，医缓说："疾不可为也，在肓之上，膏之下，攻之不可，达之不及，药不治焉"。晋朝杜预注解，"攻"指艾灸，"达"指针刺。汉代张仲景的著述，有"可火"与"不可火"的记载，其所言之火，亦指艾灸。"灸"字在现存文献记载中，以《庄子·盗跖》最早提及，如孔子劝说柳下跖："丘所谓无病自灸也"。

实际上，"灸"字的初文是"久"字，"久"的本义是"灸灼"，即灸灼治病。《说文解字》云："久，以后灸之，象人两胫后有距也。"

关于"疾不可为也，在肓之上，膏之下，攻之不可，达之不及，药不治焉"这段话，杜预不懂"攻之不可，达之不及"是互文，而且后面明明强调"药不治焉"，所谓的"攻"与"达"都是说药效所不及。杜预注解为"攻"指艾灸，"达"指针刺，只不过是一家之说，而且是错误的。比如《素问·脏气法时论》论述到："毒药攻邪，五谷为养，五果为助，五畜为益，五菜为充。气味合而服之，以补精益气。"可见攻邪的手段主要是"毒药"而不是艾灸。《素问·移精变气论》中论述到："暮世之治病也则不然，治不本四时，不知日月，不审逆从，病形已成，乃欲微针治其外，汤液治其内，粗工凶凶，以为可攻，故病未已，新病复起。"在这里，"攻"指的是"微针治其外，汤液治其内"。可见"攻"指艾灸，"达"指针刺的说法是错误的。

在针灸教材这段短短的文字中居然出现这么多错误，让人情何以堪。

当然了，还有比这更离谱的事儿，有的大学教授居然将"丘所谓无病而自灸也"注释为孔子没事儿给自己扎针。

其实，目前针灸教材存在的问题远远不止于此，鄙人十五年前在瑞士曾与陈汉平教授在一起工作过一段时间，经常向陈老师请教针灸学术问题。陈老师认为："针灸学是一门临床与基础相结合的中医学科。若仅把针灸学视作临床医学一个部分的认识，是有失偏颇的。针灸学和针灸疗法是既密切联系又明显有别的研究领域。以针灸（疗法）代表整个针灸学科，是以偏概全。全国统编教材《针灸学》从第 1~5 版中对针灸学所下的定义，是片面的。没有创造就没有现存的中医。针灸学术传统，只有创新才能有中医。针灸学新的传统，或使现存传统在新的实践中获得发展。要从生命科学的高度思考针灸调节作用及其研究。"陈老师还鼓励学生和研究生多读武侠小说，这样可以开拓思路，不至于成为书呆子。陈汉平教授曾任上海中医学院副院长，世界卫生组织传统医学合作中心主任，上海市针灸经络研究所所长，上海中医学院针灸系主任。

"久"字的金文大篆写法　　　　"久"字的金文小篆写法

实际上"久"字在金文里是个象形字，像人在侧卧状态下，用艾炷点燃后在人后背或下肢皮肤上灸灼之状。因灸灼治病需要比较长的时间，故又引申为时间长。段玉裁注释说："'迟久'之义行而本义废矣"。后来又增加形符"火"，另造一个"灸"字来表示"灸灼"。

近代著名学者杨树达先生在《积微居小学述林·释久》一文中写道："古人治病，燃艾灼体谓之灸，久即灸之初字也。"1973 年在长沙出土的《马王堆医书》的《脉法》中，有用"久"疗的记载："（气）上而不下，（则视有）过之脉，会环而久之。病甚阳上于环二寸而益为一久。"意为若气上注而不下，就要审视不正常的脉象，围绕病脉处灸疗。在《五十二病方》中有七处之多。如"久左足中指。"、"有久其痏，勿令风及，易瘳。"意为灸治留下的灸疮，如果不让其受风，就容易愈合。1978 年文物出版社出版的《睡虎地秦墓竹简·封诊式·贼死》云："男子丁壮，析（皙）色，长七尺一寸，发长二尺；其腹有久故瘢二所。"这里的"久"也是灸灼的意思。

灸字的金文大篆写法

灸字的小篆写法

《说文解字》："灸，灼也。从火久声。"灸字的金文，由（久）和（火）构成，小篆写法相同。

灼艾分痛

宋代以前艾灸基本上是直接灸，主要是瘢痕灸。如《宋史·太祖纪》记载："太宗尝病亟，帝往视之，亲为灼艾。太宗觉痛，帝亦取艾自灸。"这就是成语"灼艾分痛"一词的来历。

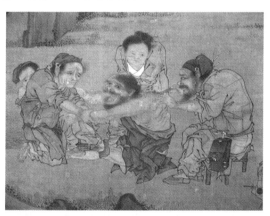

宋代画家李唐的《村医图》（局部）

宋代画家李唐的《村医图》就是描述村医为村民艾灸治病的情形，病人袒露着上身，双臂被老农和一个少年紧紧地抓住，身边另一少年则按住了他的身子，病人疼得双目圆睁、张着大嘴声嘶力竭地叫喊着，可见艾灸烧灼之痛。

71

什么叫三里常不干?

俗语云:"若要身体安,三里常不干。"所谓的"常不干",说的就是直接灸后局部灸疮的渗出状态,所以也叫瘢痕灸。我自己亲自体验过瘢痕灸,足三里及关元穴直接灸后一直渗出甚至化脓,大约四十天左右伤口愈合。经筋班的一位广东学员也模仿我直接灸双侧足三里,结果艾灸后大便很通畅,艾灸伤口愈合后又便秘了,他说现在明白为什么叫做"三里常不干"了。

但是直接灸有可能造成感染,抵抗力低下的人有一定危险,所以我并不提倡直接灸。尤其是患有糖尿病等抵抗力低下的患者,应该禁止直接灸,以免造成感染。所以,直接灸必须在执业医师指导下进行,否则有可能造成烫伤甚至感染等严重后果。

我们目前一般所采用的灸法是用点着的艾条等材料在离开皮肤一定距离持续地熏烤穴位,教科书将其称为悬起灸,严格说来应该属于古代的"熏法"。但大家都将其称为灸法,也就随俗了,所以本书中后面所说的灸法都是指悬起灸而言,在治疗时,要求以不烫伤皮肤为标准,特此说明。

筋柔百病消

灸头必灸足三里

灸法因为简单易行而受广大中医爱好者青睐,如果是单纯养生保健灸法,据笔者的经验当以肚脐水平以下穴位为宜,如关元、气海、足三里以及命门、八髎等。尤其是足三里,可以适当多灸,因为足三里能下气,可以防止灸疗导致的上火。

《外台秘要》中记载:"凡人年三十以上,若不灸三里,令人气上眼暗、所以三里下气。"实际上这段文字《千金翼方·针灸卷·二十八》原文是这样写的:"人年三十以上,若灸头不灸足三里,令人气上眼暗,所以三里下气也。"《外台秘要》中漏抄了"灸头"这两个字,意思全变了。因为火性炎上,头部施灸更容易上火,明代医家杨继洲曾撰写《头不多灸策》,文中论述到:"至于首为诸阳之会,百脉之宗,人之受病固多,而吾之施灸宜别,若不察其机而多灸之,其能免夫头目旋眩、还视不明之咎乎? 不审其地而并灸之,其能免夫气血滞绝、肌肉单薄之忌乎? 是百脉之皆归于头,而头之不可多灸,尤按经取穴者之所当究心也。"这也是适当多灸足三里的理论依据。

因此可以看出，灸法也应该在医师指导下进行，临床上常常见到因为灸疗不当而导致的上火、烦躁、失眠、头晕，乃至崩漏、阳强者。比如汉代名医仓公的医案中，就记载因为灸法不当而加重病情乃至伤人性命者，据《史记·扁鹊仓公列传》记载："臣意未往诊时，齐太医先诊山跗病，灸其足少阳脉口，而饮之半夏丸，病者即泄注，腹中虚；又灸其少阴脉，是坏肝刚绝深，如是重损病者气，以故加寒热。""文王年未满二十，方脉气之趋也而徐之，不应天道四时。后闻医灸之即笃，此论病之过也。臣意论之，以为神气争而邪气入，非年少所能复之也，以故死。所谓气者，当调饮食，择晏日，车步广志，以适筋骨肉血脉，以泻气。故年二十，是谓易，法不当砭灸，砭灸至气逐。"说明灸法不当可以"重损病者气"，而"法不当砭灸，砭灸至气逐"，不应该砭石治病（砭刺）和灸疗的情况下施治，不仅消耗人体正气，使病情加重，严重的还可导致死亡。

针之不为，灸之所宜

许多人把"针灸"简单地理解成针刺，其实有的时候灸疗能取得针刺无法达到的效果。《灵枢·官能》里有句话叫做"针之不为，灸之所宜"，说的是有些病用针刺治疗效果不好的话，用灸法可能更合适。比如二十几年前，笔者一位家人在怀孕的时候，产科检查结果说小孩是臀位，大家都知道臀位比较麻烦，如果是要自然生产的话，就有问题了，所以这就需要转胎。西医的转胎方法是让孕妇头低臀高位，使胎儿的位置改变。当然这也是一个方法，但因为是被动的转胎，胎儿到底现在处于什么位置，都不清楚，要知道胎儿在子宫里很容易被脐带缠绕颈部，这叫做脐带绕颈。脐带绕颈如果绕多的话就很危险，因为脐带会受压迫，胎儿的供血就会受到影响，甚至会威胁到胎儿的生命。所以如果人为转胎，我们并不能确定往哪个方向转，这就有可能出现脐带绕颈。而且这种方法孕妇很痛苦，大夫也很麻烦。出现这种情况之后，情急之中就突然想到了用灸法，当时听说有个转胎的特效方法就是艾灸孕妇的双侧至阴穴，这个穴位就在小脚趾趾甲角的外侧，是膀胱经的最后一个穴位，也是膀胱经的井穴。是否有效，我从来没有试过，当时就抱着怀疑的态度让孕妇坐在椅子上，每侧至阴穴灸半小时。再去做B超，只灸一次胎位就转过来了，后来孩子顺产，身体非常健康。这个方法后来我曾告诉过几个人，效果都不错，多数灸一次胎

73

位就转过来了，孕妇少了很多痛苦。需要提醒大家的是这种有关医疗的操作一定要在执业医师指导下进行。

在日本有个长寿村，那里百岁以上的老人特别多。原来他们每逢初一、十五的时候就用艾条灸足三里穴。人到中年以后，阳气渐衰，身体的各项功能也慢慢减退，而灸法能有效地提高人体的阳气，祛除很多顽疾。所以要想长寿，就要经常灸一灸足三里和关元，既可以强身健体，又能祛病延年。1989年我在日本工作时，一些日本老人的足三里和背俞穴处都是直接灸形成的瘢痕，很难下针。可见艾灸在日本曾经很流行。

值得注意的是，汉代名医仓公喜用灸法和汤药而少用针法，说明灸法治病有独到之处。据《史记·扁鹊仓公列传》记载："齐北宫司空命妇出于病，众医皆以为风入中，病主在肺，刺其足少阳脉。臣意诊其脉，曰：'病气疝，客于膀胱，难于前后溲，而尿赤。病见寒气则遗尿，使人腹肿。'出于病得之欲尿不得，因以接内。所以知出于病者，切其脉大而实，其来难，是厥阴之动也，脉来难者，疝气之客于膀胱也。腹之所以肿者，言厥阴之络结小腹也。厥阴有过则脉结动，动则腹肿。臣意即灸其足厥阴之脉，左右各一所，即不遗尿而溲清，小腹痛止。即更为火齐汤以饮之，三日而疝气散，即愈。"

需要说明的是，文中的"足少阳脉"和"足厥阴之脉"不是指整个足少阳脉和足厥阴之脉，而是指的脉口，也就是诊脉的位置，相当于现在的原穴附近，也是针刺和灸疗施治的位置，这叫做"经脉穴"。我们在《史记·扁鹊仓公列传》中还可以见到这样的记载："齐中大夫病龋齿，臣意灸其左大阳明脉，即为苦参汤，日嗽三升，出入五六日，病已。得之风，及卧开口，食而不嗽。"其中的"左大阳明脉"不是指整个左大阳明脉，也是指的脉口。正如黄龙祥先生所论述："'少阴独无腧者不病乎？岐伯曰：其外经病而脏不病，故独取其经于掌后锐骨之端'（《灵枢·邪客》）中这句话告诉了我们，手少阴经曾只有一个穴——神门，而这个穴位恰好位于手少阴脉口，脉口是诊脉处，也就是经脉穴，和十二原穴部位相当，既是诊查部位也是针灸治疗部位。"

《素问·缪刺论》还保留这种取穴方法："耳聋、刺手阳明，不已，刺其通脉，出耳前者。齿龋，刺手阳明。不已，刺其脉，入齿中，立已。邪客于五脏之间，其病也，脉引而痛，时来时止，视其病缪刺之于手足爪甲上，视其脉，出其血，间日一刺，一刺不已，五刺已。"

《灵枢·官针》也论述到："阴刺者，左右率刺之，以治寒厥，中寒厥，

筋柔百病消

足踝后少阴也。"

《素问·刺禁论》中则出现了："刺臂太阴，出血多，立死。"臂太阴指的是手太阴经脉，也就是腋下动脉，同时又是经脉穴名，相当于天府穴。《灵枢·寒热病》："脉下动脉，臂太阴也，名曰天府。"

艾灸方法

灸疗的时候，一般来说一个穴位灸 10 分钟、20 分钟或者半小时，都是可以的。直接用艾条的话，要与穴位保持一定的距离，注意千万不要烫伤皮肤。

经筋病用灸法治疗一般效果比较好，这是因为我们的经筋喜欢温热。灸法可以温通气血，缓解经筋的痉挛和紧张，使得拘挛的筋得以舒展，气血得以流通。

得了面瘫等疾病时，要在面部灸，但面部最好别直接悬起灸，直接悬起灸的话容易烫伤皮肤，怎么办呢？有个办法就是隔姜灸。要尽量买大一点的断面是圆形的生姜，最好是类似鸡蛋形状的，垂直姜的纤维切成姜片，厚度大概像一毛钱硬币那样就可以，把姜片贴到脸部穴位上，然后把艾条点着，隔着姜片悬起灸，这就是隔姜灸。等姜片烤得比较热了，姜片的水分蒸发差不多了，再用手把姜片使劲压住贴紧皮肤，同时再烤别的穴位，这时感觉到热气向里面透，特别舒服，这个在没有生病的情况下也可以体会一下，但是注意温度不要太高，要闭上眼睛，灸的时候一定要注意避免烫伤。最好采取坐位，这样可以避免艾灸的热灰等溅落到面部及眼睛里。

现在市场上可以买到一种灸盒，用起来比较方便，有手工经验的人也可以自己做。灸盒就是用木头做的小方盒，中间在一定高度有一层铁丝做的纱网，上面再加一个盖子，盖子上面有孔可以漏气通风，这样艾条点着以后放在纱网上，盖上盖子，放在要灸的部位。如果是灸腰部、灸腹部，我们可以趴着或者躺着休息，也可以听听音乐或做点别的，不用手一直拿着，这样很方便。

站桩功，全方位的柔筋术

如何运动养生？活了一百多岁的唐代医家孙思邈在《备急千金要方》

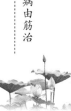

中说得十分精辟："养性之道，常欲小劳，但莫大疲及强所不能堪耳。"但有些人认为只有西方的体育运动才是科学的，热衷于各种器械锻炼，但往往运动过度，造成不同程度的损伤。法国启蒙思想家伏尔泰说："生命在于运动！"，这话没有错，但不够严谨。我的师父选杰夫子当年提出了"生命在于合理运动"的口号，可惜没有广泛宣传，不为世人所知。由于运动过度造成的运动损伤屡见不鲜，严重的还会伤及内脏。比如 2015 年 4 月，一位 31 岁的长沙女性参加了素质拓展培训，其中有个环节是比赛"深蹲"。她觉得自己平时身体挺棒，被亲友称为"女汉子"，又在拓展中担任队长职务，必须挺身而出。她咬着牙，一口气做了 700 多个深蹲，让队友和对手们惊呼不已。但她当时就觉得腰、腿酸痛不已，但还是咬牙坚持了下来。3 天后，疼痛更加严重，以至于无法行走，小便呈现出吓人的浓茶色，被送到当地医院急诊科抢救室。检查结果显示，她的肌酸激酶、乳酸脱氢酶、肌红蛋白等指标均超标，其中肌酸激酶超出正常值 1000 多倍，导致肾脏衰竭。诊断为"横纹肌溶解"。"横纹肌溶解综合征"通常发生在肌肉严重受创后，由于肌细胞损伤、坏死，肌细胞内成分释放到血液，阻塞肾小管，造成急性肾损伤甚至肾衰竭。

笔者从上大学的时候就开始练习大成拳，到现在已经有几十年了，对大成拳的站桩养生功法深有体会。站桩可以调节全身筋脉，抻筋拔骨，对防治经筋病及许多内科病有意想不到的效果。按照老师要求去练，不会出现运动损伤等流弊。当然了，大成拳站桩等功法练习也要适度，总以舒适得力为标准。正如王芗斋先生所说："加强锻炼一定要解除疲劳才可以加强锻炼，总要留有余力、留有余兴，不超过身体负担能力为适当。"因为自己受益，所以从 1987 年我请恩师选杰夫子到母校北京中医药大学讲授大成拳站桩功，其后恩师嘱咐我在母校教授站桩功，一直坚持十多年，许多学弟学妹都和我学过大成拳，至今见面都很亲切。

站桩有什么用？

站桩在大成拳中占有重要位置，是其他功法的基础，它主要从形意拳传统桩功演变而来，是一种动静相兼的锻炼方法，外形看上去好似不动，像大树一样，而内部却生生不息。这种功法往往因为容易简单而被大家忽略，坚持练习站桩，不仅可以身体好，功夫方面也会很厉害，即便到了老年也是如此。20世纪50年代，大成拳站桩功是被当时卫生部推广普及的五大健身功法之一。

三年前，我开车到芗老弟子李见宇先生家，接他老人家参加一个笔会，当时他87岁，但步履矫健，声音洪亮，稍作试声，声如洪钟，周围的人吓得直发抖，还可以搭手放人，说起话来像小孩儿一样天真可爱。去年我的一位师兄参加一个武术研讨会，一位20多岁的散打选手要求试技，两人交手瞬间，小伙子仰面倒地。我的师兄去年70岁，但动起来像小伙子，我推手都推不过他，可见身体有多棒。但这种较技对于一般人来说极其危险，大成拳有句话叫做"打人容易放人难，发人容易治人难。"我师兄用的是"放人"，也就是将对方扑出去而不是打出去，但如果功法不是出神入化很难做到这一点。"上世纪80年代，武术风很盛，加上那时年轻气盛，最喜欢跟人切磋，将对手打休克的情况很多，包括网上说的少林高手，但从没打死过人，那可是要负刑事责任的。"这话是我的另外一位师兄张礼义说的，他的一个北方弟子年轻气盛，"他听别人说大成拳不好，就要与对方比试，当场签下生死状，还请了公证人，结果真把人打死了，被判坐了四年牢。"

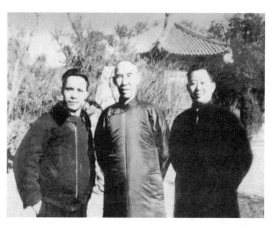

五十年代李见宇先生（左）和芗老（中）合影

前段时间，著名财经评论员侯宁先生在和笔者闲聊时说，80年代，曾有位练祖传武术的一位大学生挑战某大学的散打教练，虽然双方都带好护具，但是教练一脚侧踹，还是把学生的肠子踢断了，幸亏及时送到医院才保住性命。我们通过站桩及推手等练习把身体搞好就行了，技击不是主要目的，更不要和人比拳较技，力争到了老年还能像李见宇先生一样神明体健。

近几年鄙人在北京东源文际诊所、厚朴中医学堂和当归中医学堂教授大成拳站桩，参加学习的学员已达千余人，许多体质很差的学员身体由弱变强。其中部分学员视力变好，一位26岁姓张的女学员站桩的同时配合针刺治疗，摘掉了400度的眼镜，还有多位婚后多年不孕的女士站桩一段时间后怀孕生子。

《素问·上古天真论》篇中"独立守神"的意思是一个人独自站立而精神内守地练功，实际上讲的就是站桩。大成拳宗师王芗斋先生在《站桩功（初稿）》中论述到：

站桩是我国古代养生术的一种，早在两千多年前的《黄帝内经》中，就有"上古有真人者，提挈天地，把握阴阳，呼吸精气，独立守神，骨肉若一，故能寿蔽天地"的记载。但千百年来，这种方法只是被人们当做习拳过程中的基本功。根据站桩中刚柔、虚实、动静、松紧错综为用的原理和阴阳相交、水火既济的功用，结合自己几十年的练功体验，创造了一种动静相兼，内外温养，用于防病治病、健身延年的功法——站桩功。通过北京医学院、北京铁路医院、河北省中医研究院附属医院及本人多年与人治病的实践证明，这种功法适用于肠胃病、肝脏病、心脏病、肺病、神经疾病、关节炎、高血压、半身不遂和妇科、眼科等多种疾病的治疗。而站桩功之所以能够治病的基本作用就在于它既能保养心神，又能锻炼形骸；既能健强脑力，又能增长体力。现代医学认为这种功法不仅可以使血液循环畅通，新陈代谢旺盛，加强各脏器、器官以至细胞的功能，同时使肌肉得到惰力性的体育锻炼，产生一种内向的冲动，从而给大脑以良性刺激。再则未入静前，体会轻松舒适之感，对大脑也是良性刺激；入静后，进而产生抑制性保护作用。我国医学认为这种功法既能疏通经络，调和气血，使阴阳相交，水火既济，又能助长精神，锻炼形骸，增加力气。但站桩功又不同于一般的练功方法，它的特点主要有以下几点：

1. 练功时嘴微张，自然呼吸，不守窍，不讲周天循环，因此，绝不会产生任何副作用。

2. 实践证明，初学练功的患者，只要坚持锻炼，虽然没有达到入静要求，也可收到较好的疗效。

3. 不拘时间、地点、条件；不论行、站、坐、卧，随时随地都可以练

筋柔百病消

功。因此这种简单易行、完全可以和生活打成一片的功法，就很容易被广大群众所接受与掌握。

4. 根据不同的体质、病情、年龄、性格、禀赋、生活习惯等，给予调配不同的姿势和意念活动，因此这种辨证论治、因人制宜、因病设式的方法，既可加速疗效，又易于提高疗效。

5. 由于这是一种形、意、气、力互相关联、互相制约、调整阴阳平衡的整体活动。所以它又是一种动静相兼、内外温养的练功方法。既可休养心神，又能锻炼形骸（特别是站式），因此不仅适用于医疗方面，更重要的是坚持不懈的锻炼可以使原来体质较弱的人逐渐强壮，使强者更强，防止衰老，祛病延年，从而轻松愉快地担负起社会主义建设中复杂而艰巨的重大任务。

站桩功是形、意、气、力互相联系、互相制约、调整阴阳平衡的整体活动。形（姿势）和意（意念活动）又是这一功法的根本，二者互相作用，不可偏废。"以形取意，以意象形，意自形生，形随意转。"只要练功时形和意得到了灵活适宜的配合，则力不练自生，气不运自行。可见站桩功的治疗作用，绝不单纯在于姿势的繁简和先后，更不在于所摆的姿势是否美观，也不是某个意念活动机械地套在某个姿势上就能治某种病，而是要通过教功者较全面地了解了患者的情况后，把适应其本身姿势的动静、虚实、松紧和意念活动方法安排得当，使患者在较短的时间内，感到全身舒适得力，轻松愉快，以达到祛病健身的目的。因此，要求教功者本身必须亲自练功，切实体验，熟练地掌握调配方法。只有这样，治病时才会收到满意的效果。若不从这方面深钻精研，单纯计较某个姿势的作用，就容易形成呆板僵硬，只注意某个意念活动而忽略姿势的适当配合，就必然会气力不足，收效不大。

武术名家郭云深先生曾经说过一句话，叫做"筋长力大，骨重筋灵"。也就是说抻筋力量足够大的话，筋就被拉长了，也就灵活了。就像拉弓射箭，弓拉得越满，当然射出去的箭镞就越有力量。

站桩最重要的就是能抻筋拔骨，把我们挛缩的筋拉开。过去有句老话叫做"老筋太短，寿命难长"，说的就是这个意思。真正的武术大家，手是很柔的，如同小孩那么柔。手柔其实就是筋柔，因为所有的筋都是从四肢末端开始的。当然了，我们的骨头不能柔，骨头柔就成软骨病了。但是筋必须柔，筋柔则力大，筋柔则骨正。"骨正筋柔"代表着身体好，一些老人七八十岁，就像著名学者南怀瑾先生那样，身体能跟小孩那么松软，身体一定很好。

我们的表情也是，每天微笑和每天愁眉苦脸的人身体状态绝对不会一样。咱们很多年轻人，表情很僵硬，天天不高兴，为什么？许多时候是因为身上的筋太紧，包括面部的筋在内都很紧，所以情绪不好，身体也不好，因此锻炼筋骨是很重要的。好好站桩，身上的筋松开了，人也就快乐了。通过站桩练习，身体会越来越柔软，心境和脾气会越来越好，人会变得越来越快乐，睡眠和食欲也会越来越好，自然就不容易得病。

曾经有一位资深的舞蹈家，因为经常抬腿、压腿的缘故，在她的X线片上，出现一个很特殊的现象，她的股骨颈部分特别致密，所以她的骨头特别结实。而有很多老人，甚至一些只有四五十岁的中年人乃至二三十岁的年轻人，一看X线片就会发现骨质都很疏松。特别是北方，冬天路面有时结冰了很滑，下雪之后，一个不留神脚底下一滑，摔个屁股蹲儿，就会出现股骨颈骨折。所以冬天一转冷的时候，到骨科病房去看，尽是些股骨颈骨折的病人，有时候愈合不好就很麻烦，实在不行的时候还得动手术，这就更痛苦了。所以抻筋拔骨对于我们中老年人尤其重要。各种年龄段均可能发生股骨颈骨折，但以50岁以上的中老年人最为多见，女性又多于男性。由于常在骨质疏松症的基础上发生，较轻的外伤暴力便可以造成骨折。股骨颈骨折的致残率和致死率均较高，已成为导致老年人生活质量下降或死亡的主要威胁之一。去年一位德高望重身体看上去很好的养生名家，由于走路不慎摔伤导致股骨颈骨折，后来不久就离开了人间。我认为这位老人假如不出现股骨颈骨折的话，活到一百岁应该没什么问题。

站桩可以使骨密度增加，我的弟子张军伟是北京中医药大学毕业的研究生，现在是临床医生，平时站桩时间并不太多，前几年骨密度检测和奥运会选手一样高。我70岁的师兄能和练散打的小伙子实战交手，说明骨密度不会低，否则早就骨折了。

站桩如何练？

这里先介绍一下最基本的浑元桩练习方法。练法是，首先神态自然，平心静气，双足分开，脚尖向前，平行站立或外八字，身体左右重心放于

筋柔百病消

两足之间，前后重心置于脚掌与脚跟之间。双膝微屈，小腹松圆，尾闾中正，头顶项竖。臀部似坐非坐，背部似靠非靠，面部表情似笑非笑。而后双手抬起，置于腹前，约与脐平，双肘左右微向外撑，同时又有向下松垂之意。双手十指微屈，自然分开，若能容球。意想双手各抱一纸球，用力则球破，不抱则球脱。同时双目似闭非闭，呈垂帘之状，双耳似听非听，做到视而不见，听而不闻，即所谓不动心是也。视自身与草木万物齐同，对外界干扰漠然处之，又如大树之生根，虽有风吹雨打，我自静默而立，外形虽然不动，内部却生机益然，生生不已。

如是则神光内敛，意不外驰，杂念不生。双眼亦可平视前方，但不可执于具体目标，应默然之，尤不可野视，野视则神疲，且易生杂念。当由杂念不生而心能入静，静到极处，心与虚空大气合为一体，超然物外，物我不分，万物齐同，从而进入天人合一之境。一般站上几次就会发现，站一会儿肚子就会咕噜咕噜地叫，很舒服。当然有的时候会打哈欠，打饱嗝，甚至排气。这些都是正常的好现象，说明我们的胃肠开始运动，不必担心。

关于大成拳站桩过程中如何把握神与意等问题，王芗斋先生有诗云："神动得自有象外，意存妙在无念中"。"神动得自有象外"是说在练功时不要着象，芗老在《大成拳论》中曾专门论述《论单双重与不着象》："以拳道之原理论，勿论平时练习抑在技击之中，须保持全身之均整，使之毫不偏倚，凡有些微不平衡，即为形着象力亦破体也，盖神、形、力、意皆不许有着象，一着象便是片面，既不卫生且易为人所乘，学者宜谨记之。""意存妙在无念中"，并不是说在站桩及推手等功法中要做到完全没有杂念。此处的"无念"源于"无念为宗"，本是禅宗词语，禅宗把无念作为传承立宗之本。无念不能简单理解为没有念头。《坛经》云："何名无念？无念法者，见一切法，不着一切法；遍一切处，不着一切处，常净自性，使六贼（指眼耳鼻舌身意六识）从门门中走出，于六尘（指色声香味触法）中不离不染，来去自由，即是般若三昧，自在解脱，名无念行。"此种境界，我的师父选杰夫子用在高速路上开车作比喻，很是形象。好比白天在空旷的高速路上开车，我们脑子里想什么？我们如果胡思乱想的话很可能发生事故或错过路口，太昏沉的话更容易出现意外，最好的状态就是头脑清明，注意路面和自身，而不能专著某处。所以叫"遍一切处，不著一切处"。

彭振镐先生则将"有象"解释为三维空间，"有象外"是四维空间。彭先生解释"意存妙在无念中"，说的是在站桩等练功过程中，意念活动训练高级阶段要在无心无念当中予以完成，将修炼进入到行住坐卧，工作、学习、生活当中，意存和无念是矛盾和互根互补的关系，是向修养身心的高级阶段必修的基本功。这时要达到无形无象的状况，行住坐卧都在修心。

站桩看似容易，其实还是有一定难度的，有人刚开始练，站不了几分钟，为什么呢？因为抻筋时肩关节等处会疼痛难忍。年龄大的人也可以根据自身情况，降低标准去练习，一样可以得到很好的养生效果。但注意无论是年轻人还是老年人都要量力而行，以舒适得力为标准，也就是平时我们说的"得劲儿"。尤其是老年人，绝对不可勉强坚持，如同跑步一样，累了就休息。

站桩可调节呼吸，通畅血脉，舒和筋骨，温养肌肉，疏通经络，使神经系统得以调整，促进体内代谢，增进脏腑器官之间的协调，加强躯干四肢的坚固性及柔韧性，从而达到养生祛病、延年益智之目的。站桩可使人体平衡发育，培养人体的"浩然之气"，进一步则可开发挖掘人体的潜能，使人体固有的良质良能得以发挥，进而养成清逸大勇之气魄。

桩功是中国动静相兼的锻炼方法，外形看去好似不动，而内中意念假借却在一刻不停地活动着。而意念活动的结果，又将对呼吸运动、血液循环及神经系统、运动系统产生巨大的影响。通过站桩训练所产生的强大穿透力无非是肌肉协调的结果，把伸肌屈肌的对抗运动变成协调一致的运动，也就是肌肉运动一体化。简言之，就是"肌肉若一"的过程。

站桩，乃取大树外形不动，而内部却生生不已，生长壮大之意而设。又如儿童所玩之陀螺，当其快速旋转之时，外形反静似不动，若外形已动，则是运动将停止的表现。故王芗斋先生有云："大动不如小动，小动不如不动，不动才是生生不已之动"。

桩功初求身体放松，渐渐则要求做到神圆力方，形曲意直，松静挺拔，安闲舒适。犹如"松生空谷对危岩"及"塔立云端向河汉"般自然悠闲。周身大小关节，皆成钝角，不可过于曲直，且要做到"逢节必顶，逢曲必夹"。

天冷时最好在室内站桩，站桩之前要先换气。天气暖和时，我们可以到户外找个地方安静地站桩，身体会很舒服。但需要提醒的是，女性在室

筋柔百病消

外站桩一定要注意安全。作为养生来说，只要腹部通畅，身体的毛病就会少。尤其站桩以后，整个腰背的筋一锻炼，大便很容易通畅，食欲也会变好，呼吸必然觉得很顺畅。把筋松开以后，恢复它应有的弹性，对内脏有很好的锻炼和调整作用，内脏的功能趋向正常，身体就会日益健康无病。站桩消耗很大，所以能够减肥，但同时食欲会变得很好，如果太瘦的话，不控制饮食的话也会使人增加体重。

中医认为，人到中年以后阳气逐渐虚衰，逐渐会上盛下虚，所以民间有谚语说："人老腿先老。"如果中老年人经常锻炼，坚持站桩抻筋拔骨，腿的力量增强，身体反应也会灵活得多，身体恢复和调整能力就更

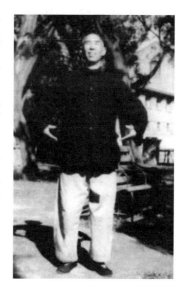

**大成拳创始人王芗斋先生
示范浑元桩**

强。经常站桩尤其是练过推手的人，即使脚底下滑一下也不要紧，身子马上可以稳住，步子马上就可以跟上，这样可以降低滑倒骨折的机率。

内家拳高手都站桩

民国期间曾经有个小故事，有个人搞恶作剧想让形意拳名家尚云祥先生出丑，他请尚先生表演上步崩拳。这个人事先偷偷在地上涂了很多蜡，很滑。尚先生向前一上，因为速度快，突然就滑出去了。如果是一般没有功夫的人碰到这种情况肯定是一下子就摔倒了，但是尚先生功夫很高，他的桩功站得很稳，所以整个人就像滑冰一样，整体向前滑，但是他不倒。后来表演完以后，对方特别佩服。

从这个小故事就能看出站桩有多重要了，当然也跟他抻筋拔骨的锻炼有很大的关系。一个人身体如果灵敏，从武术角度讲，会有一股整劲，他就不容易摔倒。我们一般人没有尚先生那么好的功夫，但是我们平时多站站养生桩，除了可以保证身体少受伤害，还能养生防病。通过锻炼慢慢接近《黄帝内经》所说的"骨正筋柔"状态，身体的健康指日可待。

通过站桩锻炼，不仅可以使身体变得强壮，到年老后还可以耳聪目明。比如秘静克老师1954年因长期夜间工作双眼患上视神经萎缩，当时虽经北京各大医院积极治疗，不仅无效，反而逐渐向坏的方向发展，最后发展到左眼视力0.01，右眼0.3，不得已只好停止工作，长期休息。但和王芗斋先生学习站桩后，到2000年已经是88岁的老人了，但眼睛视力没有老花眼，看书、写字都不用带老花镜。秘静克老师和芗老次女王玉芳老师关系很密切，都深得芗老秘传。笔者当年和王玉芳老师学习站桩时，她老人家和我讲过许多趣事。芗老有位弟子家庭条件不错，但站桩不够用功，身体也比较虚弱，推手老是不如别人。于是问芗老有何秘诀，芗老告诉他要用功傻站，他不太相信。于是送重礼，又请芗老吃最喜欢的大餐，说师父这回您教教我真东西吧。芗老凑近他的耳朵悄悄说："傻站！"这回他终于相信了。于是回去用功站桩，后来进步很快，不仅身体变得很棒，功夫也大有长进。

以下是学生李亚勤的站桩体会：站桩，对于很多人而言是没有接触过的，借诊病的机会和武术养生有了交汇点，就像凭空植入的一个想法改变着一些人的生活方式。

山西的杨先生不喜欢和朋友打牌娱乐了，有意识地抽出时间站桩，并隔段时间面见老师纠正站姿，交流体会；许多妈妈们除去永远做不完的家务外，开始挤时间了，甚至于带动孩子，发动父母；有个企业管理者用集体站桩的方式提高工作效率；个别人在前来北京的候车室里争分夺秒……

站桩的奥妙很丰富，我简单地体会到，因为站桩的姿势，本身就是对经筋病的一种治疗，就像书法的坐姿，要求人的四肢躯体放在一个对称和谐的位置，可以纠正不正确用力造成的经筋慢性劳损，也就是"站有站相，坐有坐相"！北京的一位杨先生坚持站桩后的体会是"走路的姿态发生了变化，由原来的含着胸，变成了双肩外展，气势变大了。"站桩，是用一种新的平衡，去打破之前日积月累的不良习惯。

站桩，还是老师的教育手段。罗丹说："一个人的形象和姿态必然显露出他心中的情感，形体表达内在精神"，老师教授站桩的理念亦然。从体魄上发生变化继而可以改变人的心理、精神，然后是性格、行为方式的改变，老师不仅要求自己的孩子、学生坚持站桩，对于前来就诊的小病号都严加要求，希望借站桩塑造一种强者的心理和姿态。

站桩，就像一枚石子，老师把它投到人们的生活之中，从此不断地荡着涟漪，一圈连着一圈……

站桩功注意事项

1. 凡是练过"注意呼吸，意守丹田"等守窍功法者，必须完全放弃原来所练功法，否则容易产生胸闷、头晕、气串及周身不适等症状。以往练习大成拳站桩出问题者，基本上都是在练习站桩时自作聪明，自己私自加上其他功法的意念及运气等内容所导致。

2. 练习大成拳站桩应该在有经验的老师指导下进行，由于人们对语言文字理解各异，自己照书照视频练习有可能出现流弊。和任何体育锻炼一样，身体不好患有疾病者应该先咨询执业医师，以便决定是否适合练习站桩。

3. 练功环境的选择。应在空气清新、安静优美之处。王芗斋先生主张"有水有木更相宜"，此乃经验之谈，《黄帝内经》讲"呼吸精气"即是此意。

4. 练功应循序渐进，不可急于求成，总以"留有余兴，留有余力"为度。但同时又应持之以恒，不可一曝十寒。总之以"任其自然，勿忘勿助"为原则。

5. 对练功过程中所产生的感觉，在主观上不应追求，亦不必恐惧。当有不适感出现之时，应找到原因，是否由于姿势不良，或者放松不好，或是疾病的反应，应及时和老师沟通，寻求指导。切不可盲目加练其他功法的意念及方法，以免发生流弊。如果在练习站桩过程中出现头晕、恶心、胸闷等不适，必须停止练习，坐下或卧床休息，必要时到医院就诊。

6. 练功前，应宽衣松带，不宜穿紧身衣裤，以宽松舒适服装为好，同时取下手表、眼镜等物，并排空大小便。过饥过饱不宜练功。一般饭前饭后一小时之内不主张练功，以免发生低血糖反应或影响胃肠消化，避免产生不适感。

7. 练功的时间安排因人而异，根据自己的情况而定。总之，行住坐卧，不离拳意，动静处中，皆可用功，不必拘泥固定场所及时间，王芗斋先生主张练功应和生活打成一片方好，成为生活的好习惯。如初步练习站桩时，可先从5分钟开始，视体力而定，不必过于勉强，以后可逐渐加量，至10分钟、20分钟等，每天可练功1~2次。体质好者第一次即可站30分钟，但不要超过本人的身体负担能力，以心跳及呼吸不失常态为度。

8. 妇女经期如有不适，则可停止练功，亦可选些坐式等轻松的功法练习，得力省力以减轻身体的负担，待身体正常后再恢复平时的功法练习。

9. 练功最好动静结合，每次练功最好静功与动功交替练习，如站桩之后做些试力及步法练习，功深者还可加上推手练习，不仅可提高健身效果，更可增加练功乐趣。

练功反应

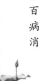

在大成拳养生功法的练习过程中，可出现种种不同的反应，有些反应在其他内家拳法及一些养生功法的练习过程中也可以出现。《童蒙止观》一书中有八触之说，说的是练功过程中出现的八种主观感觉，并认为是好的现象。原文是："即于定中，忽觉身心运动，八触而发者，所谓觉身痛、痒、冷、暖、轻、重、涩、滑等。当触法时，身心安定，虚微悦豫，快乐清净，不可为喻"。《童蒙止观》又名《小止观》、《修习止观坐禅法要》，为隋代天台宗创始人智顗大师所著。学者当知止观二法如车之双轮、鸟之两翼。不学智慧名之曰愚，偏学智慧不修禅定福德名之曰狂。当年曾随恩师选杰夫子游览天台宗祖庭国清寺，天台山上石梁飞瀑旁寺院里的一副对联深深地触动我的灵魂："两龙争壑哪知夜，一石横空不渡人"。

在大成拳养生功法中，上述几种感觉多可出现，但主观上不应追求，亦不可执着留恋。应以"勿忘勿助，任其自然"为原则。由于练功者情况各异，诸如年龄的大小、体质的强弱、病情的轻重，以及性情之不同，各种感觉的出现也大不一样，应当以平常心对待，也有人无特殊感觉出现，但健身祛病效果也很好。

兹将较为常见的一些练功后反应介绍如下：

疲劳感：在开始练功站桩的几天，甚至几周之内，一般都会出现周身疲劳的感觉，以肩臂、腰胯及腿膝等处尤为明显。因为站桩虽然外形看似静止不动，但与一般的站立不同，除有一定的意念活动外，在姿势上也有一定的要求，故其运动量是很大的，其疲劳的出现乃是肌肉运动的结果，为正常的练功反应，不必害怕，但在练功过程中应"留有余力，留有余兴"，不可过劳，以休息后不觉疲劳为度，有病者更应量力而行，不可随意增大运动量。病重体弱者应以坐式及卧式为主练习，少练或不练站式，待体质增强后再练习站式，以循序渐进为原则。

酸胀感：练功开始阶段，周身会出现酸胀的感觉，尤以双肩、腰背为甚，但若再坚持一段时间，则此感觉又会消失，而代之以轻松自在的感觉。推测可能站桩等练习之后，肌肉运动量增大，乳酸等代谢产物积聚，故产生酸胀感，而代谢产物的刺激，又通过反馈调节，使血液循环加快，氧供应变得充分，代谢产物被带走，从而产生轻松感。经过无数次的练功之后，则此反馈成为条件反射，只要一练，则血液供应充分，轻松感自然很快产生。

蚁行感：练功一段时间后，会在皮肤上产生一种类似有蚂蚁或小虫爬动的感觉，出现的部位并不固定，尤其以面部及双手等血液供应丰富、触觉敏感之处为多见，一般来说，这种反应是经络通畅、气血调和的表现。

疼痛感：练功到一定阶段后，一些患过某种疾病的人，尤其是开刀动过手术的患者，在其手术部位可出现疼痛的感觉，有些平时有疼痛症状的人，练功过程中有一时性的疼痛加重现象，此为练功后的正常生理反应，这和有些病人服汤药后的反应道理一样，是人体正气与病邪斗争的表现，经过一段时间，正气逐渐强大，邪气慢慢衰败，体质逐步增强，则疼痛也逐渐减轻或消失。

温热感：练功到一定程度，周身内外上下会产生温热舒适的感觉，一般先从手足开始，渐及全身，有如躺在温水之中，故温热感的出现多舒适自在。说明是机体气血通畅、正气旺盛的表现。当腹部温热感出现时，多伴有肠蠕动增强，表现为肠鸣矢气，此阶段以后，食欲好转，自觉精力充沛。

瞤动感：在站桩到一定时间后，多数人可有一时性局部肌肉震颤瞤动现象。开始可不见于形，渐渐可肉眼看见，一般多出现于肱二头肌、股四头肌、腹肌等运动频繁的肌肉群。其原理可能是肌肉内部协调顺遂的过程，因为此阶段过后，一般均变得肌肉运动协调一致，拳术中的发力运动可初步掌握，而身体多由弱转强，故内部的气血运行处于旺盛状态，《黄帝内经》称之为"肌肉若一"。

不同感：有些人在练功过程中，可出现身体左右高低不同的感觉，如左右手及左右肩的高低不同感，当调整成左右高低感觉相同之时，外形上却又发现左右高低位置是不同的。另外，还有部分人在练功过程中出现半身发凉、半身发热，而以手试之，左右侧的温度确实不同，也有部分人出现半身汗出的现象。此乃机体本身一直处于经络失和状态，左右侧气血运行失于平衡均整，但平素难以发觉。当练功之后，对身体通过"返观内照"，变得敏感起来，所以有了不同的感觉，再经过一段时间的练功，则经络气血日趋调和，此种左右不同的感觉也会随之消失。

舒适感：练功有一定基础之后，均可出现舒适感，自觉轻松自在，心旷神怡，如醉如飘、头脑清新，周身无滞，这种舒畅旷达的感觉随着功夫的加深而弥著。

高大感：练功达到相当程度后，则可自觉顶天立地，有身耸云端，精神放大之感，王芗斋形容为"身如云端宝树"。到此阶段练功可达欲罢不能之境，不仅身心康泰，而且体会到难言之妙，此时技击功夫也不求自得，有志者可进一步练习技击功法。

练习站桩开始，个别人会有些枯燥，坚持一段时间后会渐入佳境。但个体差异较大，许多人开始站就很舒适。再次强调的是，大家一定要跟随有师传及教学经验的老师学习，千万不要自己看书或者看视频盲目练习，否则容易出现流弊。尤其是练过小周天及其他意守丹田等功法的学员，和站桩混合练习很容易出现问题。所以练习大成拳站桩必须停止练习其他功法，尤其是"守窍"类功法。有问题随时找老师调整，不可自作聪明，盲学瞎练。年龄太大及身体虚弱有内脏疾患者应先咨询医生后再决定是否适合练习站桩。

大成拳学员反馈

近几年来，笔者在厚朴中医学堂、北京东文中医诊所和当归中医学堂，教授过千余人习练大成拳站桩、试力、步法、推手及五行拳等单操手。由鄙人亲自教授、北京东文中医诊所主办的"筋柔百病消"《经筋班》平日班和集中班受到广大学员的热烈欢迎。平日班每个单元八次课，每周四晚上课，主要是北京学员，偶尔也有天津、保定等外地学员，目前已经成功举办十五期。利用节假日为期三天的集中班也成功举办了二十三期，多数学员来自外地。每次经筋站桩班结束，二三十位学员都踊跃发言，场面令人感动，这里摘录2013年端午节集中班两位学员的部分发言内容。

学员一：我最大的体会就是之前自己练站桩的时候，不像胥老师这样教，我觉得如果我要自己以后练，没有胥老师我肯定会用原来的方法，可能不会站太长的时间，可能姿势没有那么正确，可能效果也没有那么好。跟胥老师现场学完以后，突然觉得效果一下就不一样了，跟自己家里面的效果相差很多，以后也有一个方法，照这个方法练，我觉得也能练好。

学员二：我自己的感觉，实际上接触中医，以前学过打坐，其实挺早，十多年前就接触了，一直也没有看到什么成果，包括这一次开始来练站桩，来之前我也站了十多分钟，特别累。我发现方法对了完全不累，胥老师教了以后，我自己都不相信，真能挺一个小时，真是厉害，自己觉得很有信心。包括刚才用毫针扎那个橡皮，我很有成就感，老师替我打开了一扇门。谢谢大家！

每期的经筋班学员最后总结发言都这样精彩感人，可惜限于篇幅，我们只能摘录其中的小部分内容，以后有机会可以汇总出版。

内功针刺点穴按摩

修炼站桩不仅有强身健体作用，对于针刺水平及点穴按摩的提高，也大有裨益，历代著名针灸医家都有深厚的内功基础。《灵枢·九针十二原》讲"粗守形，上守神"，《灵枢·官能》亦云："用针之要，勿忘其神"，《素问·宝命全形论》则说："凡刺之真，必先治神"。所以"守神"也好，"治神"也好，说的都是针刺治疗的最高境界，其前提就是内功修炼。

凡刺之真，必先治神

关于"治神"，《素问·宝命全形论》中有精辟的论述："故针有悬布天下者五，黔首共余食，莫知之也。一曰治神，二曰知养身，三曰知毒药为真，四曰制砭石大小，五曰知腑脏血气之诊。五法俱立，各有所先。今末世之刺也，虚者实之，满者泄之，此皆众工所共知也。若夫法天则地，随应而动，和之者若响，随之者若影，道无鬼神，独来独往。帝曰：愿闻其道。岐伯曰：凡刺之真，必先治神，五脏已定，九候已备，后乃存针，众脉不见，众凶弗闻，外内相得，无以形先，可玩往来，乃施于人。"

"治神"是针灸界广为引用的一个词汇，如果大家在"清华同方"等系统检索一下的话，你会找到很多很多的文章，但能够理解古人真意的却很

89

少，一般都简单解释成"精神专一"。比如山东中医学院、河北医学院曾组织有关专家共同校释过《黄帝内经》，写成《黄帝内经素问校释》，这本书很好，校注得非常认真而且精细，因为是20世纪80年代出的书，又是集体撰写，所以内容非常丰富，我经常阅读。就是这样一本好书，其中的许多注释我也不是完全赞同，比如对这一小段原文，书中是这样解释的："故用针刺方法治疗疾病，向天下宣布的有五个关键问题，而一般黎民只知取用余食，以维持生活，对于针刺的道理及其奥妙是不知道的。第一是治神，医生必须专一精神，才能洞悉病情的变化。第二是懂得养生的道理；第三要熟悉药物的性味和功能主治；第四要懂得制取砭石的大小，随病所宜，以适其用；第五要懂得对脏腑血气的诊断"。对于"凡刺之真，必先治神"等则注释为："针刺的重要道理，在于首先治神，医生要精神专一。对于五脏虚实的情况要胸有定见"，也流于一般的解释。文中的"三曰知毒药为真"，说的是要知道辨别药物的伪真，而不是要熟悉药物的性味和功能主治，这里的"为"通"伪"。"五脏已定"指的是术者的五脏已定，如果患者的"五脏已定"了，还扎针干什么。"众脉不见"中的"脉"读作"莫"，是"脉脉含情"的"脉"，指的是众人的眼神，"众脉不见"说的是不要受围观之人目光的干扰，"众凶弗闻"说的则是不要受围观之人吵闹之声的干扰。"众脉不见"中的"脉"如果指的是经脉的脉，那脉又怎么能被看见呢？

"黔首"这个词，最早见于《战国策·魏策二》，本来是战国及秦代时期对民众的一般称谓。《辞源》注释道：意为庶民、平民。一说因以黑巾裹头，故称。《礼·祭义》："明命鬼神，以为黔首则。"注："黔首，谓民也。"《黄帝内经》所讨论的是医学专业问题，在当时生产力水平及教育水平极其低下的时代，是不可能要求普通民众了解甚至掌握高深的针灸专业知识的，即便是在今天也一样，这种要求是不现实的，实际上也是没有必要的。所以此处的"黔首"，应该指的是医疗技术有待于提高的普通医生，即后文所称的"众工"。正是因为"众工"对于"针有悬布天下者五"，"莫知之也"，只知道"共余食"，其水平当然也就只能达到"虚者实之，满者泄之"的层次。"黄帝"和"岐伯"已经感觉到当时的针灸已经发展到了"末世之刺"的境地，必须提高广大医生的针灸技术，以便使"众工"的针灸水平逐渐接近或达到"法天则地，随应而动，和之者若响，随之者若影，道无鬼神，独来独往"的"治神"境界。

筋柔百病消

《说文》："治，水。出东莱曲城阳丘山，南入海。从水台声。"治"的本义是河川名。源于东莱郡曲城县的阳丘山，向南流入大海。

"治"，金文借用"辞"或"司"，由表示（乱，相互辩驳）和（"司"的省略，主持、主管）组成，表示主持公道，拨乱反正。篆文则另造会义字，由（水，洪汛）和（台，通"臺"，土石堆筑的坝堤）组成，造字本义是：开凿水道，修筑堤坝，引水防洪。引申为治理、管理、修整、疏通。如治酒（置办酒食）、治步（修整仪容，举止合乎法度）、治行（整理行装）、治缮（修缮）、治葺（修缮）、治公（治理公务）、治戎（治军，用兵）、治具（治理国家的各项措施）、治制（治理国家的法制及体制）、治道（治理国家的政策及措施等）、治乱（治理混乱的局面，使国家安定）、治掌（掌管）、治市（古代掌管市场贸易的官员）等。例如，《荀子·解蔽》"成汤监于夏桀，故主其心而慎治之，是以能长用伊尹，而身不失道，此其所以代夏王而受九有也。文王监于殷纣，故主其心而慎治之，是以能长用吕望，而身不失道，此其所以代殷王而受九牧也。"

将"治神"简单地解释为"医生必须专一精神"是非常不合适的，这样就把本属于医学教育的高深内容简单地说成了临证时的精神集中状态，其结果就是忽略了"治神"与"养身"的长期刻苦训练。"治神"应该像"治宗庙"、"治军旅"、"治水"、"治人"和"治心"一样，是一项长期复杂的身心修炼内容。刚才所说的《荀子》一书中的"治心"一词与《黄帝内经》中"治神"的含义就很接近，其中"治"字的语义和用法是完全相同的。所以"治神"是指具有高深修养的身心状态。赵京生教授曾经明确指出："此'治神'非仅一般的集中精神，而是要求达到一种较高水平的精神安定、心境平静状态，颇似气功之'入静'。"

我们已经讲过"凡刺之真，必先治神"是呼应文中的"五法俱立，各有所先"，就是说在这五项治疗要点当中，"治神"是第一位的，要"必先治神"。如果不先"治神"的话，就不是"刺之真"而是"刺之假"了。

为什么要强调"治神"？不仅是因为"治神"较其他四项内容重要，也是因为这项内容不易被众人理解，因为笔者认为当时针灸水平已经到了

"末世之刺"的境地。

如何才能够做到"治神"呢，上面的文字已经做出了回答。其主要手段就是通过"导引"等功法练习，同时加强自己身心的全面修养，最后达到"精神不散"、"积精全神"和"独立守神"的理想境界。总的说来，主要有三个方面的内容：调息、调神和调身。这在《素问·上古天真论》中有精辟的论述，这是我们大家都背诵过的一段文字，可惜有"证悟"体会的人还是少数。原文是这样说的："余闻上古有真人者，提挈天地，把握阴阳，呼吸精气，独立守神，肌肉若一，故能寿敝天地，无有终时，此其道生……其次有贤人者，法则天地，象似日月，辩列星辰，逆从阴阳，分别四时，将从上古合同于道，亦可使益寿而有极时。"这段文字真是很美，应该列入小学课本。

真人是指修真得道之人，在《文子》一书中是这样解释的："得天地之道，故谓之真人。"真人的境界是"独立守神"，至人的境界是"积精全神"，圣人是"精神不散"，贤人就没有提到神，只是说"将从上古合同于道"。以上说的是"治神"的几个不同境界和层次，其中真人的境界是最高的，所以历史上只有有限的几位医家被称为真人，如孙思邈、马丹阳等。

有的朋友会说了，他们是真人，那我们呢？如果从"治神"的层次来讨论的话，那我们大家几乎都是"假人"。《庄子》里讲："古之真人，其寝不梦，其觉无忧，其食不甘，其息深深。真人之息以踵，众人之息以喉。屈服者，其嗌言若哇。其耆欲深者，其天机浅。"如果不修炼内功的话，一般人差不多都是"众人之息以喉"。就是说如果不进行修炼的话，大家都是"假人"，修炼以后能不能达到真人的境界，那不好说，但我们要朝那个方向努力。要想达到真人的境界固然不易，一般的人能够做到"调神"也就不错了，具体方法和原则在《素问·四气调神大论》中有着详细而具体的论述，我们在这里就不展开讨论了。

内功针刺点穴

20年前，笔者就提出"内功针刺"的理论，其中《浅谈针刺手法与内功修炼》一文发表在《针灸临床杂志》1994年第6期。文中提出：历史上卓有成就的针灸医家多重视内功术的修炼，如华佗、孙思邈、马丹阳及杨继洲等，近代则有承淡安、郑毓琳、贺普仁等前辈。通过内功修炼，可以更好地掌握针刺手法，因而取得理想的疗效。实际上，先人多称拳术为拳道，称医术为医道。拳道乃拳拳服膺之谓也，而医道也包含了医生的个人修养在内。《黄帝内经》中多称针灸之术为针道，对医生的要求是：上知天文，中知人事，下知地理。如《灵枢·外揣》："黄帝曰：余闻九针九篇，余亲授其调，颇得其意。夫九针者始于一而终于九，然未得其要道也。夫九针者，小之则无内，大之则无外，深不可为下，高不可为盖，恍惚无穷，流溢无极，余知其合于天道人事四时之变也，然余愿杂之毫毛，浑束为一，可乎？岐伯曰：明乎哉问也！非独针道焉，夫治国亦然。黄帝曰：余愿闻针道，非国事也。岐伯曰：夫治国者，夫惟道焉。非道，何可小大浅深，杂合而为一乎？"这里将针道与治国之道并提，可见对针灸医师要求之高。笔者认为：除一般的个人修养之外，为针者还应修炼武术内功。早在《黄帝内经》一书中，就十分强调针刺过程中的治神与守神问题，并认为"粗守形，上守神"。守形是指守刺法，守神则是指重视施术者的精神状态，进而体察病人的血气运行情况，如是才能取得满意的疗效。

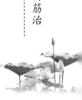

《黄帝内经》反复申论治神与内功修炼的重要性，同时还明确指出："今末世之刺也，虚者实之，满者泄之，此皆众工之所共知也，若夫法天则地，随应而动，和之者若响，随之者若影，道无鬼神，独来独往。"说明施术者不能满足于虚者实之，满者泄之的一般水平，应追求更高的治神与守神。古人并不一定相信鬼神的存在，但认为如果掌握了高超的技术，则可收到神奇的效果，犹如神助一般。

历代针灸医家的内功论述与实践

华佗针术高超，被誉为针神，这与其常年坚持修炼五禽戏是密不可分的。据西晋史学家陈寿所撰《三国志》记载："华佗，字元化，沛国谯人也……晓养性之术，时人以为年且百岁，而貌有壮容……若当针，亦不过一两处，下针言'当引某许，若至语人'。病者言'已到'，应便拔针，病亦行差。"其若不以高深的内功修炼为基础，则针刺水平很难达到此种境界。其后又述吴普、樊阿从其学五禽戏的情况，而"普依准佗治，多所全济"。据王芗斋先生论述，五禽戏不仅是养生之术，而且搏击性亦颇强，实为武术的一种功法。

孙思邈是我国唐代著名的医学家，针灸医药，俱无不精。他终身不仕，

93

隐居山林，曾入山中修炼道家内功。曾亲手治疗麻风病人 600 余例，自己却未被传染，且享年百余岁。如此高寿的医学家，古今罕见，这与其常年坚持内功修炼有着直接的关系。北宋崇宁二年，被追封为"妙应真人"。他的导引行气之术主要记载于《千金要方·卷第二十七·养性》之中："常当习黄帝内视法，存想思念，令见五脏如悬磬，五色了了分明，勿辍也。仍可每旦初起，面向午，展两手于膝上，心眼观气上入顶，下达涌泉，旦旦如此，名曰迎气。"只有在平日坚持锻炼，在临症之时，才能做到"夫为针者，不离乎心，口如衔索，目欲内视，消息气血，不得忘行。"

马丹阳原名从义，字宜甫，后更名钰，字玄宝，号丹阳子，故世人多称之为马丹阳。擅长针灸，其总结的天星十二穴至今仍广泛用于针灸临床。金大定七年七月，王重阳到宁海传道，丹阳遂与妻孙不二师事之，后抛弃巨大家业，出家修道，励行苦节，专务清静，勤习导引吐纳之术，其针灸成就的取得与其所习的导引吐纳之术有密切关系。元世祖至元六年赠其"丹阳抱一无为真人"称号，世称"丹阳真人"。

《针灸大成》的作者杨继洲则以修炼周天功法为主，注重任督二脉及五脏的导引行气修炼："要知任督二脉一功，先将四门外闭，两目内观。默想黍米之珠，权作黄庭之主。却乃徐徐咽气一口，缓缓纳入丹田。冲起命门，引督脉过尾闾而上升泥丸，追动性元，引任脉降重楼，而下返气海。二脉上下，旋转如圆；前降后升，络绎不绝。心如止水，身似空壶。"此外，书中关于五脏导引亦有详细的论述。

当代针灸医家的内功理论与实践

著名针灸家承淡安先生，十分强调内功修炼的重要性，曾论述道："先父在日谆谆以练气为嘱，由于先父不能说明为什么要练气，因而不能引起我的信心，在临床治验上，我总不及先父的针效；久后相信先父所教注意练气，针效果然大增，所以在 1935 年从日本归来办针灸讲习所时，在课程中加入了练气练针一课。""神针黄石屏衣钵弟子与我神交多年……承叶君告以魏君每天练拳术与气功，及以针钻捻泥壁，历久不断，修炼相当艰苦，成效也很巨大。""以前有点穴术，完全凭他平素练习的指力，能在不知不觉间，在别人要穴上轻轻地按上一按，即能使人受伤，甚至死亡。"承淡安先生为使学生重视内功修炼，曾托名紫云上人，以强调内功修炼在针刺中

筋柔百病消

的重要性："运针不痛，端赖养气，养气不足，其功不著，养气之道，寅时起身，端坐蒲团，两足盘起，手按膝上，腰直胸挺，口闭目垂，一如入定，无思无虑，一心数息，自一至百，反复无间，行之卯时，振衣始已，积日累月，不息不间，气足神旺，百邪不侵"。学生修炼内功之后，疗效明显提高。

黄岁松在回忆黄石屏先生治病时的情景说："必先临证切脉，沉吟良久，立眉目，生杀气，将左右两手握拳运力，只闻手指骨喇喇作响。然后操针在手，擦磨数次，将针缠于手指上，复将伸直者数次，衔于口内，手如握虎，势如擒龙，聚精会神，先以左手大指在患者身上按穴，右手持针在按定穴位处之点数处，将针慢慢以阴劲送入肌肉内，病者有觉痛苦，直达病所，而疾霍然。"承邦彦在《民国名医黄石屏》一文中写道："黄父命石屏拜圆觉为师，读书习武，时已三年，未言针事，三载过半，老僧开始教以练针运气之法，以朱笔画红圈于白墙上，命石屏离红圈数步，用铁针击之，每日击红圈，红圈也日日缩小，步子日日放长，铁针也逐渐缩小，后再改成小钢针，而每针必中，后再改画成铜人经穴图刺之，穴无不中，再后以软的金针，亦能插入墙壁上几寸。圆觉曰：'功力已到'，乃再授人体穴位及治病补泻各种手法。"

方慎盦先生在 1937 年所著的《金针秘传》一书中，详细记载了黄石屏先生于民国三年应邀为袁世凯治疗头痛的具体经过：袁氏"因受风过久，时觉头痛，一遇思想太过即发，三年之后……其病系前后脑痛，第一日针百会，第二日针风池、风府……第一针刺入，袁谓头脑中发有大声，冲墙倒壁而出，再针如服巴豆、大黄，直抉肠胃而下。师曰：此即风散热降之象，袁总统称奇不置，厚谢而归。"

练气练指力要占三分之二时间

至于为何能取得如此神奇的疗效，除了选穴独到，手法娴熟之外。还有更为关键的一点是易于被大家所忽略的，简单来说，就是在针刺时要做到"治神"，也就是"聚精会神，提起全身力量，贯注于针尖上"。正如黄石屏先生所说："吾始习少林运气有年，萃全力于指，然后审证辨穴，金针乃可得而度也。"由此可以看出，首先要习内功运气有年，待能够萃全力于指之后，才谈得上审证辨穴以及针刺手法，否则是难以达到这种出神入化之境的。据黄岁松《黄氏家传针灸》一书介绍，石屏针法特点有：其一，必须精少林拳术和内外气功，才能将全身精、气、神三宝运于二指之上，施于患者患处，而有不可思议之妙。其二，纯用金针，因金光滑而不生锈；其性软，不伤筋骨；其味甜，能祛风败毒，补赢填虚，调和气血，疏通经络，较之铁石，截然不同。黄氏用针，软细而长，最长的达一尺三寸，最短的也有四寸，非用阴劲不能入穴。其三，取穴配穴，略有不同。深浅、补泻、随迎、缓急、主客、上下、左右、腹背、脏腑、经络、辨脉，等等，凡下针前必慎重。

贺普仁老先生，年轻时起即练习八卦掌，当年我跟贺老随诊时他已年逾七旬，仍每日练功不辍，一个下午诊治八十余人，连续工作五个多小时，仍精力充沛。当笔者请教练功对针刺疗效的影响时，贺老说：练习拳术内功后首先可使指力增强，这对针刺手法来说是必要的基础，进一步则可培养自身之气，通过针体及手法，可驱赶病人体内邪气，只有如是才能取得理想的疗效。

以运用太溪穴闻名的张士杰先生，其针刺手法为业内人士所推崇，笔者曾向张老请教针刺手法，张老告知他亦常练习站桩功以养气治神，他的站桩功是和秦重三先生学的，而秦老是王芗斋先生的学生。张老还说自己是喝着小酒读《黄帝内经》，而不是像你们为了晋升读书，境界当然不一样。我想起了孔夫子的话："古之学者为己，今之学者为人"（《论语·宪问》）。受张老影响，我许多时候是一边品茶一边读《黄帝内经》。

焦勉斋先生不仅以针刺手法闻名针灸界，亦精于武术与内功，并将其与针刺手法相结合，明显地提高了针灸疗效。

以擅长烧山火、透天凉闻名于世的针灸名家郑毓琳先生，其针刺手法历来为针灸界所推崇，除其手法独到外，究其根本，则亦与内功修炼有很大关系。郑老早年曾和当地的一位霍老先生学习针灸及内功，尽得其传。他认为针刺与内功相结合，不仅进针无痛，而且易于体察针下气感，易于"得气"和"气至病所"，其疗效高于单纯针刺，并曾告诫学生：许多身怀绝技的针灸家都是有很深内功造诣的。

黄石屏等前辈的针灸学习方法及临床实践应当引起我们的高度重视，正如承淡安先生所讲："以前的针灸家在修习针术时，最主要的就是练气和练指力，这几乎要占去三分之二的学习时间"。有这种严格的基本功训练，何愁针法不精。

笔者1989年在日本关西气功协会总部教授大成拳站桩及推手时，参加者中即有不少关西地区的针灸师及针灸学名家。久练站桩推手则指力渐增，临床运用有不可思议之妙，无论是进针无痛，还是体会针感还是针刺补泻，都会有得心应手之感。就能更好地体会理解并践行《素问·宝命全形论》这段文字："凡刺之真，必先治神，五脏已定，九候已备，后乃存针；众脉不见，众凶弗闻，外内相得，无以形先，可玩往来，乃施于人。人有虚实，五虚勿近，五实勿远，至其当发，间不容瞬。手动若务，针耀而匀，静意视义，观适之变。是谓冥冥，莫知其形，见其乌乌，见其稷稷，从见其飞，不知其谁，伏如横弩，起如发机。"这段话，若无深厚的内功修养，很难理解体会，更遑论在临症时具体运用。

笔者在和研究分子免疫学的徐安龙先生私下交流时得知，他曾和一位武术前辈学习站桩，尽管工作繁忙，但还经常抽出时间练功。徐先生现任北京中医药大学校长，令人不解的是我们中医药大学针推专业的许多学生不练内功，让人情何以堪。

如何练针练指力

强调内功修炼在针刺中的作用，并不是忽视手法的重要性，而是要求针刺手法更熟练。实际上，内功修炼对针刺手法的掌握也是有很大帮助的，内功术与针刺相结合的特点是：神意气力的有机统一，使施术者能更好地体察针下感觉，驾驭经气，以达到"上守神"的高深境界。在针刺之前，施术者要首先进入练功状态："心无外慕，如待贵人，不知日暮"，"如临深渊，手如握虎，神无营于众物"，运气于指，然后再行针刺。"经气已至，慎守勿失，深浅在志，远近若一。"行补法之时，除用向下向内的指力之外，意会将正气注入病人体内，取"虚者补之"之意也；行泻法之时，除用向上向外的指力外，意念以自身的功力将病人的邪气从其体内驱除，取"实者泻之"之意也。实际上，具体意念的运用是比较复杂的，而且与施术者所练功法有关。如何才能达到以上要求呢？针刺的基础练习是首先在各种不同的材料上练习毫针针刺，初学者可用纸团，进而选用较薄较软的橡皮，再选用较硬较厚的橡皮练习进针，进一步选用废胶片软木塞及各种皮革等材料练习，以模拟不同的人体组织，逐渐增强自己的指力。然后可以练习用毫针扎穿银行卡，即便是我教授经筋班的中医粉，我也要求用直径

0.25mm 粗的针灸针扎穿银行卡，大家开始都认为不可能，但三天结束时，会有好几位学员能够做到，去年暑假有一期经筋班约三分之一学员能用直径0.25mm 粗的针灸针扎穿银行卡。在此基础上再练习针刺的准确性，我们可以在一张白纸上画一十字，如何飞速将毫针刺入，看看是否每次都扎到交叉点上，如此反复练习，则越扎越准确。

有网友说："足少阳的丘墟透足少阴的照海，这个难度不是一般大，曾看书上说贺老擅用，那天遇一教针灸的学院派老师，说不可能透得过。我认为既然贺老能透，就肯定能透，昨天中午一咬牙，给自己透刺成功！痛得眼泪哗哗的。"其实，如果按照上述方法练习，丘墟透照海并非难事，如果手法熟练，除了踝关节外伤严重粘连者外（绝大多数也能透过去），基本每个患者都能很容易透过去。

无痛进针

需要强调的是，多数年轻针灸医师的指力离内功针刺的要求相差甚远，故在进针时会出现不同程度的疼痛，难以取得患者的配合。此外，若无足够的指力，则很难随心所欲地控制针具，因而不能取得理想疗效。笔者在欧洲从事针灸工作的两年多时间里，对此的体会是很深刻的。因为欧美人较为娇气，故除了内功修炼之外，严格的指力练习也是必不可少的。众所周知，人体的手足及面部的痛觉较为敏感，尤其是在某些疾病，如三叉神经痛及周围性面瘫恢复期等，往往会出现痛觉过敏的现象。部分病人因惧怕疼痛而中断治疗，有的病人开始即因惧针而拒绝针刺，使得一些本来可以针刺的患者失去了治疗机会，殊为可惜，所以无痛进针法有其特有的临床应用价值。所谓无痛进针，是相对而言的，绝对的进针无痛是不现实的。故我们所说的无痛进针是指相对无痛，病人在接受针刺时虽感到针体刺入，但并不感到痛苦，同时加以心理暗示或转移其注意力，甚至使其不知针已刺入，因而消除了对针刺的恐惧。面部等处虽然痛觉敏感，但因其皮肤较他处易于进针，也为无痛进针提供了有利条件。如何才能做到无痛进针呢？首先要求基本的针治手法纯熟，指力深透。具体进针方法是：运力指端，凝神定意，利用手腕的抖动，使针迅速刺入皮肤，在刺入的瞬间，使其呈螺旋状进入，术者应周身松和，不可有丝毫僵紧处，使动作完成协调自然而迅捷，随心所欲地控制刺入的力量大小、针刺的深浅，准确无误地刺入选定的腧穴。此种针法使用的针具宜稍短，一般以一寸以下为宜，以便操作时得心应手。

针刺基础练习到一定程度后，则指力、腕力会有很大的提高，但距无痛进针尚有较大的距离，若要进一步提高进针水平，则应进行内功修炼。主要是中国武术内家拳法的练习，如形意拳、八卦拳、太极拳及大成拳等。通过武术中的桩功、试力以及推手、发力等修炼，使术者真气充盈，并可随时运气指端，所谓意到气到，气到力到，在用意不用力的情况下，内劲透达指端，并通过针尖作用于人体。可以想象，通过控制运用武术内功所产生的爆发力，以针尖作用于人体，刺入过程自然快而无痛。武术内家拳法讲究螺旋力，其特点是力量深透和方向稳定，这与子弹的运动轨迹有类似之处，所以在进针的瞬间是呈螺旋状刺入的。在针刺之时，要求术者神不外溢，意不露形，周身放松，沉肩坠肘，气贯周身，运力指端。以武术的轻微的发力动作，轻松自然地将针刺入人体，病人多无痛感，在此基础上再施以各种手法。如是则可更准确地取穴及运用各种手法，"知为针者信其左"，即指左手取穴要体会按压穴位的反应，"其气之来如动脉之状"，这样再进针则容易取得疗效。

在手法的基础之上，进一步则要求做到治神、守神及以意和之。治神主要是指施术者要控制病人的"神"，亦即精神状态，使之朝着有利于疾病康复的方向转化，所谓"得神者昌，失神者亡"。守神则是指施术者在针刺之时要精神内守，如是才能体会到针下之虚实，气血之有余与不足，进而用意念控制针刺的感传，最后可以使患者经脉通畅，气血运行恢复正常。而大成拳"重精神、重意感"的修炼，与以上要求是完全一致的，推手对人的控制与针感的控制亦有相通之处。实际上，真正做到气至病所及治神与守神，并非易事，非有多年的临床实践，确实不易做到，而内功修炼则可大大地缩短这一过程。

内功针刺点穴的明劲、暗劲与化劲

针刺手法和点穴手法可以分为明劲、暗劲与化劲三个层次。初学者（也就是"粗工"）为明劲阶段，要严格按各种手法要求操作，所以《灵枢·九针十二原》讲"粗守形"。达到暗劲层次即可摆脱针刺手法的限制，将各种手法烂熟于心中，在临床实践中较为自由地操作。达到化劲层次，

99

也就是《灵枢·九针十二原》所说的"上守神"境界，临症时可以随心所欲地运用各种手法，也就是《灵枢·九针十二原》所说的："迎而夺之，恶得无虚？追而济之，恶得无实？迎之随之，以意和之，针道毕矣。"这时完全用意念控制手下的针具，也就是"以意和（在这里读［hè］，其意和谐地跟着唱，如曲高和寡）之"，已经忘掉具体的针刺及点穴手法了。说道针灸点穴大家会比较难于理解，用开车来比喻就好理解了，我们知道，真正的老司机开车绝对不会考虑如何操纵方向盘等技术问题，全凭感觉来开车。如果开车时还考虑打轮及如何刹车等技术问题，那肯定是个新手，针灸及点穴按摩也是一个道理，所以内家拳讲"有形有意都是假，技到无心方见奇"。如果将武术内功比作核能的话，用于技击点穴则为核武器，用于点穴治病则如同核能发电。内在功夫是一样的，只是运用方法不同而已。

王芗斋先生在《大成拳论》中论述到："点穴之说，世人都以为奇，有云穴道者，有云时间者，其种种之纷论不已，闻之令人生厌而欲呕，所论皆非也。盖双方较技，势均力敌，不必曰固定之穴，不易击中，即不论何处，击中甚难，如仅以某穴之可点，再加以时间之校对，则早为对方击破矣。总之若无拳中之根本能力，纵使其任意戳点，亦无所施其技，即幸而点中，亦无效果。若已得拳中之真实理力，则不论两肋前胸之某一部位，一被击中，立能致死。非有意之点穴，而所击之处，则无不是穴。若仅学某处是穴，某时可点，其道不愈疏远乎。"

初学针灸点穴按摩者必须熟悉手法从明劲儿开始练起，待有相当基础之后，再将明劲儿转换成暗劲儿，以后随着临床经验的丰富以及内功的深入，逐渐进入化劲儿阶段。然必须明师口传心授，学者心领神会。正如《周易·系辞上》所说："化而裁之存乎变，推而行之存乎通，神而明之，存乎其人。"形意拳巨擘郭云深老先生论述形意拳有三种练法理论，其中的明劲、暗劲、化劲理论完全可以指导针灸点穴按摩。今将郭云深老先生的三层道理，三步功夫，三种练法介绍于后：

1. 三层道理　①练精化气；②练气化神；③练神还虚（练之以变化人之气质，复其本然之真也）。

2. 三步功夫

（1）易骨：练之以筑其基，以壮其体，骨体坚如铁石，而形式气质，威严状似泰山。

（2）易筋：练之以腾其膜，以长其筋（俗云：筋长力大），其劲纵横联络，生长而无穷也。

（3）洗髓：练之以清虚其内，以轻松其体，内中清虚之象：神气运用，圆活无滞身体动转，其轻如羽（拳经云：三回九转是一式，即此意义也）。

3. 三种练法

（1）明劲：练之总以规矩不可易，身体动转要和顺而不可乖戾，手足起落要整齐而不可散乱。拳经云："方者以正其中"即此意也。

明劲者，即拳之刚劲也。易骨者，即练精化气，易骨之道也。因人身中先天之气与后天之气不合，体质不坚，故发明其道。大凡人之初生，性无不善，体无不健，根无不固，纯是先天。以后，知识一开，灵窍一闭，先后不合，阴阳不交，皆是后天血气用事，故血气盛行，正气衰弱，以致身体筋骨不能健壮。故昔达摩大师传下易筋洗髓二经，习之以强壮人之身体，还其人之初生本来面目。后宋岳武穆王扩充二经之义，作为三经：易骨、易筋、洗髓也。将三经又制成拳术，发明此经道理之用。拳经云："静为本体，动为作用"，与古之五禽、八段练法有体而无用者不同矣。因拳术有无穷之妙用，故先有易骨、易筋、洗髓，阴阳混成，刚柔悉化，无声无臭，虚空灵通之全体。所以有其虚空灵通之全体，方有神化不测之妙用。故因此拳是内外一气，动静一源，体用一道，所以静为本体，动为作用也。因人为一小天地，无不与天地之理相合，惟是天地之阴阳变化皆有更易。人之一身既与天地道理相合，身体虚弱，刚戾之气，岂不能易乎？故更易之道，弱者易之强，柔者易之刚，悖者易之和。所以三经者，皆是变化人之气质，以复其初也。易骨者，是拳中之明劲，练精化气之道也。将人身中散乱之气，收纳于丹田之内，不偏不倚，和而不流，用九要之规模锻炼，练至于六阳纯全，刚健之至，即拳中上下相连，手足相顾，内外如一。至此，拳中明劲之功尽，易骨之劲全，练精化气之功亦毕矣。

（2）暗劲：练之神气要舒展而不可拘，运用要圆通活泼而不可滞。拳经云："圆者以应其外"即此意也。

暗劲者，拳中之柔劲也（柔劲与软不同：软中无力，柔非无力也），即练气化神、易筋之道也。先练明劲，而后练暗劲，即丹道小周天止火再用大周天功夫之意。明劲停手，即小周天之沐浴也。暗劲手足停而未停，即大周天四正之沐浴也。拳中所用之劲，是将形气神（神即意也）合住，两手往后用力拉回（内中有缩力），其意如拔钢丝。两手前后用劲：左手往前推，右手往回拉；或右手往前推，左手往回拉，其意如撕丝绵；又如两手拉硬弓。要用力徐徐拉开之意。两手或右手往外翻横，左手往里裹劲。或左手往外翻横，右手往里裹劲，如同练鼍形之两手，或是练连环拳之包裹拳。拳经云："裹者如包裹之不露"。两手往前推劲，如同推有轮之重物，往前推不动之意，又似推动而不动之意。两足用力，前足落地时，足跟先着地，不可有声。然后再满足着地，所用之劲，如同手往前往下按物一般。后足用力蹬劲，如同迈大步过水沟之意。拳经云："脚打踩意不落空"，是前足；"消息全凭后脚蹬"，是后足；"马有疾蹄之功"。皆是言两足之意也。两足进退，明劲暗劲，两段之步法相同。惟是明劲则有声，暗劲则无声耳。

（3）化劲：练之周身四肢动转，起落、进退皆不可着力，专以神意运用之。虽是神意运用，惟形式规矩仍如前二种不可改移。虽然周身动转不着力，亦不能全不着力，总在神意之贯通耳。拳经云："三回九转是一式"即此意义也。

化劲者，即练神还虚，亦谓之洗髓之功夫也。是将暗劲练到至柔至顺，谓之柔顺之极处，暗劲之终也。丹经云："阴阳混成，刚柔悉化，谓之丹熟"。柔劲之终，是化劲之始也。所以再加上功夫，用练神还虚，至形神俱杳，与道合真，以至于无声无臭，谓之脱丹矣。拳经谓之"拳无拳，意无意，无意之中是真意"，是谓化劲。练神还虚，洗髓之工毕矣。

化劲者，与练划劲不同。明劲暗劲，亦皆有划劲。划劲是两手出入起落俱短，亦谓之短劲。如同手往墙抓去，往下一划，手仍回在自己身上来，故谓之划劲。

练化劲者，与前两步功夫之形式无异，所用之劲不同耳。拳经云："三回九转是一式"，是此意也。三回者，练精化气、练气化神、练神还虚，即明劲、暗劲、化劲是也。三回者，明、暗、化劲是一式；九转者，九转纯阳也。化至虚无而还于纯阳，是此理也。所练之时，将手足动作，顺其前两步之形式，皆不要用力，并非顽空不用力，周身内外，全用真意运用耳。手足动作所用之力，有而若无，实而若虚。腹内之气所用亦不着意，亦非不着意，意在积蓄虚灵之神耳。呼吸似有似无，与丹道功夫，阳生至足、采取归炉、封固停息、沐浴之时呼吸相同。因此，似有而无，皆是真息，是一神之妙用也。庄子云："真人之息以踵"，即是此意，非闭气也。用工练去，不要间断，练到至虚，身无其身，心无其心，方是形神俱杳，与道合真之境。此时能与太虚同体矣。以后练虚合道，能至寂然不动，感而遂通，无入而不自得，无往而不得其道，无可无不可也。拳经云："固灵根而动心者，武艺也；养灵根而静心者，修道也"。所以形意拳术与丹道合而为一者也。

针刺不一定要针下得气

通过以上历代文献及《内经》原文的分析可以看出，《黄帝内经》中"气至"的真正含义是"邪气去谷气至"，其判断标准是针刺前后脉象的变化，而非医者手下的沉紧感或患者局部针感及感传，后者只是针灸过程中的一种现象或"气至"过程中的一个阶段，并非是针刺过程的必然现象。如《灵枢·官针》有云："半刺者，浅内而疾发针，无针伤肉，如拔毛状，以取皮气，此肺之应也。"这里的半刺法并没有要求"针下得气"。据笔者三十余年的临床观察，针感强疗效未必一定就好，尤其是临床常用的腕踝针与腹针等针法中，均不要求出现针感，但疗效却十分突出，由此也可以证明针刺不一定要出现针感才有效。笔者在欧洲工作两年多的时间里，曾遇到过相当一部分的惧针患者，当时应用内功针刺法中的无痛进针法，以极轻手法治疗，虽然基本上没有针感出现，然而许多病的疗效却出乎患者的意料。在国内也有许多患者因惧怕针感而拒绝针刺治疗，尤其是年轻患者。更有甚者，有人宁可接受火针和放血等治疗，也不愿接受毫针，就是因为惧怕毫针"针下得气"的针感。从某种程度来讲，片面的追求针感，是造成了针灸患者群萎缩的主要原因之一，这不能不引起我们的重视，我们要有危机感。由此可见，正确理解《黄帝内经》中"气至"的真正含义，避免过强刺激，尽可能地减少患者无谓的痛苦，对于正确指导针灸临床，乃至于对于针灸事业的发展，都有着非常重要的意义。过强的刺激会使许多人产生不适，甚至症状加重，应该尽量避免，比如前几周这位在读研究生的治疗过程。

我是北京中医药大学 11 级中西医结合 B 班的一名学生，于 2015 年 3 月份的时候开始失眠，每天睡 3 ~ 4 个小时，睡眠质量差，睡眠深度浅。今年 5 月份胥老师为我们班教授针灸课，课后到针灸科实习时请老师治疗。老师运用经筋系统理论为我针刺腰背部经筋，当针刺我的腰部时，感觉到强烈的酸麻胀痛，从腰窜到脚，当时围观的同学描述我的腿竟反跳踢到他们的衣服。由于我本身是一个比较敏感的人，并且之前从未体验过老师的快针手法，而且老师用的手法也比较重，以致针刺后我的整条腿都是疼痛麻木

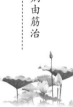

的，老师说针刺后先不要过多运动，过 2～3 天这种感觉就会消失。于是回去后我避免过度的运动，心想着我的睡眠应该会逐渐改善的，但是过了 3 天我的腿还依旧是酸胀麻木的，甚至影响到了我的睡眠，本来每晚可以睡 3～4 个小时，但现在只要一个姿势稍稍待时间长一点，不到半个小时整条腿就会有异常的麻木感，导致一整晚都无法入睡。之后我试着采取一些方法如短时间的跑步、功能锻炼、按摩等，但都无法改善我的腿部麻木感。渐渐地我有些灰心了，心想着失眠不但没治好，反而又增加了腿部的疾患，我开始怀疑老师的治疗：是不是位置找错了，扎到了神经把神经扎坏了，是不是手法有问题方向刺错了，等等，一系列问题。再过了两天情况还是没有改善，我就找到了老师说了自己的情况，老师说开始也没有想到我的反应会这么大，持续时间会这么长，就说再观察几天看看，由于没有太好的解决办法，之后我也没采取任何措施，只是静静修养。等过了几天（距离我治疗的时间将近一周），我腿部的麻木感渐渐消退，睡眠也有了很大的改善，现在我每天都有至少 7 个小时的良好睡眠。真心感谢胥老师为我治疗，解决了我的疾患，排除了我的困扰。

这位实习生就比较敏感，因为是师生关系，所以有互信，我说的话她能相信并理解。如果是普通患者，很容易误解并影响患者情绪，会使患者紧张焦虑，结果失眠可能会更加严重。

一般说来，初诊患者可以轻些刺激，效果不理想的话再适度加强刺激，比如弟子刘璐记载的这个病例：

一位 35 岁的年轻女性患者，自高中住校以来，因为饮食不规律造成消化不良，但一直没有治疗，2、3 年前，消化不良的症状加重，自己感觉血不够用，面色晦暗无光，心情低落，去北京某三家医院就诊，医生开八珍益母丸，但服用后腹泻，遂停药。月经行经期长、淋漓不尽，心情低落，易怒，排便不畅快，脸上长斑、长痣，面色晦暗，2013 年 7 月发现左胁肋部突出，并且吃东西以后左胁肋处胀气明显高于右边，经辗转治疗无明显效果，后于 9 月份找胥老师就诊。第一次快针针刺背俞穴及颈背腰部筋结，针刺较浅，效果不甚理想。第二次开始适度深刺，患者自觉针感可以从腰背放散到腹部。经几次治疗，左胁肋部胀气逐渐减轻，自己感觉胀气向后背移动，并逐渐消失。治疗到 10 月份时胀气完全消失，左胁肋部的高度恢复正常，并且吃东西以后也不再胀气。再经过几次针刺治疗，面色有光泽了，脸上的斑、痣明显变淡，消化不良的症状得到改善，心情较原来开朗许多，患者自述：“原来我不能去人多的地方，觉得特别不舒服，就愿意自己呆着，现在也愿意跟人交流了，心情好了许多。并且以前眼袋特别明显，在胥老师这里治疗以后，尽管有熬夜的情况，但是眼袋也不是很明显了。最不可思议的是下巴上的痣，我以为长上应该就下不去了，没想到这东西还能消，真神奇！”

针刺的刺激量问题

关于针刺的刺激量问题，《灵枢·九针十二原》说得很清楚：“刺之而气不至，无问其数。刺之而气至，乃去之，勿复针。”说明针刺的刺激量不可能客观化，只能根据患者的反应来决定。几个月前，一位负责电影服装的朋友因为严重失眠找我治疗，大家都知道，搞艺术的人都极其敏感，尤其是女性。这位朋友说她曾经晕针过，所以对针刺很恐惧，我说晕针很正常，她说不是一般的晕针，是针刺后昏迷送到医院急诊抢救过，这时我才意识到她晕针问题的严重性。于是在给她轻轻点按颈背部后，用极细的直径0.25mm的一次性针灸针在其颈背部如蜻蜓点水般快速点刺，结果效果很好。第二周复诊，兴高采烈地告诉我说，从来没睡这么好过。上周本来在广州拍电影，还专门坐飞机回来扎针。关于针刺的刺激量问题，每个人的体质及敏感程度不一样，所以针刺手法及刺激强度也完全不同。

下面是弟子郑景文的一段感悟：每个人有着不同的性格，每个人都有着各自不同的身体素质，这两者有什么关系吗？先和大家说一说发生在老师诊室里的故事。上周有一位来自辽宁的30多岁男性患者，找胥老师看病，当时老师问他，是第一次来看病吗？他说不是，两个多月前因颈部及腰部经筋不适找老师扎过一次针，治疗后特别舒服，一直未犯，后因工作劳累，感觉不舒服了，才再次找到老师。老师听了也很惊奇：“隔了两个多月都没犯过，你要不再来，我还以为治疗效果不好呢”。假如病人没有反馈，医生是很难知道治疗后能有多大的效果。接着老师给病人扎针：用一寸半的短针刚进入病人身体，病人连喊疼，疼，疼！老师看病人如此敏感，换用更细更小的一寸针，病人稍好点，但仍觉疼痛，每次刺入都会全身颤动，一旁的我们也暗暗吃惊，此人竟对针刺如此的敏感。治疗完毕，患者感谢老师，回去了。闲聊时老师和我们说：临床上有个很有趣的现象，有时候对针刺越敏感，效果越好，像刚才那位病人，才针刺一次，筋疾两个多月都未犯，而有的病人针刺没感觉，效果就差些。我们也注意到，有时候老师给有的患者用0.53mm的粗针治疗（看着都挺吓人的），患者都不觉得有多疼痛，我们那时觉得这病人意志力好坚强啊！战争时期肯定不会当汉奸。老师说：不疼不能体现意志力坚强，只有疼，而又能忍才算意志坚强呢。不知大家有没有感觉：其实每个人对疼痛的敏感程度是不一样的，有的人对一丁点疼痛都不能耐受，而有的人倒像有金刚不坏之身一样，耐受力惊人！不止是人与人有差别，就是同一个人的不同部位，敏感程度也是不一样的。一个很简单的道理，患病部位与对侧健康部位的感觉就是不一样。不知这是不是与人的神经敏感度有关，还是与人的性格有关。毕竟心宽体胖的人会被称为神经大条，比较心细敏感的人岂不被称为神经纤细。而且治疗上发现，对治疗反应越是敏感，治疗效果一般会更好。而治疗反应迟钝的，效果一般较差。不止是针刺，就是在用药上有时也是如此，对药物反应好的，有时候药物的副作用也会比较明显。所以老师会根据病人的敏感程度而选择不同的针具和刺激强度，以达到较好的治病效果。每个人的体质不同，敏感程度也大不一样，所以对针刺的耐受程度也迥异。因此在临症时必须根据每位患者的具体情况施针。

我们知道，方药的运用是有体质区分的，其实针灸治疗也是这样。同样的针刺强度，在不同病人身上会出现完全不同的反应。比如性格比较敏感的人，对针刺的感受常比一般人更加强烈，这样的病人，疗效一般也会比较显著。

记得有一位男性抑郁症患者，三十多岁，情绪容易激动，比较敏感，家人言语稍有不慎就会触怒他，招致打骂。最初该病人是因为背腰部不适前来就诊，在其脊柱阿是穴快针治疗时，虽使用极细的毫针，病人针感十分强烈，一针下去，立即无法承受。接下来的几次治疗，循序渐进，能够承受的刺激量和针数也逐渐增多，但是每扎一针总要休息一两分钟才能继续针刺。而且病人自己对于针感的描述很准确，对每一针的体会都比一般人要强烈得多。随着治疗的深入，病人背腰部不适感有明显改善，令人诧异的是，他的精神情绪也大有改观，和我聊天，也常常会有爽朗的笑声。

也有的患者对针刺非常不敏感，即使是粗针针刺也总感觉不够强度，对这样的病人，每治疗一次都很费力气。仔细观察，会发现这样的病人，性格往往大大咧咧，比较豪爽。疾病的发生与整个人的心理状态、身体状态密切相关、互相影响。一个人的性格和心理状态，经常能相应地反应在经筋上：容易紧张的人，经筋也相对紧张；诸事不顺心，烦躁苦闷的病人，经筋也不会柔和。同样，针灸治疗，在缓解经筋紧张的同时，也在某种程度上影响着人的心理状态。

针刺的留针问题

关于针刺的留针与否问题，在《黄帝内经》中有很多论述，有留针者，有不留针者。其中《灵枢·九针十二原》中的观点具有代表性："刺诸热者，如以手探汤；刺寒清者，如人不欲行。"

以上话语一般理解为热性病留针时间宜短，寒性病留针时间宜长。因为许多人错误地将"汤"理解为热水。如缺卷覆刻《黄帝内经太素》解释为："刺热者，决泻热气不久停针徐引针，使病气疾出，故如手探汤，言其疾也；刺寒者，久留于针，使温气集补，故如人行迟若不行，待气故也。"

实际上，"汤"在这里指的是开水，否则就不需要"探汤"了，探是试探的意思，因为是开水，所以必须先试探而不是直接将手伸入水中。这个开水意思在现代汉语里还有存留，如赴汤蹈火、扬汤止沸。说明针刺治疗热证不仅不需要留针，而且必须快速浅刺，绝不能留针。如《类经》注释为："《灵枢·九针十二原》篇，此以下皆言刺治诸病之法也。如以手探汤者，用在轻扬，热属阳，阳主于外，故治宜如此。如人不欲行，有留恋之意也。阴寒凝滞，得气不易，故宜留针若此。"

山东中医学院主编的《针灸甲乙经校释》对"如以手探汤"的解释比较到位："刺一切外因热病，针当浅刺快出，好像手探热汤，一触即还。刺阴寒凝滞的病，应当深取留针，静待气至，好像行人有所留恋，不愿走开一样。刺正气虚的病，要用随其气去以济之的补法……"

问题是"如人不欲行"就是留针吗？"不欲行"不等于"不行"，如"不欲上班"不等于"不上班"，恰恰说明必须要上班，"人不欲行"恰恰说明必须"行"而不能停留。所以说，"刺诸热者，如以手探汤"讲的是快针速刺，"刺寒清者，如人不欲行"说的是缓缓施行针刺手法然后缓缓出针，也是不留针。

"刺诸热者，如以手探汤；刺寒清者，如人不欲行"是对《灵枢·九针十二原》："刺之微，在速迟。"具体阐述与说明。《说文》："迟，徐行也"。"不欲行"是"徐行"的意思，说的是"刺之微，在速迟"里面的"迟"，

107

而"以手探汤"则说的是"刺之微，在速迟"里面的"速"。

关于留针时间的长短，在《灵枢·经水》篇有明确的规定："足阳明，五脏六腑之海也，其脉大血多，气盛热壮，刺此者不深弗散，不留不泻也。足阳明刺深六分，留十呼。足太阳深五分，留七呼。足少阳深四分，留五呼。足太阴深三分，留四呼。足少阴深二分，留三呼。足厥阴深一分，留二呼。手之阴阳，其受气之道近，其气之来疾，其刺深者皆无过二分，其留皆无过一呼。"正常成年人在平静时的呼吸频率约为每分钟 16～20 次，留十呼也不过 30 秒，留一呼不过 3 秒钟。

笔者最早见到徐笨人老师就不留针，他说我的门诊就一张床，都用快针治病。我的老师卢鼎厚先生以前是留针至针感消失，后来也不留针了。

历史上针刺时不留针的医师很多，比如陈寿所著的《三国志》记载："若当针，亦不过一两处，下针言：'当引某许，若至，语人。'病者言'已到!'应便拔针，病亦行差。"

据《旧唐书》记载："甄权，许州扶沟人也。尝以母病，与弟立言专医方，得其旨趣。隋开皇初，为秘书省正字，后称疾免。隋鲁州刺史库狄嵌苦风患，手不得引弓，诸医莫能疗。权谓曰：'但将弓箭向垛，一针可以射矣。'针其肩髃一穴，应时即射。权之疗疾，多此类也。"

清代魏之琇《续名医类案》引宋代张舜民《画墁录》所记载宋仁宗喜好针灸之事，可见不留针治疗在当时是常态："嘉佑初，仁宗寝疾，用针自脑后刺入，针方出，开眼曰：'好惺惺!'翌日，圣体良已，自尔以其穴为'惺惺'。仁宗尝患腰痛，李公主荐一兵治之。用针刺腰，才出，即奏曰：'官家起引!'上如其言，行步如故，赐号'兴龙穴'。"

筋柔百病消

针刺不是简单的机械刺激

这是弟子程延君写的关于练针的体会，可见针刺并非简单的机械刺激，应该以内功修炼为基础，在守神的基础上运气指端，然后针刺。

胥老师平时多叮嘱我们练针，我们几个徒弟也常常"互扎"，交流改进针法。昨天小李和小郑、我三人练针，各自感受不同，关于什么样的针法才是准确有效的，大家乱讨论了一通，有的觉得扎针后皮肤发红为好，有的觉得酸胀感强烈比较好，莫衷一是，今天跟诊，要求胥老师给我扎几针感受一下，对比之前小李、小郑给我扎针的感觉，确实有些不一样。

首先，老师的针很快，针的进出基本上没有感觉，其次，进针后感觉到的针入筋结病灶，一大块或酸或胀或麻，然后是过电感传随针尖方向传向不同地方。总之，针感从进针时就是一块儿一块儿整体出现的，我们的针法，更像是在"扎小人儿"，刺肉感比较明显。我觉得这是一个准头的问题，我们的针透皮后得探半天，探到针下感到筋结的，就是胥老师说的"扎软木头的感觉"，这时被扎的人会有一些酸胀麻的感觉。这些所有的感觉都是其次，胥老师给我扎针，感觉虽然比较强烈，但是没有感觉不舒服或者针在肉里的别扭。胥老师的病人，也多是针感很强，但绝对不会感觉不舒服，我觉得这一点才是最牛的。针灸这东西试了才知道，这下知道我们差的那一点点在哪里了，大家互勉啊！

如何预防筋的损伤

我们在日常生活中，偶然一两次的经筋损伤是很常见的，一般也能很快恢复，这是因为人体具备强大的自愈系统。但是如果经筋处于长期反复损伤或是经常感受外界的风寒湿邪，经筋就会变得僵硬、紧张、痉挛，进而产生粘连的软组织，也就是筋结，这些筋结往往很难自我修复，所以就产生疼痛、麻木等诸多经筋疾病。

在临床中发现，经筋病与某些职业、某些不良的生活习惯有密切的关系。比如办公室人员长期低头伏案工作，或是使用电脑，就容易造成手足太阳、少阳经筋的损伤，最后形成颈肩部的劳损、疼痛。平时工作以用右手为主的人，右肩肘部很容易出现劳损。现在很多青少年长期面对电脑，用鼠标姿势不良还会得腕管综合征。所以，为了预防经筋病，这些人都应该经常变换工作姿势，间断休息，让颈肩部的经筋得到休息和放松。在用电脑的时候，每半个小时，最多一个小时要站起来，休息或是活动一下，向窗外看一看。有时候还可以刻意多用左手使鼠标，一来是避免右手经筋损伤，二来对大脑也是一个良好的刺激，可以锻炼大脑左右半球的协调能力，青少年可以提高大脑的灵活度，老年人可以预防痴呆。

说到这里，我不得不提醒一下，大家总有一个认识上的误区，以为经筋病就是中老年人的疾病，与年轻人和小孩子没有什么关系，其实现在社会，各种年龄段的人都会得经筋病，尤其是青少年愈来愈高发，这与社会变化——多用手机、电脑、空调，少锻炼是有很大关系的，所以家长们千万不要忽略这一点。

避免运动损伤

在各种体育活动中发生经筋疾病的病例十分常见，这是由于大家不能正确地锻炼所导致。不管是中老年人，还是年轻人，在任何体育锻炼之前都应该有 5 ~ 10 分钟的热身活动。我们在电视上常常可以看到，那些专业的运动员，技术再纯熟，身体再灵活，在比赛前或是运动前都要进行热身运动。但是很多人，尤其是年轻人会觉得这几分钟的热身运动很多余，自己又不是专业的运动员，所以没有必要，其实这种想法是错误的。有专家曾经做过考察，结果发现，我们人体的同一块肌肉在收缩状态和松弛状态下对同一重量的拉力反应和适应能力是不一样的。在松弛状态下，拉力反应比较弱，在收缩状态下，肌肉就不容易从附着点上撕脱。所以说，如果肌肉处于松弛状态，就很容易出现撕脱损伤。

什么意思呢？打一个生活中的比喻大家会好理解一些，在踢足球的时候，假如对方突然一脚把球踢过来，踢到你的头上，你没有精神准备，全身的肌肉很被动，你的头颈部就很容易受伤。但假如说，这个球过来以后，你是主动用头去顶这个球，或者用头的摆动来传球，那么因为你此时头颈部的肌肉处于主动的收缩状态，头颈部就不容易受伤。

咱们在搬重物的时候也有类似的体会，一般人都要先活动活动肩部，转转腰部，实际上这都是很好的经筋准备活动，这样的话就不太容易出现损伤。像干体力活的人肌肉比较发达，经常活动，经筋是不容易拉伤的。恰恰是那些不常活动的年轻人最容易因为某个不大不小的活动，出现损伤。我曾见过一个有点极端的例子，火车上，一个年轻的小伙子用两只手把火车车窗的玻璃提起来，突然腰就动不了了，最后不得不住院。还有人就是因为侧身拾地上的拖把，结果把腰扭伤了。听起来好像很奇怪，其实这些病例临床上并不罕见。所以大家一定不要小看这几分钟的热身运动，它能够让身体的经筋慢慢适应从轻到重、从低到高、从小到大的各种幅度、频率、强度的体育运动，可以大大减少肌肉突然或过度的拉伸屈转而造成的急性经筋损伤。

骨骼肌受到主动收缩力或被动牵拉力时，其应力点基本在肌肉的起止点处，中医称作筋结点，这里也正是劳损的主要部位。其中的肌肉起点处更容易受到损伤，这好比一条小船用缆绳系在岸上，当一阵大风刮来时，缆绳哪里容易被拉断？当然是岸上固定缆绳的地方，这里相当于肌肉的起点，而缆绳与船连接处相当于肌肉的止点。这样我们就理解为什么腰骶部肌肉容易出现损伤了，因为这是许多骨骼肌的起点。

此外颈椎、腰椎横突及四肢关节周围等处是许多骨骼肌的起止点，很容易造成损伤，是常出现结筋病灶的部位，所以也是常用的治疗部位。与此相同，神经纤维管、骨性纤维管、腱鞘、滑液囊、滑车、籽骨等也是容易出现结筋病灶点的部位。

我们从出生到身体发育成熟，身体的负重能力是在自然状态下逐渐加强的，这是一个循序渐进的锻炼过程。你看一个新生儿，开始仅能活动一下手脚，过几个月以后他可以翻身，逐渐能够爬，能够站立，他是用自身的重量来锻炼肢体和内脏的功能，到了童年就可以参加一定的游戏、体育运动等，逐渐增加身体负重的训练，人体的经筋系统也在不断地锻炼，这完全是一个自然的过程，所以大人不要让小孩做超出他负荷的体育运动，那样对孩子的身体健康十分不利。由此我联想到体育比赛中有些运动员动作过度而受伤，严重的还有猝死，这些都是运动量大大超过了身体的承受能力，不仅经筋系统会受到很大的损伤，内脏系统也会出现很多问题，导致心脏等重要的器官不堪重负而衰竭。

所以，大家在体育活动前，应该首先做好充分的热身运动，迅速调整身体的肌肉去适应，达到全身总动员的紧张状态，进行总体的协调后进行适当的体育活动。不管是什么锻炼方法一定要量力而行，过度锻炼是达不到养生健身效果的，反而还会落得一身病。

远离风寒湿邪

前面我曾经说过，外界的风寒湿邪对经筋都会有影响。一般咱们在白天清醒的时候，相对来说会注意保持屋内室温的冷暖调节，即便不太注意，太凉了以后也能感觉到，这样就容易避免伤害。但是晚上睡着了，如果空调还开得太凉，或者窗户没关好，就很容易被风邪、寒邪长时间侵袭，引发一些疾病，如落枕、面瘫、肩周炎等，严重的还会影响到内脏器官的正常功能。有些人工作环境阴冷潮湿，经筋很容易出问题，比如长期居住在地下室的人。

冬天在室外活动一般不容易受风，就怕坐在窗户附近而窗户有有个漏风的缝隙，很容易受风。我们科原来的老主任一次发现有人将他身后的窗户开了一条缝，开玩笑道："你这是害我呢！"。关于"中风"，唐宋之前多从"外风"之说，金元四大家开始皆从"内风"。比如刘河间的"心火暴甚"，李东垣的"正气自虚"，朱丹溪认为"痰湿生热"。

其实《素问·风论》早就有"风中五脏六腑之俞，各入其门户所中，则为偏风"的记载。《灵枢·刺节真邪》："虚邪偏客于身半，其入深，内居荣卫，荣卫稍衰，则真气去，邪气独留，发为偏枯。"我曾当过"住院总"一年，负责全院 1300 张床位的针灸会诊任务，在针灸科病房工作十几年，有机会详细询问患者病史，发现许多脑梗及脑出血患者就是睡觉开风扇或吹空调感受风寒得的病，但你如果不仔细询问的话，许多患者及家属也忽略这一点。

大概 10 年前，我的一个朋友，30 岁，某天开车从杭州到上海，一路很疲劳，到上海之后，倒头就在沙发上睡着了，正好沙发对面有一个空调，开得很冷，他醒来的时候，发现自己已是半身不遂了，脑出血，也就是所谓的中风了。这是一个很典型的例子。中医常说："虚邪贼风，避之有时。"大家不可不预防这些邪气的侵袭，这对于预防疾病是十分有益的。

人在清醒时，阳气行于周身，即便感受风寒，患病一般也比较轻，比如盛夏酷暑时开车被空调冷风吹拂，很容易得面瘫。但人在睡眠时，阳气入于阴，这时受风的话得病就会比较重，比如中风。

阳气者，柔则养筋

《素问·生气通天论》论述到："阳气者，精则养神，柔则养筋。"大家注意一下，大凡阳气旺盛的人多精神饱满，经筋柔软有弹性。比如我们常讲小儿为纯阳之体，因为阳气旺盛，所以小孩身体柔软，精力充沛，不停地在动，但不累，哭完马上就笑。所以老子讲："载营魄抱一，能无离乎；专气致柔，能如婴儿乎。"你看小孩儿不怕冷也不怕热，因为阳气旺盛。有人说我又怕冷又怕热，是不是寒热错杂呀，其实这种情况多是阳虚。有人说我特别爱上火，爱上火的人也多为阳虚，因为阳虚，所以稍有寒邪侵袭就必须调动那点可怜的阳气出来与之对抗，身体又把握不好调多少，所以就上火了。就好比过去困难时期，女孩儿照相都把左手腕儿露出来，以显示自己有钱买上海牌手表，真有钱了就不用这样了。临床上见到许多阳气不足的患者，因为怕风，大夏天还捂得很厚，这种患者临床上并不少见，许多年轻学生很是不解，这是学生李亚勤写的跟诊记录：

2011 年夏天，在御源堂诊所，老师接诊一位中年女士，"畏风"症状明显，当时气温甚高，房间气温打得较低，还是会有"动则汗出"的情况，如此高温酷暑之下，该女士着装奇怪——春秋毛衫打扮，身着两件毛衣，外面还要套上挡风外套，惹人注目，进门即要求"照顾"，关闭空调和门窗方敢入内，其状仍是忐忑不安。不仅如此，该女士自述在颈肩部总是有风吹感，因此周身发冷，三伏天如处冰窖之中，甚是可怜。

通过针灸治疗和站桩锻炼，许多患者症状都得到改善甚至恢复正常。我习惯在诊查时先触摸下患者的尺肤，许多人尤其是一些年轻女孩儿的小臂及手往往是冰凉冰凉的。关于尺肤诊查，《素问·脉要精微论》论述到："尺内两傍，则季胁也，尺外以候肾，尺里以候腹。中附上，左外以候肝，内以候鬲；右外以候胃，内以候脾。上附上，右外以候肺，内以候胸中；左外以候心，内以候膻中。前以候前，后以候后。上竟上者，胸喉中事也；下竟下者，少腹腰股膝胫足中事也。"

现在往往天很冷了，许多女孩儿还穿超短裙。许多人露脐，这样阳气必然受损，经筋也容易受损，严重的话还可以导致宫寒不孕。因为世人体质以阳虚为多，阳虚则经筋就容易出问题。所以清代医家陈修园提出了"宁事温补，勿事寒凉"的治疗原则。

阳主阴从

关于阴阳的关系，《素问·生气通天论》论述到："阴平阳秘，精神乃治，阴阳离决，精气乃绝。"这几句话，教材一般解释为：阴与阳相互对抗、相互制约和相互排斥，以求其统一，取得阴阳之间的相对的动态平衡，称之为"阴平阳秘"。比如明代医家张介宾说："阴阳之理，原自互根，彼此相须，缺一不可，无阳则阴无以生，无阴则阳无以化。"

历代医家对"阴平阳秘"多解释为："阴气平顺，阳气固守，两者互相调节而维持其相对平衡。"但略嫌笼统。比如李中梓《内经知要·阴阳》："阴血平静于内，阳气秘密于外，阴能养精，阳能养神，精足神全，命之曰

113

治。"宋版《重广补注黄帝内经素问》林亿等新校正云："阴气和平，阳气闭密，则精神之用日益治也。"接近"阴平阳秘，精神乃治"原意。

笔者认为祝味菊先生阐释的最为精辟："阴不可盛，以平为度；阳不患多，其要在秘。"具体可以理解为体内的阴气不可以过多，而阳气则是越旺盛越好，关键在于能够固密。简而言之阴与阳的关系并不是并列的而是"阳主阴从"。正如卢崇汉老师所说："扶阳基于重阳，亦即以阳为主导的思想，而这个思想几乎贯穿了中国文化的始末。为什么重阳呢？因为这是生命之所需。"

如《周易·象辞》言："大哉乾元，万物资始，乃统天；至哉坤元，万物资生，乃顺承天"。张介宾也说："火，天地之阳气也，天非此火，不能生万物；人非此火，不能有生，故万物之生皆由阳气。""阳之为义大矣。夫阴以阳为主，所关于造化之原，而为性命之本者，惟斯而已。天之大宝，只此一丸红日；人之大宝，只此一息真阳。"

《素问·生气通天论》原文是这样的："凡阴阳之要，阳密乃固，两者不和，若春无秋，若冬无夏，因而和之，是谓圣度。故阳强不能密，阴气乃绝，阴平阳秘，精神乃治，阴阳离决，精气乃绝。"大家往往断章取义，忽略了"凡阴阳之要，阳密乃固，两者不和，若春无秋，若冬无夏，因而和之，是谓圣度。故阳强不能密，阴气乃绝"这段最为重要的前提。《素问·生气通天论》中还说"阳气者，若天与日，失其所则折寿而不彰，故天运当以日光明。是故阳因而上，卫外者也。"阳气对于人身而言，它是维系生命的根本，其重要性就像天与日一样不可或缺。我们常说万物生长靠太阳，当然人也不例外，往往阳光少的地方人就容易阴郁，比如英国。阳光多的地方人就热情，如意大利、法国。我常对经筋班学员讲，《我的太阳》一定是帕瓦罗蒂唱的，英国人唱不出来。

抱住阳气

只有阳气旺盛了，我们的身体才能达到"精则养神，柔则养筋"的理想状态。养护阳气，除了避风寒，少贪凉饮冷外，还要注意规律作息，少熬夜。积极的办法就是坚持站桩，因为站桩能够保护阳气，尤其是大成拳中的浑元桩。所以我提出"抱住阳气"的口号。《老子》讲："万物负阴而抱阳，冲气以为和"，如果从练习浑元桩的角度来理解，很容易体会这句话

筋柔百病消

的意境。但有许多患者根本不愿尝试站桩，宁肯去打高尔夫球，去健身房练器械，去跑马拉松，然后出现损伤再找我治疗。这正验证了《老子》的论述："上士闻道，勤而行之；中士闻道，若存若亡；下士闻道，大笑之。不笑不足以为道。"梁启超先生曾经说："古书说的故事野人献曝，我是尝冬天晒太阳的滋味尝得舒服透了，不忍一人独享，特地恭恭敬敬地来告诉诸君，诸君或者会欣然采纳吧！但我还有一句话：太阳虽好，总要诸君亲自去晒。"晒太阳如此，站桩也是如此。

一年前，一位50岁的女性患者来诊，也没什么大毛病，就是感觉整天没精打采，没精力没热情，什么都不想干。看见同学在微信里晒各种旅游照片等，她感到很无聊，觉得活着没什么意思。我说你这个病光扎针的话不太好治，在给她针灸治疗同时，建议参加站桩班集训，三天站桩班结束，她感觉两眼有神，腰及双下肢发凉消失了，站桩后感觉热乎乎的。回去坚持站桩，逐渐也有了精力，对生活也有了信心，对家人也热情了。没事儿还给家人保健按摩，最爱听的话就是你的小手还挺有劲儿！连他老公都来诊所表示感谢，后来也参加了站桩班培训。

《素问·四气调神大论》中有句我们耳熟能详的名言"春夏养阳，秋冬养阴"，一般解释为：人们以为春之温邪、夏之暑邪易伤阴，春夏当养阴；秋之凉邪、冬之寒邪易伤阳，秋冬当养阳。为何《内经》独强调"春夏养阳，秋冬养阴"呢？春温夏暑易伤阴，秋凉冬寒易伤阳，人之所共知。且于春夏，人们知养阴而不知养阳；于秋冬，人们知养阳而不知养阴。故春夏之际，有因求养阴却伤及阳者；秋冬之时，有因求养阳而伤及阴者。《内经》以世人之多疏忽，而善养生之圣人能识之，故言"圣人春夏养阳，秋冬养阴"，以顺从四时阴阳之变，是谓"以从其根"。

这种解释实际上并没有理解原文的语义，原文是这样论述的："夫四时阴阳者，万物之根本也。所以圣人春夏养阳，秋冬养阴，以从其根，故与万物沉浮于生长之门。逆其根，则伐其本，坏其真矣"。最初我们读到此处，一般都会产生疑惑，春夏季节为暖为热之时要养阳而秋冬季节为凉为寒之时要养阴。

实际上《四气调神大论》通篇中除了大家都熟知的养生应与时令相应和注意调养神志外，主要是强调养阳气，而并很少提到养阴。如无扰乎阳、必待日光、去寒就温，无泄皮肤等。尤其是我们前面反复强调的《素问·生气通天论》篇，文中反复强调阳气的重要性而很少论述阴气："阳气者，

115

若天与日，失其所，则折寿而不彰。故天运当以日光明。是故阳因而上，卫外者也。"

"春夏养阳，秋冬养阴"其实是互文，即上下文各言一语，其义互备。又如，《素问·生气通天论》："因于湿，首如裹，湿热不攘，大筋緛短，小筋弛长，緛短为拘，弛长为痿"。这几句话，唐代医家杨上善是这样解释的："如，而也。攘，除也。人有病热，用水湿头而以物裹人，望除其热，是则大筋得寒湿缩，小筋得热缓长。施，缓也，绝尔反。筋之缓疢，四肢不收，故为痿也。"实际上这也是互文，高等医药院校第五版《内经讲义》注释得很好："此句为互文。意为大筋、小筋或者收缩变短，或者松弛变长。"

我们看看《素问·四气调神大论》原文，就明白"春夏养阳，秋冬养阴"的本来含义了：

春三月，此谓发陈，天地俱生，万物以荣，夜卧早起，广步于庭，被发缓形，以使志生，生而勿杀，予而勿夺，赏而勿罚，此春气之应，养生之道也。逆之则伤肝，夏为寒变，奉长者少。

夏三月，此谓蕃秀，天地气交，万物华实，夜卧早起，无厌于日，使志无怒，使华英成秀，使气得泄，若所爱在外，此夏气之应，养长之道也。逆之则伤心，秋为痎疟，奉收者少，冬至重病。

秋三月，此谓容平，天气以急，地气以明，早卧早起，与鸡俱兴，使志安宁，以缓秋刑，收敛神气，使秋气平，无外其志，使肺气清，此秋气之应，养收之道也。逆之则伤肺，冬为飧泄，奉藏者少。

冬三月，此谓闭藏，水冰地坼，无扰乎阳，早卧晚起，必待日光，使志若伏若匿，若有私意，若已有得，去寒就温，无泄皮肤，使气亟夺，此冬气之应，养藏之道也。逆之则伤肾，春为痿厥，奉生者少。

以上四季养生，其要点无外乎是：

春三月，要夜卧早起，广步于庭，被发缓形，以使志生。

夏三月，要夜卧早起，无厌于日，使志无怒，使华英成秀，使气得泄，若所爱在外。

秋三月，要早卧早起，与鸡俱兴，使志安宁，以缓秋刑，收敛神气，使秋气平，无外其志。

冬三月，要无扰乎阳，早卧晚起，必待日光，使志若伏若匿，若有私意，若已有得，去寒就温，无泄皮肤。

筋柔百病消

"春夏养阳,秋冬养阴"如果不是互文的话,应该这样论述:"春夏养阴,秋冬养阳"。尤其是冬三月,十分强调无扰乎阳,早卧晚起,必待日光,使志若伏若匿,若有私意,若已有得,去寒就温,无泄皮肤。否则,就会"冬伤于寒,春必病温。"(《素问·阴阳应象大论》),正如晋代王叔和指出:"冬伤于寒,即时而发为伤寒,未即时而发,寒毒潜藏于体内,至春发为温病。"

关于"冬吃萝卜夏吃姜"这句话,一般养生学者会解释为:"夏天,人的阳气像大树一样,会浮在外面,而此时人体的五脏六腑很虚弱,内脏恰恰是最寒湿的,所以夏天一定要吃温热的东西。因此,汤里加上姜这种辛温的东西,会对人体起到一种保护的作用。人在冬天也有自保功能,身体把阳气全部收回来,用以保护内脏,这时候容易造成五脏六腑郁热的格局,吃些清凉顺气的萝卜就可以理顺气机。"夏天人体阳气趋于表是事实,但也并不意味着内脏就寒湿了。曾有患者咨询笔者,有人说夏天不能吃冰棍儿但冬天可以吃您怎么看,我说这纯属误导。我们都有体会,夏天比冬天更容易上火。我冬天多吃羊肉没事儿,但夏天多吃就会上火。冬天五脏六腑也不一定容易郁热,临床上冬天虚寒证比夏天要多,因为冬天人体更容易受到寒邪的侵袭。所以《素问·生气通天论》论述到:"因于露风,乃生寒热。是以春伤于风,邪气留连,乃为洞泄。夏伤于暑,秋为痎疟。秋伤于湿,上逆而咳,发为痿厥。冬伤于寒,春必温病。四时之气,更伤五脏。"

1996年,某省青年中医知识竞赛答案,把"冬吃萝卜夏吃姜,不劳医生开处方"这一谚语,作为"春夏养阳,秋冬养阴"的依据。谓生姜性热可以养阳,萝卜性凉可以养阴,貌似很有道理。因为我们许多人不明白,"冬吃萝卜夏吃姜,不劳医生开处方"这句话同样也是一个互文。其意是说一年四季,都应该多吃点萝卜和生姜。比如孔子说:"惟酒无量,不及乱,沽酒市脯不食。不撤姜食,不多食。祭于公,不宿肉。祭肉不出三日,出三日,不食之矣。食不语,寝不言。虽疏食菜羹瓜祭,必齐如也。"(《论语》)"不撤姜食",说明孔子一年四季都吃姜,并没有季节差别。大家想一想,"冬吃萝卜夏吃姜,不劳医生开处方"这句话,如果不用互文的话如何表述?包括我们平时口语说的"房前屋后,栽花种树"都是互文,你总不能说这里的"房"和"屋"涵义不一样吧。

肝主筋，保肝就是护筋

还有大家情绪不好的时候，经筋也容易损伤，这个我前面曾经讲过。肝主管全身的经筋系统，如果情绪过度激动或者抑郁，会影响肝脏正常的疏泄功能，经筋会受到损伤。这也就告诉大家，如果要预防经筋疾病，尽量做到"恬淡虚无，精神内守"。"肝主筋"主要是指"肝"对骨骼肌的运动功能的调控作用，长期的肝气不疏会影响全身的经筋，导致经筋紧张拘挛，这些问题反过来又加剧了情绪的紧张焦虑，形成恶性循环。《素问·至真要大论》中说："诸风掉眩，皆属于肝"。掉，振掉，指肢体震颤，动摇不定的一种症状。这与现代医学中的帕金森病、小儿抽动症、面肌痉挛以及不宁腿综合征等伴有肌肉抽动症状的疾病有关。

以下为学生李亚勤跟师记录的一则病例：中医讲"肝主筋"，老师经常讲从经筋病角度更容易理解这句话。2011年12月3日，孙女士，36岁，走进诊室即说："胥老师，我可找到您了！"然后略带哭腔地开始陈述病情。孙女士在当地被诊断为"颈椎病"，并接受推拿治疗，推拿30分钟后起身出现头晕、心慌的症状，很是苦恼；后改到市级医院治疗，进行牵引治疗，前四次效果很好，生气后行第五次牵引，结果又出现了不舒服的症状。孙女士自觉颈部变细，以至于不能承受头部重量，枕部感觉很像被打肿一般，咽部发紧，手麻并持物抖动。其家人补充，孙女士很是抑郁，每天晚上跪在床上哭泣，全家的生活状态因为这次生病发生了颠覆。老师在其颈、肩部位寻找筋结，尤其是天柱、肩井附近，然后在整个脊柱两侧筋结和夹脊穴用毫针快速针刺，之后手法复位，病人感觉全身轻松，咽部仍然有发紧的感觉。老师在风池、安眠及阿是穴进行推拿点按，病人痛不可耐，但治疗后效佳。对于远道而来的病人，老师非常尽心的治疗，唯恐病人徒有奔波，欣慰的是病人往往有立竿见影的效果，这也是经筋病的特点。何况，孙女士一再强调"希望都寄托在胥老师身上了"，并不住地抱怨牵引、推拿的问题，老师对其开导一番，目的是能消除她心里的积怨。孙女士每夜哭泣，自然有疾病带来的无助感，然而这也暗合了"肝主筋"的道理。除此之外，经筋病患者还会兼有胸闷、焦虑、急躁等情志方面的症状，两胁痛通过针刺胁部筋结，症状可以改善。由经筋病的种种不适，那种压迫感、沉重感，可以影响到肝对情志的调节。相反的，如果人思虑过度，好多事情达不到自己理想的结果，会影响到肝的正常功能，身体的经筋就会得不到濡养而产生经筋疾病。

肾不是腰子

需要注意的是，我们在日常生活中常常见到许多人甚至执业医师将西医解剖学中的肝脏与中医的"肝"相混淆，比如化验肝功能不好了，那就开些补肝或疏肝的中药，揉一揉肝俞、太冲穴等。肾功能不好了就用补肾药，实际上中医的"肾"并不是腰子，是更大的感念。比如我们常说某人肾虚，肾虚指肾的精气不足，其中最常见的是肾阴虚和肾阳虚。肾阳虚主要表现为腰酸腿软、四肢发冷、畏寒，甚至还有下肢水肿，性功能不好，不孕不育。肾阴虚主要症状有五心烦热、腰酸、盗汗、头晕、耳鸣等，这显然和西医解剖学中的肾脏没什么关系，西医解剖学中的肾脏中国人叫"腰子"。几年前，一位肾内科同事在专家食堂对我讲，一位农民挂了他的专家号，问他什么病，扭扭捏捏不开口，原来是阳痿，你说可笑不可笑。我调侃说：不可笑！中国人都知道肾虚是怎么回事儿，在农民脑子里，肾虚当然要看肾科，医院里就你们一个肾内科，不找你们找谁。你们应该叫"腰子"科而不应该叫肾内科，食堂有"炒腰花儿"，你买"炒肾花儿"人家卖吗？

1979 年我在北中医读书的时候，第一堂课是《中医学基础》。一位教授给我们讲中医基础理论，授课的老师带了个心脏模型放在讲台上，然后和我们说："教研室的老教授认为上课不应该带心脏模型，因为学生看见模型马上会想到具体的心脏"，我当时不理解，以为老教授真是迂腐。现在想想，中医的"心"和西医解剖学种的心脏完全是两码事儿。讲台上放个心脏模型学生马上会想到解剖学中的心脏，这就是误导。年轻人谈恋爱时常对女友说"心里有你"，按照生理学来讲应该说"脑子里有你"，但"脑子里有你"就是骂女友是脑囊虫。现在有学者要把中医的"心主神明"改成"脑主神明"，那么我们是不是也要将"心里有你"改成"脑子里有你"，将"心理学"改成"脑理学"呢。

所以说中医的五脏六腑和西医解剖穴的内脏是完全不同的概念，中医的脏腑更多的是抽象的。比如《素问·阴阳应象大论》论述到："东方生风，风生木，木生酸，酸生肝，肝生筋，筋生心，肝主目。其在天为玄，在人为道，在地为化，化生五味，道生智，玄生神。神在天为风，在地为木，在体为筋，在脏为肝，在色为苍，在音为角，在声为呼，在变动为握，在窍为目，在味为酸，在志为怒。怒伤肝，悲胜怒；风伤筋，燥胜风；酸伤筋，辛胜酸。"由此可见，中医理论中的"肝"和西医解剖学中的肝脏没什么关系，其他脏腑也是一样，在此不一一列举。

中医认为疾病是可以预防的，最好的医生应该是"治未病"，而不是"治已病"。《素问·四气调神大论》指出："是故圣人不治已病治未病，不治已乱治未乱，此之谓也。夫病已成而后药之，乱已成而后治之，譬犹渴而穿井，斗而铸锥，不亦晚乎?"经筋病在现代社会越来越常见，如何进行有效的预防很关键。

第三章

治疗经筋病需要了解
《黄帝内经》理论

假如我们只是了解些经筋理论，学习些针灸按摩点穴手法，那我们也就只能治疗些简单的经筋病，如头痛、四肢关节痛，腰腿痛等。即便是保健按摩及点穴，也存在如何补泻的问题，如果我们不理解《黄帝内经》理论，就会被所谓的顺经为补，逆经为泻等理论所误导。而点穴实质上是以指代针，同样存在所谓的"气至"问题，如果我们不了解"气至"的本来含义，就会盲目地加重手法去追求所谓的"气至"，不仅疗效会打折扣，而且还会出现许多流弊。

所以我们必须全面了解《黄帝内经》，以古人之心为心，探求古人内心深处的奥秘，尽可能地以古人的眼光观察人体而不是以今律古。尤其要重点探求《九针十二原》的学术思想和针灸治疗原则，明了九针的作用与具体用法，搞清"经筋"和"经络"等概念的本来涵义，不被目前一些错误的经络理论所误导。那么许多在现代医学看来似乎很难治的一些疾患，包括许多内科病，我们用针刺、艾灸及按摩点穴等治疗起来就会得心应手。正如唐代著名医家王冰在《补注黄帝内经素问》序言中所说："然刻意研精，探微索隐，或识契真要，则目牛无全，故动则有成，犹鬼神幽赞。"

《黄帝内经》虽冠以黄帝之名，却非黄帝之作。西汉·刘安《淮南子·修务训》曰："世俗之人，多尊古而贱今，故为道者，必托之于神农、黄帝，而后能入说。"就像《神农本草经》也不是神农之作一样，这是由当时的学术氛围所决定的。《黄帝内经》一书，非出于一人之手，也非一时之言，而是属于不同时期、且不同学派的医学文献汇编，其成书年代尚有争议。从书中的内容、语言、文章的体例等方面来分析，该书的编写年代应该在西汉末年至东汉之间，或许早在战国时期已经成书，秦汉时代的学者续有增补。

《黄帝内经》由《灵枢》和《素问》两部分组成。"经"的本义是指织物的纵线，引申为常道，即法则、原则，有"万世宗法，谓之经"，"经正而后纬成"的说法。《素问》可理解为"平素问答之书"，内容偏重于生理、病理、人与自然等方面。所以对《素问》一书的解读应该从临床出发，用平常心去体会理解，以古人之心为心，而不应该以今律古。《灵枢》为"神灵之枢要"，内容偏重于针灸、腧穴经络等方面。《灵枢》还有《九卷》、《针经》、《九灵》、《九墟》等不同书名的传本。

唐高宗年间，著名医家杨上善奉敕将《黄帝内经》经文重新分类加注，厘为三十卷，刊刻于世，名之为《黄帝内经太素》。该书虽然将《灵枢》、《素问》中的经文进行了分类，但是其中几乎包括了唐代所存《黄帝内经》的全部内容，而且对原书文字未加改动，是研究《黄帝内经》的可靠资料。宋代学者林亿在校正《素问》、《甲乙经》、《脉经》等医书时，多借重此书，对其评价甚高。

到明、清之季，学术界便大都视之为佚书了。清光绪中叶，奇迹出现了。中国驻日本大使馆官员杨守敬（字惺吾）发现日本尚存仁和寺所藏仁和三年（相当于中国唐代光启三年，即公元887年）旧抄卷子本。虽然残缺七卷，杨氏仍如获异珍，遂影写携归。仁和寺旧抄卷子本《黄帝内经太素》的再度问世，在国内医学界立即引起了轰动，此后，国内翻刻的《太素》不断问世，流传渐广，研究之风日盛。然而，由于当时科技水平所限，无法出版影印本，所以原来就残缺的旧抄本越传越误，数十年间终无善本问世。

晚清学者萧延平精通儒学，擅长医理，《黄帝内经》"不去手者数十年"，对这部医典十分重视。他见到失而复出的《黄帝内经太素》之后，奋编摩之志，广取《灵枢》、《素问》、《甲乙经》、《伤寒论》、《巢氏病源》、《千金要方》、《外台秘要》、《医心方》诸书，对《太素》进行了多年考校，终于在民国十三年（1924年）撰成《黄帝内经太素》校正本，并刊刻于世。该书字斟句酌，旁征博引，洋洋四十余万言，成为当时国内最完备、最精审的版本。萧氏以严谨的治学态度，系统整理《黄帝内经太素》，对中医经典研究功莫大焉。虽然萧氏校正的《太素》在学术界具有不可争议的权威性，但是其中阙佚达七卷之多，终为国内学者心中一大憾事。

近年来中日两国学术交往渐多，久闻日本国内又发现了仁和寺本《太素》原缺的第16、第21两卷及第22卷中的《九刺》、《十二刺》二篇，国内中医学者对此十分关注。1979年，中医研究院王雪苔先生赴日本考察，得到日本"盛文堂汉方医书颁布会"1971年据仁和寺本重印之《黄帝内经太素》一帙，其中便包括了国内佚缺的卷16、卷21及卷22中的两篇。次年，雪苔先生将此三卷抽出影印，名之为《残卷复刻黄帝内经太素》，作为内部资料在中医界公开，为国内学者研究《太素》提供了宝贵资料。后来王洪图教授又得到日本友人小曾户丈夫先生所赠《黄帝内经太素》影印本。该书为小曾户丈夫监修、永田忠子模写（即照相影印），其原书便是著名的仁和寺本《太素》，版本价值非常高，可谓现存各版《太素》中的极品。所以学习研究《黄帝内经》，最好用日本仁和寺所藏《黄帝内经太素》旧抄卷子本。

"太素"古代指最原始的物质，引申为天地，有朴素、质朴的意思。在道家哲学中代表天地开辟前出现原始物质的宇宙状态，与太易、太初、太始，太素、太极并为先天五太，是无极过渡到天地诞生前的五个阶段之一。《列子》云："故有太易、太初、太始、太素。太易者未见气也；太初者气之始也，太始者形之始也，太素者质之始也。"

《说文解字》："素，白致缯也。从糸，取其泽也。凡素之属皆从素。"织物光润则易于下垂，本义是"本色的生帛"。生帛较粗，易下垂，所以甲骨文和小篆的"素"字都表示了这一点。

本色的生帛柔软光洁，色白，本义是未染色的丝织品。《孟子·滕文公上》："冠素。"冠素，就是戴着用未染色的丝布做的帽子。从丝织品的颜色引申出"白色"的意义。《诗经·召南·羔羊》："素丝五纪。"就是"白色丝五条"。把丝织品的颜色用在抽象意义上，引申出"白"、"空"的意义，《诗经·魏风·伐檀》："彼君子兮，不素餐兮。""不素餐"就是"不白吃闲

"素"字的小篆写法

饭"。"素"未着色，体现了丝织品的本色，所以引申出"朴素"的意义。《淮南子·本经》："其事素而不饰。"这也是《素问》的含义。因此，我们解读《黄帝内经》应该从朴素的角度去理解，而不应该将其神秘化。《素问》好比屈原作《天问》而非《问天》，因为古汉语的语言习惯，喜欢把宾语放在动词前。所以《素问》就是《问素》。

"问"字的甲骨文写法	"问"字的金文大篆写法	"问"字的小篆写法

《说文解字》："问，讯也。"

"門"字，既是声旁也是形旁，用以借代拘禁室。甲骨文 ，由 （門，借代拘禁室）和 （口，审讯）构成，造字本义：拘禁并审讯。金文

甲、小篆 ，承续甲骨文字形。基本语义是有不知道或不明白的事请人解答，《素问》里面的"问"就是这个意思。

有学者认为《素问》文字较深奥而《灵枢》文字通俗，所以《素问》在前，这种观点很可笑。就像《老子》文字通俗但在前，《庄子》文字艰涩拗口，甚至佶屈聱牙，但在《老子》之后，所以原始的反倒朴素。《素问》许多篇章是解释《灵枢》的，比如《素问·离合真邪论》里面就有解释《九针十二原》的内容，所以《素问》应该晚于《灵枢》。正如清代医家汪昂在《素问灵枢类纂约注》所说："素问所引经文多出灵枢，则《灵枢》在前而《素问》居后。"

《灵枢》第一卷的第一篇就是《九针十二原》，是指导针灸临床的纲领性文献。这篇文章非常优美，其行文流畅、层次清晰、结构严谨、条理分明、纲纪有序、论理透彻。常数句平列，而义多相类，并无含混参差之弊。惟文中有个别错简之处，可谓白璧微瑕。正如赵京生教授在《针灸经典理论阐释》一书中指出："《灵枢·九针十二原》中几乎包含了有关刺法的所有重要内容，但其中的一些文字的确切含义，至今未有圆满的解释。"

《九针十二原》在《灵枢》里面是最早期的篇章之一，《黄帝内经》中许多其他篇章对其内容都有引用和注释。本篇先讲九针针具和十二原穴，说明针具和腧穴的重要性，而所谓的经络并没有大家想象的那么重要。如果我们读懂了《九针十二原》，《黄帝内经》的其他篇章的针灸理论就相对比较好理解。回过头来我们再看经络理论和经筋理论，就可以做到高屋建瓴了。

因为《黄帝内经》许多章节出自于不同时代、不同医家之手，所以对《九针十二原》等早期文献有着不同的诠释，甚至有完全相反的解释。后世医家对《黄帝内经》的注释更是各抒己见，令学者莫衷一是。比如对《九针十二原》中的"其来不可逢"一语，《灵枢·小针解》与《素问·离合真邪论》的解释就很不一样。前者将其注释为："其来不可逢者，气盛不可补也。"后者则解释为："故曰方其来也，必按而止之，止而取之，无逢其冲而泻之。真气者，经气也，经气太虚，故曰其来不可逢。"前者是强调"气盛不可补也"，而后者则说"经气太虚"，意思完全相反。后世医家一般不敢批判经典，所以基本上遵从《黄帝内经》中的注解，如果遇到这种对一句话在不同篇章中的解释完全不同的情况，就会强为之辩护。比如在这里，丹波元简就辩解道："文若相反，各有深意，当两察之。"如果我们连《灵枢·小针解》《素问·离合真邪论》的解释都不能够完全相信的话，其他后世医家的解释也就更不必迷信了。

所以我们今天读《黄帝内经》，不要机械地迷信它的所有内容，而要用我们的智慧去解读、破译它，探秘它背后的大道。所以《黄帝内经》中多处反复强调"知其要者，一言而终。不知其要，流散无穷。"

《灵枢·九针十二原》开始就论述到："黄帝问于岐伯曰：余子万民，养百姓，而收其租税。余哀其不给，而属有疾病。余欲勿使被毒药，无用砭石，欲以微针通其经脉，调其血气，营其逆顺出入之会。令可传于后世，必明为之法。令终而不灭，久而不绝，易用难忘，为之经纪。异其篇章，别其表里，为之终始。令各有形，先立针经。愿闻其情。岐伯答曰：臣请推而次之，令有纲纪，始于一，终于九焉。请言其道，小针之要，易陈而难入。"

这段话的大概意思是，黄帝对岐伯说：我怜爱万民，亲养百姓，并向他们征收租税。我哀怜他们生活尚难自给，因而罹患各种疾病。这里说的"万民"是指普通民众，"百姓"指的是百官。在古代，由于生产力水平低下，底层民众往往营养不良，因此会导致许多疾病。我小时候见到许多同学经常吃不饱，所以体质很差，常看见一些同学小腿等处长有疖肿，但无药医治，因为太穷了，这在现代社会是不可思议的。当然古代主要是由于统治阶级的贪腐，导致普通民众更加贫困。所以《道德经·第七十五章》说："民之饥，以其上食税之多，是以饥。民之难治，以其上之有为，是以难治。民之轻死，以其上求生之厚，是以轻死。夫唯无以生为者，是贤于贵生。"有鉴于此，所以黄帝继续说，我想不采用服药物和砭石的治法，而是用微针，以疏通经脉，调理气血，增强经脉气血的逆顺出入来治疗疾病。要想使这种疗法在后世能代代相传，必须明确提出针刺大法，要想它永不失传，便于运用而又不会被忘掉，就必须建立条理清晰的体系，分出不同的章，区别表里。以明确气血终而复始地循环于人身的规律。要把各种针具的形状及相应的用途加以说明，我认为应首先制定《针经》（也就是我们今天的《灵枢》经），我想听听你的看法。

《黄帝内经》的宗旨是尽量不用药物

正是因为普通民众极其贫困，无力购买药物治疗疾病，所以黄帝才"欲勿使被毒药"，此外，还有个主要原因就是，药物是有毒性的，而且许多内科疾病用针灸是能够解决的。

"毒"字的金文大篆写法　　　"毒"字的金文小篆写法

"毒"字中的"毋"，既是声旁也是形旁，表示否定、禁止。

"毒"字，小篆，由（生，成长）和（毋，否定、拒绝）构成，表示生命本能所拒绝的有害物质，比如野生食草动物自己会挑选草木食用而不会吃有毒的植物，即便是人工饲养的牛羊等自己在野外吃草也不会中毒。造字本义：含有危害生命成分的野草。

《说文解字》："毒，厚也。害人之艸，往往而生。"

"葉"字的金文大篆写法　　"葉"字的小篆写法　　"药"字的隶书写法

本字"药"，其中的"约"字，既是声旁也是形旁，表示束缚。"药"字，甲、金、篆字形缺如。隶书，由（艸，草本植物）和（约，束缚）构成，表示将特殊草木材系敷在伤口部位。造字本义：将有特殊疗效的草木材料敷系在伤口部位。俗体楷书药将"約"写成"约"。

合并字"藥"，金文，由（艸，草本植物）和（乐，舒服）构成，表示消除病患痛苦、带来健康快乐的草木。造字本义：消除病痛能使

127

人快乐的草木材料。《说文解字》："藥，治病艸。从艸樂声。"

注：因"药"、"藥"含义相近，《简化方案》以"药"合并"藥"。

正是服药有一定危险，所以《论语·乡党》记载到："康子馈药，拜而受之曰：'丘未达，不敢尝'"。季康子是鲁国贵族，他给孔子送的药质量应该没问题，但孔子都不敢尝，说明药物是不能轻易服用的。即便是在现代社会，因为服用药物乃至采集野菜导致中毒的事件也屡见不鲜。

《尚书·商书》论述到："若药弗瞑眩，厥疾弗瘳；若跣弗视地，厥足用伤。"意思是如果药物剂量不够大，不出现"瞑眩"反应，疾病就不会好；比如赤脚走路而不看地面，脚就会受伤。瞑眩指头目昏花的症状，孔颖达疏："瞑眩者，令人愦闷之意也。"说明古人认识到药物的有效量和中毒量是很接近的，比如《伤寒论》小柴胡汤中柴胡用量是半斤（八两），相当于现在的125克，而且宋代以前柴胡都是野生的，我们现在开方子柴胡一般在10克左右，而且一般都是人工栽培的。你挖过药就知道了，新鲜野生柴胡根部用手掰开闻起来那叫一个香，真是沁人心脾，闻一闻就能感觉到胸腹气机通畅，所以学中医应该学会采药，光认饮片是体会不到药材的本来气味的，中药的四气五味不是虚的，是尝出来的。

另外，如果汤药饮片用量不够的话，疗效肯定是要打折扣的。比如李可老先生附子用量就很大，他老人家曾说过："我平生用附子超过5吨，经治病人过万，人服己用，未见一例中毒反应。附子乃纯阳之品，其毒性正是救命的仙丹。仲景原方中，炙甘草正可克制其毒。"过去中药饮片质量比较好，更主要的是李老认证准确，所以未见中毒反应。因为附子当天挖出来后必须蒸熟，不能过夜。因为现在产量太大，无法当天全部蒸熟，有的附子是用胆巴泡的，以防止其腐烂。这是因为附子一般在七月一日至三、五日之间收获，不然就会在地下烂掉。挖出来也必须尽快处理，不然也会烂掉，所以附子又叫"隔夜烂"。胆巴北方叫做卤水，其中含有大量的氯化镁、氯化钠等。对胃有强烈的腐蚀作用，使人体器官的蛋白质凝固，而且镁离子被吸收后能抑制心血管和神经系统。做豆腐时阳离子和豆浆中的蛋白质凝固，所以吃豆腐没有危险，过去北方农村妇女自杀一般都是喝卤水。还有就是煎服法上有时会出问题，比如先煎一个小时有人就做不到。

曾有一位文化部的熟人因为口臭找我治疗，我给他开真武汤加减，其

筋柔百病消

中黑顺片（附片）50 克（先煎），服了七剂就基本好了。后来到别的医院开了类似方剂，其中黑顺片 10 克（先煎），但服药后头晕、四肢麻木，估计是饮片质量问题。我自己也曾体验服用过真武汤加味，其中 80 克黑顺片，20 克草乌，都是先煎一个小时。即便如此，我服药后还是呕吐得很厉害，奉劝大家千万不要像我一样随便试服汤药。开汤药更可怕的是遇见糊涂人，十几年前一位中年女性患者某日上午到门诊见到我说："您给我开的七服汤药中的附子我一次全给煎了！"，我给她开的是真武汤加味，每服药中 30 克黑顺片。我说："就一味附子？"她说："是！"我说："你喝了？"她说："都喝了！"我说："你没事儿？"她说："挺好的！"我说："幸好不是你家人打电话告诉我。"她一脸无辜相说："药房将七小袋儿附子（先煎）给订在一起了，我没注意就给一块儿煎了。"她居然一次喝了 210 克单味附子煎剂。这位患者经常出国谈判，是位很细心精明的人，连她都会犯这种低级错误。这位患者体质非常好，要是换上体质差的人，真不敢想象。后来这事被院领导知道了，一位副院长说："要不找胥大夫谈谈？"院长只淡淡地说了一句话："谁开药谁负责！"

从此以后，我就遵从《九针十二原》的教导："余欲勿使被毒药，无用砭石，欲以微针通其经脉，调其血气，营其逆顺出入之会。"再也不给患者开药了。因为一个人的精力有限，药物市场又混乱，稍有不慎就可能出问题，把针灸搞好就不错了，更主要的是许多疾病单纯用针灸治疗效果也很好。

1973 年湖南长沙马王堆三号汉墓出土帛书《五十二病方》，约为春秋战国时期作品。其中记载药方 284 个，药名 247 种。治疗病种大多数为外科病，其次为内科病，还有少量妇儿科疾病。书中除用内服法外，尚有灸、砭、熨、熏等多种外治法。说明在那个时代，药物应用很普遍，只是《黄帝内经》作者"欲勿使被毒药"而已。

"无用砭石，欲以微针通其经脉，调其血气，营其逆顺出入之会。"因为砭石再精细也不可能作为针具使用，其作用只能是切割排脓及放血。等到青铜器出现后，就可以制作精良微细的青铜针具治疗疾病，青铜针具的出现对于医疗来说无异于一场革命。因为只有微细精巧的金属针具才能施以各种针刺手法，最后达到"通其经脉，调其血气，营其逆顺出入之会"的目的。

比如，便秘是临床及生活中常见的疾病，在人群中的患病率高达 27%，

129

可以影响各年龄段的人。因便秘发病率高、病因复杂，患者常有许多苦恼，便秘严重时会影响生活质量。近日弟子张瑞华76岁的伯父专门从青岛来找笔者治疗左膝关节退行性病变，针刺一次后即可站立穿脱裤子（十几年前已经要坐下穿脱裤子了），同时治疗腰肌劳损（腰部大肠俞附近有筋结）。自述二十多岁就开始便秘，患痔疮多年，曾先后行6次手术治疗，最后一次手术后开始大便不畅，一年来大便次数增多，便不净感，每次解便需要如厕30分钟。"脊老师只针了两次，今日（2015年10月5日）排便只5秒钟，而且大便成形，我自己都不相信，后来又坐了15分钟，确认是排空了，真是不可思议。但老伴儿还是不太相信，后来亲眼看见才肯相信这是事实。"这是患者的原话。类似的病例在临床上很常见，只是因为"微针"能够"通其经脉，调其血气，营其逆顺出入之会。"所以黄帝才会"余欲勿使被毒药，无用砭石。"

《说文解字》："砭，以石刺病也。"古代用金属针刺入穴位叫"针"，用砭石刺入人体叫作"砭"。由此可见，《黄帝内经》宗旨就是九针治病为主，很少论述药物，《灵枢》本来的名称是《针经》。除了针刺治疗外，还有灸法、熨法、熏法、祝由及导引、按跷等。

由于以"欲勿使被毒药，无用砭石，欲以微针通其经脉，调其血气，营其逆顺出入之会"作为指导思想，因此《黄帝内经》公认只有十三个方子。

《灵枢》第一篇为什么叫做《九针十二原》呢？古人认为人与天地为一体，人是宇宙的一部分。在《黄帝内经》中，"天"字出现了三千一百九十九次，并有着许多不同的含义与意义。这里的"天"主要指的是自然界的天。"人"字共出现了三千六百五十五次，《黄帝内经》认为人的起源，是在宇宙中特定的环境下生成的，天地合气，天地两气结而生成人。"夫人生于地，悬命于天，天地合气，命之曰人。"（《素问·宝命全形论》）人的生命既然来源于自然，所以人不仅依赖天地之气而生，人的生命活动与自然界当然也息息相关。不仅如此，人体也与天地相对应，所以《九针十二原》正好对应"九州十二宫天星分野"。"九"是表示极的意思，除了九针以外，还有"九气"、"九州"、"九脏"等概念。

由此可见，数字在中国古代不仅仅用于表示事物的数量，而是赋予了特定的含义，并与某些事物的"象"相联系。《黄帝内经》对数字的使用很普遍，特别是十二以内的数字，在绝大多数情况下已经与某些事物间形成了固定的联系模式。

关于十二这个数字，在《黄帝内经》中出现得更频繁，十二在秦汉时期是个很流行的数字。比如《史记·太史公自序》中写道："夫阴阳四时、八位、十二度、二十四节各有教令，顺之者昌，逆之者不死则亡，未必然也，故曰使人拘而多畏。夫春生夏长，秋收冬藏，此天道之大经也，弗顺则无以为天下纲纪，故曰四时之大顺，不可失也。"这种春生夏长，秋收冬藏的思想，也贯穿《黄帝内经》始终。

古文的特点之一，就是以少量文字承载大量信息。古文言简意赅，字数不多，但里面的内涵周全、完备，并且意味深长。文言文译成我们现在使用的白话文，字数已经增加不少，如果再翻译成外国文字，便成了长篇大论。从护照上表示相同意思的各国文字，还有电视剧、电影下方的双语字幕，都可以清楚看到，中文是最简短的。

要想学好中医，必须了解中国文化，因为它是中医成长的土壤。了解中国传统文化，建立中医的思维方式，就要多读汉代乃至先秦时期的书，比如：《尚书》《论语》《老子》《庄子》《诗经》《战国策》《吕氏春秋》《史记》等。经过长期的古文熏陶之后，你会有与古人心灵相通的感觉，以古人之心为心，这时再来看他们的文章就通透多了。

气至是什么意思？

我们都知道，针刺也好、点穴也好，"气至"是取得疗效的前提。比如《灵枢·九针十二原》论述到："刺之而气不至，无问其数。刺之而气至，乃去之，勿复针。针各有所宜，各不同形，各任其所为。刺之要，气至而有效，效之信，若风之吹云，明乎若见苍天，刺之道毕矣。"可见"气至"是针刺获得疗效的关键，"气至"与否也就成为针灸医者判断针刺疗效好坏与疾病预后的重要依据，同时也成为衡量针灸医师针刺水平的重要指标，因此对"气至"一词含义的正确理解对针灸临床及理论研究有着极其重要的意义。在《黄帝内经》一书中，有多处出现"气至"一词，其前后语义完全一致，但无一处是指针下感觉。

目前针灸教科书及大多数针灸书籍中多将其解释为针感，结果导致在目前的针灸临床上片面追求"针下得气"及"针刺感传"，也就是所谓的

131

"气至"或者叫做"得气"，点穴按摩也追求"气至"。不仅使得患者备感不适，致使接受针灸治疗的人群逐渐缩小，而且严重者还会出现晕针等不良反应。然而目前临床上广泛应用的腕踝针与腹针等针法，均不要求出现针感，但疗效却很好，由此也证明了"针下得气"及"针刺感传"并不是针刺取得疗效的前提条件。因此，以提倡"无创痛穴疗学"著称的魏稼教授，对目前针灸界认为是颠扑不破真理的"气至而有效"理论提出了质疑。实际上，在《黄帝内经》一书的原文中对"气至"一词清晰明确的解释，其本意指的是针刺前后脉象的改善，而不是我们目前所谓的"针下得气"。根据程门雪和裘沛然先生的治学经验，学习经典著作要专读白文，取原书的条文前后印证，结合综合理解分析，方可避免断章取义，但见树木不见森林之弊。

现代针灸书籍及教材多将《黄帝内经》中的"气至"一词解释为"针下得气"或"针感"，又称之为"得气"。其含义有二：一是指施术者针刺时手下的徐和或沉紧感，也就是"如鱼吞钩饵之浮沉"的感觉，二是指受针者的主观感觉（即针感），如局部酸、麻、胀、重、触电、温热、凉爽、烧灼、虫行蚁走等感觉以及经气传导感。如河北医学院的《灵枢经校释》将《灵枢·九针十二原》这段文字解释为："针刺时要等候经气的到来，气未至时要耐心等待，若针下得气就不要继续用针……针下气至即为有效。"奚永江主编的《针法灸法学》中这样写道："进针后施行一定的行针手法使针刺部位产生经气的感应，这种针下的感应叫做'得气'，现代称为'针感'。"邱茂良等主编的《针灸学》说："得气亦称针感，是指将针刺入腧穴后所产生的经气感应，这种经气感应产生时医者会感到针下有徐和或沉紧的感觉，同时患者也会有针下出现相应的酸麻胀重等，甚或沿着一定部位向一定方向扩散的感觉。"

气至是指针刺后脉象的改善

然而，《黄帝内经》中所说的"气至"与我们今天教科书中所称的"气至"的含义是完全不同的。目前教科书中所称的"气至"的含义来源于元代窦汉卿的《标幽赋》："气之至也，如鱼吞钩饵之浮沉，气未至也，如闲处幽堂之深邃，气速至而速效，气迟至而不治。"以至于后世针家多被其误导，一直影响至今。

《灵枢·终始》篇对"气至而有效"一语中的"气至"一词有清晰明确的解释："所谓气至而有效者，泻则益虚，虚者脉大如其故而不坚也，坚如其故者，适虽言快，病未去也。补则益实，实者脉大如其故而益坚也，夫如其故而不坚者，适虽言快，病未去也。故补则实，泻则虚，痛虽不随针减，病必衰去。"文中对"气至"一词解释得十分清楚，没有丝毫含混之处，那就是判断"气至"与否的唯一标准就是针刺前后脉象的变化。针刺的疗效是通过补虚泻实来实现的，如果通过泻法，脉象虽然与原来同样大小，但变得不像原来那样坚硬了，这就是"气至而有效"的标志；如果通过补法，脉象虽然也与原来同样大小，但变得比原来坚实有力了，这也是"气至而有效"的标志。也就是说，判断针刺疗效的好坏及其疾病的预后，不是根据针刺当时症状的缓解与否，而是根据针刺前后脉象的变化来判断的，如果脉象没有改善，只是症状有所减轻，实际上疾病并没有祛除。反之，如果针刺后脉象有了改善，虽然症状暂时没有缓解，但实际上病痛也会逐渐衰减的。在这里没有一句话提到"针下得气"之类的概念，所以说"气至而有效"一语中的"气至"一词指的不可能是"针感"。"气至"并不是施术者针下或患者的针刺局部感觉及循经感传，而是从针刺前后脉象的改善所做出的判断。正如黄龙祥先生所指出："这里的'气至'显然不是我们今天所理解的医者针下'沉紧'感，或病者的针刺局部的酸麻胀重感，而是对于针效的判断，其判断的指标是针刺前后脉象的变化。"

气至乃去之

对于"刺之而气至，乃去之"一语，在《灵枢·小针解》也有明确的解释："气至而去之者，言补泻气调而去之也。调气在于终始一者，持心也。节之交三百六十五会者，络脉之渗灌诸节者也。所谓五脏之气已绝于内者，脉口气内绝不至，反取其外之病处与阳经之合，有留针以致阳气，阳气至则内重竭，重竭则死矣，其死也无气以动，故静。所谓五脏之气已绝于外者，脉口气外绝不至，反取其四末之输，有留针以致其阴气，阴气至则阳气反入。入则逆，逆则死矣。"即"气至"是指通过针刺补泻而使人体达到的"气调"的良好状态。"补泻"即"已补而实，已泻而虚。"故"气至"也是"气调"的同义语，而不是指今人所谓的"针下得气"。与

"气至"相反的机体状态就是"气不至"，具体地说也就是"脉口气内绝不至"和"脉口气外绝不至"，也就是通过脉诊来判断五脏之气的盛衰，然后而决定针灸的治疗法则。由此可以证明，这里的"气至"与否，也是通过诊脉来判断的。

《灵枢·九针十二原》论述到："夫气之在脉也，邪气在上，浊气在中，清气在下。故针陷脉则邪气出，针中脉则浊气出，针太深则邪气反沉，病益……刺之而气不至，无问其数；刺之而气至，乃去之，勿复针……刺之要，气至而有效，效之信，若风之吹云，明乎若见苍天，刺之道毕矣……睹其色，察其目，知其散复；一其形，听其动静，知其邪正。右主推之，左持而御之，气至而去之。凡将用针，必先诊脉，视气之剧易，乃可以治也。"该文在"气至而去之"紧接其后，又马上强调指出"凡将用针，必先诊脉。"唯恐术者忘记诊脉而盲目施针。

气至是指谷气至

《灵枢·终始》中对"气至"一词有着的详尽的解释，文中不厌其烦地反复多次强调脉诊在针刺前后的重要作用："谨奉天道，请言终始，终始者，经脉为纪，持其脉口人迎，以知阴阳有余不足，平与不平，天道毕矣……人迎一盛，泻足少阳而补足厥阴……脉口一盛，泻足厥阴而补足少阳……凡刺之道，气调而止，补阴泻阳，音气益彰，耳目聪明，反此者血气不行。所谓气至而有效者，泻则益虚……所谓谷气至者，已补而实，已泻而虚，故以知谷气至也。邪气独去者，阴与阳未能调，而病知愈也。故曰补则实，泻则虚，痛虽不随针减，病必衰去矣……三脉动于足大趾之间，必审其实虚，虚而泻之，是谓重虚，重虚病益甚。凡刺此者，以指按之，脉动而实且疾者疾泻之，虚而徐者则补之，反此者病益甚……邪气来也紧而疾，谷气来也徐而和。脉实者，深刺之，以泄其气；脉虚者，浅刺之，使精气无得出，以养其脉，独出其邪气。刺诸痛者，其脉皆实……凡刺之法，必察其形气，形肉未脱，少气而脉又躁，躁厥者，必为缪刺之，散气可收，聚气可布。深居静处，占神往来，闭户塞牖，魂魄不散，专意一神；精气不分，毋闻人声，以收其精，必一其神，令志在针，浅而留之，微而浮之，以移其神，气至乃休。"

从文中可以看出，所谓"气至"与否，其判断标准主要是针刺前后脉象的变化，这与前文的"凡将用针，必先诊脉"的治疗原则是完全一致的。其中的"邪气来也紧而疾，谷气来也徐而和"一般针灸书籍多释为针刺者手下的感觉，其实这里所描述的还是脉象，这是对其前面的文字"以指按之，脉动而实且疾者疾泻之，虚而徐者则补之"的解释与说明，"紧而疾"是指"脉动而实且疾者"，其为"邪气来也"，故当"疾泻之"；"徐而和"是指"虚而徐者"其为"谷气来也"，故当"补之"。而其后的"脉实者，深刺之，以泄其气；脉虚者，浅刺之，使精气无得出，以养其脉，独出其邪气"。则是论述具体的针刺方法与治病机制，其语意是前后连贯的，若释成针刺者手下之感则与原文前后语意不符。而且"邪气来也紧而疾"中的"紧"字，在《黄帝内经太素》中作"坚"，显然指的是脉象而非针刺时手下的感觉。

另外，针感的产生除了患者的敏感程度及提插捻转的强度外，针刺深度也是关键的因素之一，而文中的"针太深则邪气反沉，病益"《灵枢·小针解》解释道："针太深则邪气反沉者，言浅浮之病，不欲深刺也，深则邪气从之入，故曰反沉也。"显然是不主张深刺的。而"浅而留之，微而浮之"的针刺方法，也显然不易出现"针下得气"的针感。如果此处的"气至"是指"针下得气"的话，如果要达到"气至乃休"的要求是很难的。因为此处用的是"缪刺"之法，"缪刺"所治之病为络脉之病，当然"浅而留之，微而浮之"即可，不需要太强的刺激，当然也就不容易出现"针下得气"的感觉，所以此处的"气至"指的也不是针感。

文中的"谷气至"又是指什么呢？让我们再看看原文。"所谓气至而有效者，泻则益虚……所谓谷气至者，已补而实，已泻而虚，故以知谷气至。"而紧接"谷气至"其后的这段文字，与"所谓气至而有效者"之后的那段文字竟然几乎一字不差（只差一个语气词"矣"）："补则实，泻则虚，痛虽不随针减，病必衰去矣。"由此可见"气至"实际上也就是"谷气至"缩语。

那么又如何得知人体的虚实呢？《灵枢·小针解》对此有明确的解释："所谓虚则实之者，气口虚而当补之也。满则泄之者，气口盛而当泻之也。"关于此处"气口"含义，王冰注曰："气口则寸口也，以寸口可候气之盛衰，故云气口。"所以，从另外一个角度也证明，"谷气至"并不是施术者针下或患者的针刺局部感觉及循经感传，而是从针刺前后脉象的变化而做出的判断。文中后面出现"邪气来也紧而疾，谷气来也徐而和"的脉象也正好与此相互印证，说明只有"徐而和"的脉象才是"谷气至"，也就是"气至"。

《素问·离合真邪论》写道："经之动脉，其至也亦时陇起，其行于脉中循循然，其至寸口中手也，时大时小……呼尽内针，静以久留，以气至为故，如待所贵，不知日暮，其气以至，适而自护。"从文中可以看出，这里是从寸口脉来判断经脉状态的，这里所描述的是针刺之前的"邪气来也紧而疾"的病理状态。

从事针灸临床的人都有这样的体会，一般刚刺入时针感会比较强，随着时间的流逝，针感就逐渐减弱；但脉象的改善正好相反，随着留针时间的增加，脉象也会逐渐改善。所以这里的"静以久留，以气至为故，如待所贵，不知日暮，其气以至，适而自护。"显然指的是脉象的变化而不是针下的感觉，另外，既然要求"静以久留"而且要"不知日暮"，中间就不可能时常去通过针刺手法体会针感，但诊脉还是可以的。故针刺后"气至"与否亦当从寸口脉来判断。"凡将用针，必先诊脉"是《黄帝内经》一书中针刺的基本原则之一，这是因为"切脉动静而视精明，察五色，观五脏有余不足，六腑强弱，形之盛衰，以此参伍，决死生之分。（《素问·脉要精微论》）"

刺家不诊，听病者言

既然《黄帝内经》中所说的"气至"与我们今天所称的"气至"的含义并不相同，那么古人对我们今天所谓的"针下得气"，也就是教科书中所称的"气至"是如何描述的呢？《素问·针解》篇写道："黄帝问曰：愿闻九针之解，虚实之道。岐伯对曰：刺虚则实之者，针下热也，气实乃热也。满而泄之者，针下寒也，气虚乃寒也。"《灵枢·行针》篇写道："百姓之血气各不同形，或神动而气先针行，或气与针相逢，或针已出气独行，或数刺乃知，或发针而气逆，或数刺病益剧。"说明古人对针下感觉的描述是很清楚的，为了避免误解，特意详细地注明"针下寒"、"针下热"及"气先针行"、"气与针相逢"等字样，这也从另外一个角度证明"气至"描写的不是针感。

筋柔百病消

和"凡将用针，必先诊脉"不同的是，《素问·长刺节论》有"刺家不诊，听病者言"的说法，其实这是指达到"上工"水平的医家而言，并非普通医师针刺的常规方法。如明代医家张景岳论述道："善刺者不必待诊，但听病者之言，则发无不中，此以得针之神者为言，非谓刺家概不必诊也。今后世之士，针既不精，又不能诊，则虚实补泻，焉得无误。故《九针十二原篇》又曰：凡将用针，必先诊脉，视气之剧易，乃可以治也。"

针刺手法及内功修炼到了一定境界，也就是达到了张景岳所说的"得针之神者"，可以不必摸脉及触诊，知道患者的症状主诉就可以直接针刺治疗解除其痛苦，因为在针刺的过程中可以用毫针直接体察患者的病灶，并用针具松解筋结，疏通经脉，治疗经筋病如此，内科病也是如此。

正如唐代医家孙思邈所说："上医听声，中医察色，下医诊脉。"他在《备急千金要方》中论述道："夫诊候之法，常以平旦，阴气未动，阳气未散，饮食未进，经脉未盛，络脉调均，气血未乱，精取其脉，知其逆顺，非其时不用也。深察三部九候而明告之，古之善为医者，上医医国，中医医人，下医医病。又曰上医听声，中医察色，下医诊脉。又曰上医医未病之病，中医医欲病之病，下医医已病之病。若不加心用意，于事混淆，即病者难以救矣。"

以前笔者境界不到，单纯文字考据，在故纸堆里作功夫，认为"刺家不诊，听病者言"中的"不"字当作语助词或"尚未"解比较恰当，曾错误地认为其含义是"刺家诊，先听病者言。"可见做学问之难，《黄帝内经》之难懂，境界不同，对同样语言的理解会完全相反。

井荥输经合

五输穴是指十二经脉分布在肘膝关节以下的井、荥、输、经、合穴，简称"五输"。古人把经气在人体四肢运行的过程比作自然界的水流由小到大，由浅入深，结合标本根结理论，将"井、荥、输、经、合"五个特定穴的顺序从四肢向肘膝方向排列。"井穴"分布在指、趾末端，四肢末端第一个腧穴都是井穴，为经气所出，像水的源头。"荥穴"分布在掌指或跖趾

137

关节之前，四肢末端第二个腧穴都是荥穴，像刚出的泉水微流，"输穴"分布于掌指或跖趾关节之后，四肢末端第三个腧穴（除了地五会穴以外）都是"输穴"（我怀疑地五会穴是五输穴制定以后出现的腧穴，就好比现在的临时工后来转正），喻作水流由小到大，由浅入深，经气渐盛。"经穴"多位于前臂、胫部，如水流变大畅通无阻，经气盛行。下肢的"合穴"多位于肘膝关节附近，上肢的"合穴"都位于肘关节周围，基本在肘横纹水平，如江河水流汇入湖海，经气充盛合于脏腑。

因此可以看出，《灵枢·本输》中井、荥、输、经、合穴是向心循行，五输穴的部位及主治非常有规律，也很好记忆。但后世的《灵枢·经脉》中十二经脉则为循环走向，完全破坏了五输穴原有的规律，原因何在？后面我们将详细分析。

临床上井穴可用于治疗神志昏迷；荥穴可用于治疗热病；输穴可用于治疗关节痛；经穴可用于治疗喘咳；合穴可用于治疗六腑病证等，《难经·六十八难》论述到："井主心下满，荥主身热，俞主体重节痛，经主喘咳寒热，合主逆气而泄"。另外，《灵枢·顺气一日分为四时》还论述到："病在脏者取之井；病变于色者取之荥；病时间时甚者取之输；病变于音者取之经；经满而血者，病在胃，及以饮食不节得病者，取之于合。"还有根据季节因时而刺的记载，如《难经·七十四难》指出："春刺井，夏刺荥，季夏刺俞，秋刺经，冬刺合"。

和《灵枢·本输》一样，马王堆帛书《足臂十一脉灸经》、《阴阳十一脉灸经》及张家山简书《脉书》所记载的经脉数都为十一条，《黄帝内经》中也有一些其他篇章所述经脉为十一脉，即五条阴脉和六条阳脉。这种阳六、阴五的十一脉学说的建构，并非经脉学说尚未完善的结果，而是根据"天六地五"这种阴奇阳偶的数术观念来规定的。

"天六地五"的概念早在春秋时期就已经出现，《国语·周语下》论述到："天六地五，数之常也。"《汉书·律历志》进一步论述到："天六地五，数之常也。天有六气，降生五味。夫五六者，天地之中合，而民所受以生也。故日有六甲，辰有五日，十一而天地之道毕，言终而复始也。"而据《左传·昭公元年》记载，公元前541年，晋侯求医于秦，秦伯派名医医和去给晋侯诊病，医和分析其病因时指出："天有六气，降生五味，发为五色，征为五声。"

我们至今常用的五脏六腑概念也是为了与"天六地五"的数字相符合。

筋柔百病消

比如《难经集注》论述到："其言五脏六腑者，谓五脏应地之五行，其六腑应天之六气，其天之六气，谓三焦为相火，属手少阳，故言腑独有六也。"《灵枢·经别》则论述到："人之合于天道也，内有五脏，以应五音、五色、五时、五味、五位也；外有六腑，以应六律，六律建阴阳诸经而合之十二月、十二辰、十二节、十二经水、十二时、十二经脉者，此五脏六腑之所以应天道。"

"天六地五"的概念也可能从天干地支而来，与当时的历法内容有关。天干有十，地支有十二。早在殷商时期已用于纪日，后又用于纪月、纪年，干支相配六十为一循环周期，其中天干只能循环六次，地支只能循环五次，而形成"天六地五"之数。

比如我们上面论述的《灵枢·本输》篇五输穴的数目，也是为了与"天六地五"的数字相符合。所以阴经各有井、荥、输、经、合五穴，而阳经于五输之外，另置一"原"穴以便凑成六穴。因此《灵枢·九针十二原》说："五脏五腧，五五二十五腧；六腑六腧，六六三十六腧。"

原穴是指脏腑原气输注、经过和留止于十二经脉四肢部的腧穴，又称"十二原"。"原"含本原、原气之意，是人体生命活动的原动力，为十二经脉维持正常生理功能之根本。十二原穴多分布于腕踝关节附近。阴经之原穴与五输穴中的输穴为同一个穴，所以我们常说"阴经以输为原"或"阴经之输并于原"。这只不过是为了与"天六地五"的数字相符合，没什么道理好讲。

我们教科书十二经的五输穴按井、荥、输、经、合的规律分别排列如下：

手太阴肺经：少商、鱼际、太渊、经渠、尺泽；

手厥阴心经：中冲、劳宫、大陵、间使、曲泽；

手少阴心经：少冲、少府、神门、灵道、少海；

足太阴脾经：隐白、大都、太白、商丘、阴陵泉；

足厥阴肝经：大敦、行间、太冲、中封、曲泉；

足少阴肾经：涌泉、然谷、太溪、复溜、阴谷；

手阳明大肠经：商阳、二间、三间、阳溪、曲池；

手少阳三焦经：关冲、液门、中渚、支沟、天井；

手太阳小肠经：少泽、前谷、后溪、阳谷、小海；

足阳明胃经：厉兑、内庭、陷谷、后溪、足三里；

足少阳胆经：足窍阴、侠溪、足临泣、阳辅、阳陵泉；

足太阳膀胱经：至阴、通谷、束骨、昆仑、委中。

但是《灵枢·九针十二原》说了："五脏五腧，五五二十五腧；六腑六腧，六六三十六腧。"因为《灵枢·本输》虽然详细地阐明了各经井、荥、输、经、合穴的名称和具体位置，唯独没有后世的手少阴心经，到《针灸甲乙经》才补充完备。

所以《灵枢·邪客》篇论述到："黄帝曰：手少阴之脉，独无腧，何也？岐伯曰：少阴，心脉也。心者，五脏六腑之大主也，精神之所舍也，其脏坚固，邪弗能容也。客之则伤心，心伤则神去，神去则死矣。故诸邪之在于心者，皆在于心之包络。包络者，心主之脉也，故独无腧焉。黄帝曰：少阴独无腧者，不病乎？岐伯曰：其外经病而脏不病，故独取其经于掌后锐骨之端。"

实际上在《灵枢·本输》篇中，手少阴之脉并不是独无腧，现在手厥阴心包经的位置就是原来的手少阴之脉："心出于中冲，中冲，手中指之端也，为井木；溜于劳宫，劳宫掌中中指本节之内间也，为荥；注于大陵，大陵掌后两骨之间方下者也，为腧；行于间使，间使之道，两筋之间，三寸之中也，有过则至，无过则止，为经；入于曲泽，曲泽，肘内廉下陷者之中也，屈而得之，为合。手少阴也。"为什么治疗心脏疾患大家喜欢用内关穴而不是神门穴，原因就在于此，因为这里本来就是心手少阴之脉的循行部位。

《灵枢·九针十二原》中的"阳中之太阳，心也，其原出于大陵，大陵二。"更是说明心手少阴之脉原来就在手厥阴心包经的位置。

到了秦汉之际，"天六地五"的概念逐渐被人们淡忘了，十二这个数字逐渐成为流行的观念。所以《灵枢·经脉》篇中，在《灵枢·本输》十一经脉基础上再加一条经脉，变成了十二经脉系统。

其实这种过渡从《灵枢·九针十二原》篇就已经开始了。"十二原"本身就是例子，本来五脏只有五个原穴，双侧一共十个，但为了凑成十二个原穴，只好加上"膏之原，出于鸠尾，鸠尾一。肓之原，出于脖胦，脖胦一。凡此十二原者，主治五脏六腑之有疾者也。"

既然"五脏有疾，当取之十二原"，那么六腑有疾同样应该取六腑的原穴；"五脏有疾也，应出十二原。"那么六腑有疾也应该出原穴。问题是五脏六腑加起来是十一而不是十二，所以只好换成以上办法补救。"十二原者，五脏之所以禀三百六十五节气味也。"三百六十五节也是为了和一年三百六十五日相符。由于没什么道理好讲，所以"五脏有六腑，六腑有十二原"这句话就显有些莫名其妙，不知所云。

最初的原穴多为脉动处，也是诊脉处，可见通过原穴可以诊察脉气，同时也是针灸施治处。所以说："五脏有疾也，应出十二原。十二原各有所出。明知其原，睹其应，而知五脏之害矣。""凡此十二原者，主治五脏六腑之有疾者也。"

到了《难经》成书年代，因为十一经脉已经变成了十二经脉，于是在十二经脉上相应位置各取一个原穴。于是变成了十二经脉在四肢部各有一原穴，双侧则为 24 个原穴，其中阴经的原穴与五输穴中的"输"穴相同。

近代对经络的研究，也常以原穴作为本经的代表穴。

关于十二这个数目字，张政烺先生在《"十又二公"及其相关问题》一文中论述到："《礼记·礼运》：'五行之动，迭相竭也。五行、四时、十二月，还相为本也。五声、六律、十二管，还相为宫也。五味、六生、十二食，还相为质也。五色、六章、十二衣，还相为质也。'《礼运》托言孔子，实汉代人著作。这一段是在宣传五行学说，播五行于四时而生十二月，播五声于六律而生十二管，播五味于六和而生十二食，播五色于六章而生十二衣，观其根本的东西，月、管、食、衣，皆以十二为纪，这把十二之数提到理论高度，把它看作自然规律。"

可见《灵枢·经脉》中十二经脉和秦汉时期流行的"十二之数"有直接关系。而"五行、四时、十二月"等概念在《黄帝内经》一书中更是司空见惯。

《灵枢·经脉》中十二经脉变为循环走向，完全破坏了五输穴原有的主治规律，原因即在于此。我们的教科书继承了《灵枢·经脉》的理论，认为十二经脉是气血运行的主要通道，十二经脉分布于人体之内外，经脉中的气血运行是循环贯注的。经脉所运行之气血，系由中焦水谷精气所化，经脉在中焦受气后，上布于肺，自手太阴肺经开始，逐经依次相传至足厥阴肝经，再复注于手太阴肺经，首尾相贯，如环无端，形成十二经的循环：

起于中焦，从手太阴肺→手阳明大肠→足阳明胃→足太阴脾→手少阴心→手太阳小肠→足太阳膀胱→足少阴肾→手厥阴心包→手少阳三焦→足少阳胆→足厥阴肝→手太阴肺。以上流注次序就是气血运行在十二经脉中的次序，如此循环往复，周流不息，以营养全身各处。

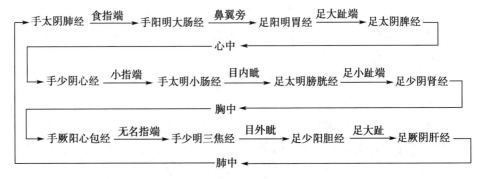

十二经脉气血循环模式图

应当指出，上述十二经脉的流注次序是仅就一般而言，并非是说气血仅有此一循行方式。实际上经气在体内是通过多条路径，多种循行方式运行的。如营气行于脉中，按十二经脉的走向，按时循经而运行；卫气行于脉外，昼行于阳，夜行于阴，环周运行；经别着重于表里经内部的循行；络脉则着重于体表的弥漫扩散；奇经八脉则以溢蓄调节方式而使经气运行。可以看出，它们之间既有体系的区别，又有密切的联系，从而共同组成了一个以十二经脉为主体的完整的经气循环流注系统。

王玉川教授以《黄帝内经》的有关记载为依据，把古代的经脉气血循环理论，分为三个发展阶段、四种学说，并分析论证了各种学说的渊源、特点和成就，提出了不少别开生面的见解。搞清经脉气血循环理论的发展演变过程，对于学习、研究和整理中医古籍，促进中医理论发展，具有十分重要的意义。他认为十二经首尾顺次衔接的大循环理论，是综合了多种经脉学说加工改造而成，是《黄帝内经》时代经脉气血循环理论的集大成之作。但是，尽管创立这一理论的学者力求综合各家学说之长，却终究不能包罗无遗，因此后来编纂《黄帝内经》时，仍将各种不同的循环学说的原始文献收载其中，以致在同一篇中会出现两种观点和方法截然不同的理论。

黄龙祥先生指出，除了上述的十二经脉（左右二十四脉）循环流注外，在《灵枢》一书中还有一种二十八脉流注的气血循环模式。原文见于《脉度》、《五十营》等篇，其实这是比附二十八宿的结果。

二十八条经脉是指左右十二正经共计二十四条经脉，再加上督脉一条、任脉一条、男子阳跷脉左右各一条或女子阴跷脉左右各一条，共计 28 条。二十八经脉，是人体以应二十八星宿思辨推演而来，也就是"天有二十八宿，地有漏水下百刻，人必应之"的结果。而男子是以阳跷为经脉、阴跷为络脉，女子以阴跷为经脉、阳跷为络脉，也是为了凑足二十八这个数字，没什么道理好讲。所以《灵枢·脉度》说："黄帝曰：跷脉有阴阳，何脉当其数？岐伯答曰：男子数其阳，女子数其阴，当数者为经，其不当数者为络也。"

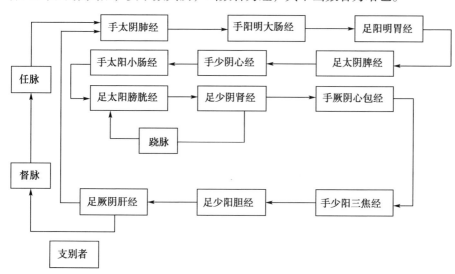

二十八脉气血循环模式图

实际上，十二经脉循环理论貌似很完美，但实在是经不起推敲。我们知道，十二经脉双侧是二十四条，请问气血循环是单侧还是双侧循环？如果是单侧循环，那左右经脉之间如何联系？如果是双侧循环，从哪侧开始？左右经脉之间如何连接？十二经脉和任脉督脉如何连接？任脉、督脉的循环也有问题。"一源而三歧"之说见于唐代王冰《素问·骨空论》注语，"然任脉、冲脉、督脉者，一源而三歧也。"督、任、冲脉皆起于胞中，同出会阴，称为"一源三歧"，其中督脉行欲腰背正中，上至头面；任脉行于腹腔正中，上抵颏部；冲脉与足少阴肾经相并上行，环绕口唇。请问任脉、督脉之间如何循环？

以上理论，如果我们不搞清楚的话，会一生缠绕在里面不能自拔，犹如禅宗的"藤葛禅"。

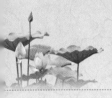

第四章

常用筋结病灶点与腧穴

现在中医知识越来越普及，很多网友说起中医来头头是道，提起哪些穴位都有哪些治疗作用似乎比专业大夫还懂得多。但是首先我们应该了解如何取穴，这是一个很关键的问题，临床上并不像平常大家所理解的那样在坐标上按尺寸去量取某一点来取穴。

腧穴是摸出来的

穴位是一种比较通俗的叫法，《黄帝内经》里它应该叫做"气穴"、"气府"，也叫"骨空"、"会"等。现在的教科书一般把它称为"腧穴"，其中"腧"是运输的意思，它跟运输的"输"是相通的，这是一个通假字，因为加上肉月旁，代表是人体上的。"穴"本身有空间的概念。"气穴"、"气府"是指气所居住的一个空间。以前有"穴居"这个词也能帮助我们理解穴的含义，在《易经》里就有"上古穴居而野处，后世圣人易之以宫室"的记载。所以"穴"古时是指居住的房屋。另外墓穴、洞穴也有空间的概念。所以叫"气穴"更符合其本义。

那么穴位应该如何寻找呢？《黄帝内经》里说得很清楚，《素问·离合真邪论》里对穴位的寻找方法是这样说的："必先扪而循之，切而散之，推而按之，弹而怒之，爪而下之，通而取之。外引其门，以闭其神。"大概意思就是说，在针刺、点穴或者灸疗之前，要用手去寻找穴位，只有这样才能找得准确。为什么要这样找呢？寻找穴位，好比合谷穴、曲池穴，寻找的是这个部位，并不是在身体上找一个坐标，找一个点。正所谓"陷者中"，或者叫"陷者之中"。这是什么意思呢？比如说找曲池穴，将手臂弯曲，找到肘横纹的尽头，用手一按，能感到有一个凹陷，在这个凹陷中间就是穴位。

我们说穴位是有范围的，大家用手去找，找到以后手下会有感觉。一般正常的腧穴按着感觉是有弹性而且柔和的，而病变的时候，那个地方会变得很僵紧，甚至内部有筋结。这些有经验的大夫就会感觉到，所以经常可以听到"穴位满了"这种话。什么叫"满了"？穴位本来是凹陷，是有空间的，是能够融入的，而紧张以后，经筋就出现异常，穴位就满了，这说明有邪气侵袭。病人自己也会有感觉，《灵枢·五邪》里这样描述："以手疾按之，快然乃刺之"。就是说用手用力按某个位置，病人会感觉到很舒服，那么就可以在这里扎针或者按摩了。

按之痛解乃其腧

《灵枢·背腧》论述道："黄帝问于岐伯曰：愿闻五脏之腧，出于背者。岐伯曰：背中大腧，在杼骨之端，肺腧在三焦之间，心腧在五焦之间，膈腧在七焦之间，肝腧在九焦之间，脾腧在十一焦之间，肾腧在十四焦之间。皆挟脊相去三寸所，则欲得而验之，按其处，应在中而痛解，乃其腧也。"

《灵枢·背腧》中，只记载了五脏背俞穴的名称和位置，但未提及六腑背俞穴所在。《素问·气府论》则说"六腑之俞各六"，但并未列出穴名。直到《脉经》才明确了肺俞、肾俞、心俞、脾俞、大肠俞、膀胱俞、胆俞、小肠俞、胃俞等十个背俞穴的名称和位置。此后，《甲乙经》补充了三焦俞，《千金方》又补充了厥阴俞。对于背俞穴的定位，至晋代皇甫谧在《针灸甲乙经》中把背俞穴定位于"夹脊相去一寸五分"，张景岳更加明确地定位"五脏俞"于足太阳膀胱经上。这两位医家对背俞穴的定位一直运用至今。

按照针灸教科书的定位，肺俞：第三胸椎棘突下，旁开1.5寸。厥阴俞：第四胸椎棘突下，旁开1.5寸。心俞：第五胸椎棘突下，旁开1.5寸。督俞：第六胸椎棘突下，旁开1.5寸。膈俞：第七胸椎棘突下，旁开1.5寸。肝俞：第九胸椎棘突下，旁开1.5寸。胆俞：第十胸椎棘突下，旁开1.5寸。脾俞：第十一胸椎棘突下，旁开1.5寸。胃俞：第十二胸椎棘突下，旁开1.5寸。三焦俞：第一腰椎棘突下，旁开1.5寸。肾俞：第二腰椎棘突下，旁开1.5寸。气海俞：第三腰椎棘突下，旁开1.5寸。大肠俞：第四腰椎棘突下，旁开1.5寸。小肠俞：第一骶椎棘突下，旁开1.5寸。膀胱俞：第二骶椎棘突下，旁开1.5寸。

问题是《灵枢·背腧》明明说"肺腧在三焦之间"，这里的"焦"就是"椎"。也就是说，肺俞穴在三椎之间，椎指的是椎体而不是棘突下，更何况古人不一定会从第一胸椎开始往下数，大椎应该是第一椎。另外，原文明明说这背俞穴"皆挟脊相去三寸所"，并没有说两个背俞穴之间相去三寸所，"皆挟脊相去三寸所"或可是两个背俞穴都距离脊柱正中三

筋柔百病消

寸所。

最重要的是，原文十分强调"则欲得而验之，按其处，应在中而痛解，乃其腧也。"背俞穴是在大体定位的情况下用手揣摩出来的，而不是用尺子量出来的。

如此看来，我们完全没有必要拘泥于教科书上的背俞穴定位，因为这只是古代诸多背俞穴取穴法中的其中一种而已，而且还可能是错误理解了《灵枢·背腧》的原文语义。在临床上，一定要在后背及腰部寻找筋结，然后有的放矢地施治，或针或灸或按。一般说来，在上背部如果触按到筋结和压痛的话，一般心肺会有问题，在左背部出现筋结和压痛的话，心脏会不太好，询问患者多有心悸胸闷等表现。在右侧胸腰部出现类似反应的话，一般患者胃肠会有问题，尤其胃部。在腰骶部出现这些反应时，一般会罹患妇科男科病。上个月一位河南来的学员，我触按她的左背部筋结处有明显的压痛，我说你有心慌胸闷吗？她说没有症状，但查体心电图不正常，显示心肌缺血。

《灵枢·本输》则论述道："太冲行间上二寸陷者之中也，为腧；行于中封，中封内踝之前一寸半，陷者之中，使逆则宛，使和则通，摇足而得之，为经；入于曲泉，曲泉辅骨之下，大筋之上也，屈膝而得之，为合。"所以，我们首先要明白腧穴是有范围的，我们要先找到一个凹陷，然后在这个凹陷里面去找，此时我们手下会有感觉，病人也会相应的感觉，有的会觉得舒服，也有的会产生疼痛的感觉，或者两种情况皆有。当我们把穴位的大概位置找到以后，然后在这个范围之内去找具体的腧穴，这就需要用手去摸，问病人的感觉或者靠自己感觉，最终找到准确的穴位。只有这样，当我们点穴、针刺或者做灸疗时效果才能好。

再谈以痛为输

关于经筋病的治疗，在《灵枢·经筋》篇里面有一个治疗原则，很简单的一句话："治在燔针劫刺，以知为数，以痛为输"。这句话先解释一下，这样大家才能更好地理解。"燔针"就是指烧热了的针，实际上就是火针。"劫刺"，劫是抢劫的意思，就是说医生操作时要很快地扎进去，又要很快地出来。举个通俗的例子，就跟劫匪抢劫银行一样速战速决。

147

"以知为数"解释起来较为复杂一些，简单点说，就是针刺治疗的强度要以出现针感作为标准。"以痛为输"，输与腧是通假字，实际上是腧穴的含义，就是说针扎的部位是以病人所述疼痛的地方作为腧穴，也就是在痛处取穴。

这句话其实是告诉我们，古人认为，尽管十二经筋有各种不同的病变表现，治疗原则却是基本一样的。它不像常规的那种治疗方法去找经络、找经穴那么麻烦，而是相对简单方便得多，只要找到病人痛的地方扎针，扎到有针感就可以了。类似的论述还见于《灵枢·终始》篇："手屈而不伸者，其病在筋，伸而不屈者，其病在骨，在骨守骨，在筋守筋。"

所以我们老百姓日常的保健按摩完全可以用以指代针，效果可能会差一点，但是很安全，很方便自我操作。

阿是穴不是按得"啊啊"直叫

治疗经筋病的取穴方法，从唐代开始叫做"阿是之法"。"阿是"是唐代的吴语，今天江苏人仍在使用，就是"是吗"的意思。当你按病人某个部位他觉得很舒服或者疼痛，然后你会问他"是吗"，这是"阿是"的真正含义。阿是之法"不问孔穴"，所取的穴位叫做"阿是穴"，这些穴位有可能会和十四经穴重叠。比如说胆囊炎、胆囊结石患者，他的阳陵泉穴位会痛，在阳陵泉下面的一个阿是穴叫"胆囊穴"也会痛。阑尾炎患者，你在他的足三里穴，还有足三里穴的下边找阿是穴，又叫"阑尾穴"，也都会找到敏感点。所以说"阿是穴"不是一类腧穴而是一种取穴方法，也就是"阿是之法"。过去针灸学教材把"阿是"解释为将病人按得"啊啊"直叫，然后答"是！"，这是一种以讹传讹的说法，而且是沿袭了日本人的错误。

10年前，当时我带教的北京中医药大学99级七年制C班（研究生班）李珩同学到学校图书馆查找资料发现，在汉代班固所著的《汉书·东方朔传》中，记载有"上令倡监榜舍人，舍人不胜痛，呼謈。"唐代学者颜师古解释道："謈，自冤痛之声也，舍人榜痛，乃呼去謈。令人痛甚，则称阿謈，音步高反。"并在《中国针灸》杂志发表相关论文《阿是穴释义》。

据叶明柱、冯禾昌先生考证，最早将"阿"字释为"痛"字，是日本学者小阪元佑。他在《经穴纂要》中，把这段文字错断为"令人痛甚则称阿，暑音步高反"。又进一步论述道："师古唐人，盖当时有此声阿是，乃按而痛甚之处，为是之意也。"小阪是外国人，不懂古汉语的句读是可以理解的，令人不解的是中国学者竟然沿袭了这个错误。后来叶明柱给笔者发来邮件讨论阿是穴问题，我们一致认为针灸教科书应该修改原来的定义。

阿是之法

"阿是穴"一词最早出现在唐代医家孙思邈的《备急千金要方·灸例》一文中："凡孔穴在身，皆是脏腑、荣卫，血脉流通，表里往来，各有所主，临时救难，必在审详……又以肌肉纹理、节解缝会宛陷之中，及以手按之，病者快然，如此仔细安详用心者，乃能得之耳……凡入吴蜀地游官，体上常须三两处灸之，勿令疮暂差，则瘴疠、温疟、毒气不能著人也，故吴蜀多行灸法，有阿是之法，言人病痛，即令捏其上，若裹（果）当其处，不问孔穴，即得便快成（成，据明代《普济方》作'或'）痛处，即云'阿是'，灸刺皆验，故曰'阿是穴'也。"

这段文字说明，阿是穴不一定是"按之疼痛"之处，其主要含义是"按之快然"。同时提出了，可以根据病情对阿是穴进行艾灸或针刺的治疗。基于这个理论，后世医家根据自己的实践经验，对阿是穴的选取方式及治疗手法作出有益补充，使阿是穴成为临床经常使用，并且疗效显著的重要穴位。阿是穴应用于经筋病治疗时，治疗多为针刺、艾灸及按摩点穴。

阿是穴是在机体正常的状况下并不存在，它是一类在机体疾病情况下才显示出来的临时性腧穴，且随病情变化而消长变化。机体疾病状态下，循切按压肢体可发现这些"按之快然"或"按之疼痛"的特殊反应点。它们不一定仅存在于经穴或奇穴中，也可以存在于身体的任何部位。较完善的阿是穴取穴方式应顾及"面"、"点"、"线"三方面。所谓"面"，指患者病痛之部位，为医者寻找阿是穴的大概区域；所谓"点"指医者在"面"的范围内寻取的并经患者认同的敏感点，其特点是要询问患者："阿是？""阿是？"的意思为"是不是？"江苏话口语中至今仍然使用，我询问过十几位江苏来的学员，得到印证。如果有"按之快然"或"按之疼痛"处，就是"阿是穴"。所谓"线"，指医者根据患者症状，辨该阿是穴之经脉脏腑的络属关系，在相关的经脉上寻取其他的反应点或敏感的经穴奇穴，这亦为阿是穴。所以友人田阳春教授认为阿是穴本质上是阿是之法，孙思邈的阿是之法，也就是经络切诊法，强调了经络切诊在针灸治疗中的重要作用。

腧穴是个范围，是个空间

另外，在临床上寻找阿是穴，除首先要询问患者"即得便快或痛"之外，还应注意医者手下的感觉。中医认为，当疾病表现于外时或出现脉坚大、气穴坚满，或出现肌肤柔弱，筋间空虚。比如临床上常用的太阳和风池穴等穴，平时以手按之，会感觉到手下松软且有弹性，并且有明显的凹陷。当出现感冒、头痛、面瘫等疾患时，以手按之，除了会出现舒适的感觉或有些疼痛外，还会感觉到凹陷变浅且手下有坚硬之感，有时还有条索样物出现，这称之为阳性反应和阳性物。所以医者在针刺或灸疗之前，需要"揣穴"和"摸穴"，即以循、扪、切、按等手法，在患者肢体上用心寻找，留意指下结节与条索的变化，体察凹陷处的虚满。如果有拳术的内功基础，则触觉会极为敏感，寻找及按摩阿是穴往往可收事半功倍之效。当疾患趋于好转或痊愈时，这些阳性反应和阳性物也会同时减轻或消失。另外，除了针灸治疗外，患者自己也可以手揉按之，一般风池穴可以双手拇指揉按，太阳穴可以用中指揉按，以舒适为度，最好在医生指导下进行。没有明显疾患的朋友，平日也可时常揉按之，可起到醒神明目的作用。

由此可见，阿是穴是用"阿是之法"所取的一种特殊穴位，其本质是"阿是之法"。

我们如果能够充分明确其内涵，并准确取穴，疗效往往非常显著。对于喜爱中医的朋友来说，了解阿是穴的寻找方法，并进行温灸、按摩，也有非常好的治疗保健意义。

说了这么多，我们明白了：噢，原来穴位是一个范围，一个空间。所以按揉的时候，我们的手指实际上就可以覆盖整个的穴位，不需要去慢慢仔细考究具体在哪个点。了解了"阿是之法"和"阿是穴"后，大家取穴就不是一件很难的事情，并不需要太多很复杂的理论，完全就是可以靠我们的触觉来寻找穴位。

当经筋出现病变的时候，比如头痛、落枕、腰痛、腿痛等，我们可以找到身体相应的腧穴及阿是穴按揉，也就是按上去很舒服，或者按上去有些疼痛的地方，如此操作就可以了。实际上在经筋理论里，这些腧穴所在部位就是结筋病灶点。具体按揉方法也不是很难，那先找到结筋病灶点，然后用拇指轻轻按压，然后逐渐增加力量，可以在数分钟内将力量加到最大。所谓最大是以被按摩者能够接受并舒适为标准，然后这个力量每个穴位可以按揉五到十分钟，具体根据病情而定，当然有执业医师指导最好。

筋结病灶点

在中国针灸学会经筋诊治专业委员会主任委员薛立功老师所著的经筋专著《中国经筋学》的《十二经筋循行分布和筋结病灶点》一节中，将"筋结病灶点"描述为"某某次"，如束骨次、京骨次及申脉次等。本书出版前，曾请薛老师撰写序言，薛老师在给笔者的来信中写到："经脉理论是通过调整气血来实现治疗效应的。为此，要寻找调整气血的点，今称腧穴。然而，现行标准化方案是人为尺寸而定，并非最可靠的最佳调整气血点。应遵《内经》原意'欲得而验之，按其处，应在中而痛解，仍其腧也。'这些腧穴多在'筋骨之旁，陷者为真'，包括所谓'反应点'，都是在经脉中的腧穴。其治则是补虚泻实或平补平泻，调整气血为治。从经筋理论来看，气血不通的重要原因是经筋病理变化，形成筋结。筋结卡压伏行其中的经脉，从而影响气血的运行，出现经络病和筋性内脏病。对于这类经筋病就要从经筋的点、线、面、体规律，即所有易损点'尽筋'处去找这些压痛点，这些点多在'筋骨之上，痛者为真'，这就是'筋结点，或称筋结病灶点'。应用'解结法'，解除卡压才能根治。以上观点很重要，如要进一步理解可参见我那两本书总论部分。如有同感，即书中所列病例的选'穴'而治外，还须再深入到经筋领地，进一步再查找'筋结病灶点'（某某次），解结法治之，这就突出了经筋主题，否则，仍然没有跳出经脉理论应用范畴。"

151

汉代名医仓公在针灸前也不是找所谓的"点"，而是寻找一个范围。据《史记·扁鹊仓公列传》记载："济北王遣太医高期、王禹学，臣意教以经脉高下及奇络结，当论俞所居，及气当上下出入邪〔正〕逆顺，以宜镵石，定砭灸处。"文中的"论俞所居"就是寻找腧穴，"以宜镵石，定砭灸处"说明寻找的不是一个点，而是一个范围，也就是"处"。

因此，本书按照《中国经筋学》中的规范表述，将"筋结病灶点"也就是经筋理论中的腧穴描述为"某某次"，如束骨次、京骨次及申脉次等。其意是让大家理解所谓的腧穴不是一个"点"（Point），而是一个范围。取穴不能在人体上根据坐标来量取一个"点"，必须在"肌肉纹理、节解缝会宛陷之中，及以手按之，病者快然，如此仔细安详用心者，乃能得之耳。"后面我们还要进一步讨论这个问题。

腧穴不是"Point"，是四维的

有些腧穴只有在人体病态时才会出现异常反应，也可以说在人体正常情况下这个穴位是不出现的，不仅阿是穴如此。如《灵枢·本输》篇记载："间使之道，两筋之间，三寸之中也，有过则至，无过则止。"在彝族的脉诊中还保留这种诊脉方法。说明腧穴不仅是三维空间，还要加上时间因素，可以说是四维的概念。因此《素问·生气通天论》论述到："魄汗未尽，形弱而气灼，穴俞以闭，发为风疟。"说明腧穴有开合的功能。尤其是经筋病，当人体经筋柔和无病时，我们的腧穴是凹陷的、有弹性的，当经筋出现问题比如拘挛时，相应的腧穴就会变得坚实僵硬，按下去没有弹性，有时还会出现经脉的异常搏动。正如《灵枢·经脉》所言："脉之卒然动者，皆邪气居之。"当人体很虚衰时，有些腧穴则会变得空虚陷下。

笔者曾和张永旺医师探讨腧穴英译问题，并在《中国针灸》杂志发表相关论文，我们认为目前将腧穴译为"Point"是错误的，"Point"的英文语义是锋利或突出的部分或交叉点，失去了三维空间的概念，因为"点"是0维的。"穴位"一词在古代有诸多称谓，如《黄帝内经》中称之为"节"、"会"、"骨空"、"气穴"、"气府"；《甲乙》称作"空穴"；《圣惠方》谓之"穴道"；《铜人》称之为"腧穴"；《神灸经论》叫做"穴位"。但不论如何称谓，其语义中均含有空间的概念，但在目前的英译书籍中基本上都将其翻译为"point"或"acupoint"。笔者从事针灸临床及国内外学员的带教工作多年，认为此翻译失去了穴位原有的空间概念，使外国学员很难理解穴位的真正含义，不仅造成概念上的混乱，并且使针灸学理论简单化，故应当予以纠正。

从"穴"字的语义上讲

"穴"字有三维空间内涵。在商务印书馆 1989 年出版的《辞源》一书中，"穴"字有以下六种含义：土室、孔洞、动物的巢穴、圹穴（墓穴）、人体可进行针灸的部位、洞穿。由此可以看出，除"洞穿"一词为动词外，其余均为名词，但无论以上哪种含义，"穴"字都有三维空间的概念。

"穴"字的甲骨文写法

"穴"字的金文大篆写法

"穴"字的小篆写法

"穴"字，甲骨文 ，由 （石）和 （石）构成，表示巨石相向成拱。造字本义：两块相向的石崖所构成的石洞，即巨岩中的洞窟。篆文 写成屋形，表示远古先民以穴为屋。楷书 写成"宀＋八"，石洞形状消失。在象形字中，"穴"为石窟；"空"为大穴；"洞"为大而深且有水之石穴。

《说文解字》："穴，土室也。从宀，八声。凡穴之属皆从穴。"

"穴"字的本义是指巨岩中的洞窟，穴居之处。"穴"也引申为动物穴居之处及孔洞，如巢穴、虎穴、鼠穴、蛇穴、蟹穴；孔穴、墓穴、墙穴、土穴、砖穴。

从穴位的其他语义上来讲

穴位一词，是"节"、"会"、"骨空"、"气穴"、"气府"、"空穴"、"穴道"、"腧穴"诸词的代称，其含义是相同的，从以上诸词的文字来看，无不有三维空间的含义，其中没有一个词可以解释为"点"。正如《素问·气穴论》所说："气穴之处，游针之居……以溢奇邪，以通荣卫。""气穴"既然是"游针之居，或以溢奇邪"又能"行荣卫"，当然是有空间的。

正如《备急千金要方·灸例》中所说："凡孔穴在身，皆是脏腑、荣卫、血脉流通，表里往来各有所主，临时救难，必在审详……又以肌肉纹理节解缝会宛陷之中，及以手按之，病者快然，如此仔细安详用心者，乃能得之耳。"

以善用太溪疗百疾著称的张士杰老师也不赞同一些著作中将某些穴位精确到几寸这种"刻舟求剑"的说法，在临床实践中他发现，穴位的位置会因人而异。

从穴位的功能上讲

穴位有反映病症的功能，若只是一"点"而没有空间的概念又何以"溢奇邪"（《素问·气穴论》）。如笔者曾治一偏头痛者，患侧之太阳穴以手扪按之，手下饱满坚实而无生理状态之凹陷，待头痛治愈后又恢复了原有的生理凹陷。若为点则无空间概念，当然也就无陷下或饱满之分。

穴位还有治疗疾病的功能，临床一个穴位多次重复刺激的情况并不罕见。而所针之处多是以一处为中心的一个范围而非一个点。若为一点早已形成瘢痕，且针具本身就有一定的横截面，又如何扎到一个点上？

从古人的比喻上来看，古人将经络比喻为江河，而将一些穴位比喻为溪、池、海、谷、冲、关等，可见无论经络也好、穴位也好，原本都有空间的概念。

从生理功能上来看，经络是运行气血的通道，而穴位则是通道上调节气血的部位，当然是有其空间的含义在内。

从临床取穴方法来看：穴位一般多在筋边、骨边等凹陷处，即《黄帝内经》中常提到的"陷者中"，因为穴位是一个立体的空间结构，如《灵枢·本输》所说："太渊，鱼后一寸陷者中也。"

从穴位的现代研究看

穴位周围微血管分支、神经分支、淋巴管分支和交通支十分丰富，认为穴位是由多种组织构成，是一个多层次的立体结构，而绝非是一个没有空间概念的"点"。

穴位应是由皮至骨的一个立体结构，而非仅仅是体表的一个点或面。如果将穴位的位置仅限于体表，那将与临床实际大相径庭，刺皮、刺肉、刺脉、刺筋、刺骨之说也将沦为乌有。一般说人体所有部位都有气血输注，而穴位则是"脉气所发"的部位，所以是有空间结构的。

从针刺手法来看

在一个"点"上是无法完成"倒针朝病"、"烧山火"、"透天凉"等针刺手法，只有在三维空间结构下才能完成以上操作。尤其是"烧山火"、"透天凉"等复杂手法，在针刺得气的基础之上，要求术者要在穴位的不同深度反复多次做提插捻转手法，故必须使针具达到人体的相当深度才能完成。

从临床取穴来看

临床上常需要根据实际情况而定穴，绝非横竖分寸即可简单定穴，亦即要通过押手之触觉感受局部之凸陷及异常与否而定穴。如在《灵枢·刺节真邪》有云："用针者，必先察其经络之虚实，切而循之，按而弹之，视其应动者，乃后取之而下之。"在《素问·离合真邪论》写道："必先扪而循之，切而散之，推而按之，弹而怒之，抓而下之，通而取之，外引其门，以闭其神。"所以说，在针刺或灸疗之前，是要"揣穴"和"摸穴"的。若穴位只是一个"点"的话，也就无法用手指去揣穴了，恐怕连用针尖揣穴都嫌粗。

从针感要求上来看

在针灸临床上，一般认为，针刺得气是取得疗效的前提，要想针刺得气，则针刺必须达到穴位的一定深度，再施以相应的手法，所以光有点的概念是无法完成各种补泻手法的。

"Point" 一词的英文语意

"Point" 的基本意思是锋利或突出的部分或交叉点，明显没有三维空间的概念。其英文解释如下：①a sharp or tapering end as of a dagger；②a projecting part of anything；③something having a sharp or tapering end（of used in combination）；④something that has position but not extension，as the intersection of two lines。

将穴位一词译为"point"，完全失去了穴位原有的空间结构内涵。因为有"point"的概念先入为主，外国学员又很迷信书本，你说教科书是错误的，又有谁能相信？所以纠正起来十分费力，给目前的针灸教学造成很大的困难，"point"错误概念的危害由此可见一斑。新加坡有一期介绍针灸的电视节目，是从英文翻译过来的，译者很忠实地将"acupoint"翻译为"针刺点"。

虽然在英文的针灸教材中对 point 作了限定性的规定：through which the zang-fu organs transport qi and blood to the body surface，但仍使外国人易望文生义，认为穴位就是点。穴位的英文翻译如同"阴阳""气"等基本概念一样具有很强的"民族性"，是构建针灸学的基本要素，在英文中无法找到相对接近的可回译的词汇。在这种情况下，应当向李约瑟先生学习，以音译为主，翻译为"XueWei""ShuXue"或"Xue"。这样，可以进一步地做"规定性"的定义或解释，使外国初学者一开始学就建立起空间概念，才能真正领悟穴位的含义，从而真正领悟经络非线，也是有空间内涵的，从而正确领悟针灸理论，从而为以后的临床实习打下坚实的基础。我们现在无从考究最初的译者是出于什么原因而将穴位翻译为 point，但从 point 有位置而无空间内涵的语义来看，最初的英译者不仅对腧穴的基本概念缺乏正确的理解，就连"穴"字的含义也不甚明了。误以为穴位就是皮肤表上的点，缺乏应有的空间概念，结果造成语义上的严重失误，而且时至今日竟然仍得不到纠正，实在是令人费解。

正因为将将腧穴错误地翻译为 point，所以外国人在做针灸实验设计时，首先找到将"acupoint"也就是"针刺点"作为治疗组，然后再于"acupoint"之外找随机的"点"作为对照组，最后的结论是针刺穴位和非穴位没有太大差别。

筋柔百病消

取穴不能用手指比量法

我们在取四肢腧穴时往往习惯采用手指同身寸取穴法，也就是手指比量法，又称"指寸法"、"指寸定位法"、"一夫法"等。因简便易行，所以使用广泛，比如常用于上肢取内关、下肢取足三里等。在统编教材及国家标准《经穴部位》中这样写到：手指同身寸，指医者用自己的手指比量取穴，但应用时应参照患者身材的高矮情况适当增减。同时又指出：手指同身寸必须在骨度规定的基础上运用，不能以指寸悉量全身各部，否则长短失度。作为教材及国家标准，不应该有含混模糊之处，这样会使大家无所适从。

手指同身寸取穴法，首见于唐代医家孙思邈所著之《千金要方》，在卷二十九"灸例第六"中言："凡孔穴在身，皆是脏腑、荣卫、血脉流通，表里往来，各有所主、临时救难……其尺寸之法，依古者八寸为尺，仍取病者，男左女右，手中指上第一节为一寸。亦有长短不定者，即可取手大拇指第一节横度为一寸，以意消息，巧拙在人。其言一夫者，以四指为一夫……如此仔细安详用心者，乃能得之耳。"其本意是灸疗及"临时救难"时应急而设，而并非常规针刺治疗时所用。

在灸疗及特殊情况下为抢救而取穴，有时有些误差是允许的，但在针刺治疗中的人为误差则是不应该的。尤其是初学者，取足三里或支沟穴时，动辄就伸出四个手指以一夫法比量。且不说医者之手与病者之手大小不同，即便以患者自己的手来比量，相符者也极少，我们自己现在伸出右手来比量一下自己的左手前臂。从肘横纹至腕横纹为 12 寸，我们采用一夫法也就是横指同身寸比量，方法是以食、中、环、小指四指相并，以中指中节近端横纹为标准，四指横度为 3 寸。你就会发现，前臂根本无法容下四个一夫法，我的前臂刚好是三个一夫法，也就是 9 寸。所以与其采用一夫法，还不如目测取穴更准确些。

这一问题早已引起历代医家的重视，明代医家张介宾在《图翼》中说："同身寸者，谓同于人身之尺寸也。人之长短肥瘦各自不同，而穴之横直尺寸亦不能一。如今以中指同身寸法一概混用，则人瘦则指长，人肥则指短，岂不谬误？故必因其形而取之，方得其当。"针灸教科书上说这个问题的解决方法是同身寸与骨度分寸相结合。但临床上多见的是同身寸的滥用，尤其是四肢部的取穴，这样就造成很大的误差，直接影响了针刺疗效。为了更准确地说明手指同身寸取穴的偏差，笔者 2000 年曾和当时带教的北中医针推系实习生张菁、牛桦实际测量了 38 例正常人体一夫法与骨度分寸法的差异，并已经发表于当年的《针灸临床杂志》。

肘腕部骨度分寸之一寸与一夫法之一寸相差百分比：

	人数（个）	占总数比例（%）
10% 以下	12	31.58
10%～20%	15	39.47
20%～30%	5	13.16
30% 以上	6	15.79

膝踝部骨度分寸之一寸与一夫法之一寸相差百分比：

	人数（个）	占总数比例（%）
5% 以下	15	39.74
5%～10%	12	31.58
10%～15%	6	15.79
15% 以上	5	13.16

结论是一夫法测量所得之一寸与四肢部骨度分寸测量所得差异较大，尤以上肢部为甚。完全符合者，38 人中仅仅有一个人的肘腕部骨度分寸与一夫法相符。一夫法所取的三寸长度实际一般相当于或大于骨度分寸的四寸长度，这样在取足三里穴时就可能多出一寸，在取支沟穴时就取到了三阳络穴。因此手指同身寸取穴误差过大，以致取错穴位，这好比使用一把刻度有严重问题的尺子，还不如不用的好，所以应该废止。临床取穴必须按照骨度分寸取穴法来取穴，否则很难准确给腧穴定位。

十二经筋循行分布和常用筋结病灶点

158 　　十二经筋均起于四肢末端，上行于头面胸腹部。每遇骨节部位则结于或聚于此，遇胸腹壁或入胸腹腔则散于或布于该部而成片，但与脏腑无属络关系。三阳经筋分布于项背和四肢外侧，三阴经筋分布于胸腹和四肢内侧。足三阳经筋起于足趾，循股外上行结于顺（面）；足三阴经筋起于足趾，循股内上行结于阴器（腹）；手三阳经筋起于手指，循臑外上行结于角（头）；手三阴经筋起于手指，循臑内上行结于贲（胸）。

一、手太阴经筋

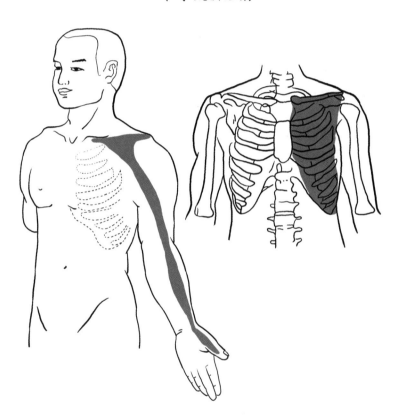

手太阴经筋起于手大指之端，沿指上行，结于鱼际之后，行寸口脉外侧，沿臂上行结于肘中，向上经上臂内侧，入腋下，出缺盆，结于肩髃前，其上方结于缺盆，自腋下行，结于胸里，散布于膈，与手厥阴经之筋合于膈下，抵于季胁。本经筋发病，在其循行和结聚的部位产生掣引、转筋、疼痛，重者可成息贲病，胁肋拘急、吐血。

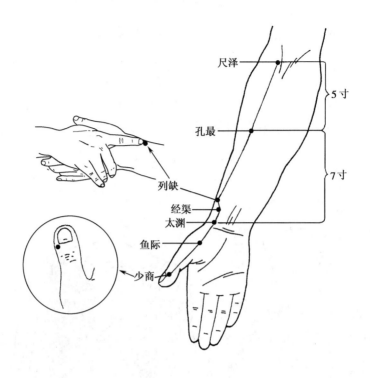

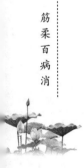

少商次

【定位】在拇指末节桡侧，指甲根角侧上方0.1寸。

【取穴方法】以指甲轻刮拇指最末关节桡侧皮肤20次，在甲根处会有一明显刺痛点或出现瘀斑，即为少商穴。

【主治】咽喉肿痛，发热，咳嗽，昏迷，癫狂。

【操作】用三棱针或采血针浅刺出血，可治咽喉肿痛；配鱼际、尺泽、肺俞等治咳嗽；配十宣穴、人中等，可治昏迷、癫狂。

鱼际次

【定位】在手外侧，第1掌骨桡侧中点赤白肉际处。

【取穴方法】拇指屈曲，于第1掌骨内侧中央有一凹陷处，即为鱼际穴。

【主治】咽喉肿痛、咳嗽、哮喘、发热、失音。

【操作】配少商放血或针刺，可治咽喉肿痛。

孔最次

【定位】掌心向上，微屈肘，在前臂内侧，腕横纹上7寸，太渊穴与尺泽穴连线上。

【取穴方法】掌心向上，太渊穴与尺泽穴连线上，伸肘握拳屈腕时，前臂内侧凹陷之处。

【主治】咳嗽，气喘，咽喉肿痛，鼻塞不通，鼻衄，痔血，肘臂挛痛。

【操作】沿前臂垂直方向点拨孔最穴深层筋结，可有效缓解咳嗽、咽痒、鼻塞、肘臂挛痛等；配迎香、风池等治鼻塞不通。

尺泽次

【定位】掌心向上，微屈肘，肘横纹上，肱二头肌腱桡侧缘（外侧）凹陷中。

【取穴方法】屈肘135°，肘窝横纹中央大筋（肱二头肌腱）外侧凹陷中。

【主治】咳嗽，气喘，咽喉肿痛，胸部胀满，急性腹痛吐泻，咳血，潮热，肘臂挛痛，乳痈。

【操作】配少商、鱼际、曲池等点刺放血治咳嗽、气喘、咽喉肿痛，点拨深层筋结亦有效；配极泉、内关弹拨治胸部胀满。

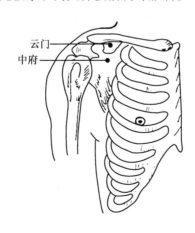

云门
中府

云门次

【定位】在胸部，锁骨下窝凹陷中，肩胛骨喙突内缘，前正中线旁开6寸。

【取穴方法】叉腰立正，锁骨外侧端下缘的三角窝处即是云门穴。

【主治】咳嗽，气喘，胸痛，胸闷，肩背疼痛，肩周炎。

【操作】配尺泽、孔最等治咳嗽、气喘、胸痛；配内关、膻中、心俞、肺俞等治胸闷、气短；配天宗、肩井、风池等治肩背疼痛；配肺俞等穴刮痧可治咽喉肿痛、咳嗽。自我保健时可不拘于云门一穴，于前胸处广泛寻找筋结或痛点，将之揉开，可起到宽胸理气的作用，对胸闷气短、情志抑郁有很好缓解作用。

二、手阳明经筋

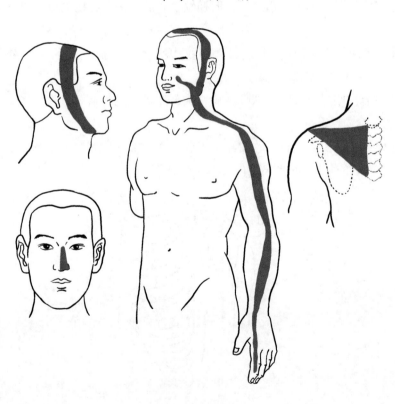

筋柔百病消

162

手阳明经筋起于食指的桡侧端，结于腕背桡侧，沿前臂上行结于肘的外侧，上行臑部（上臂外侧）结于肩髃（肩峰端）；分支绕过肩胛，夹脊柱两侧；直行的经筋，从肩髃上行至颈；再分支走向面颊，结于鼻旁颧部；其直行一支向上出于手太阳经筋前方，上至左额角，络于头部而下行至右侧下颌。其病症为经筋循行、结聚部位掣引疼痛及转筋，肩抬举不得，颈部不能左右转动。

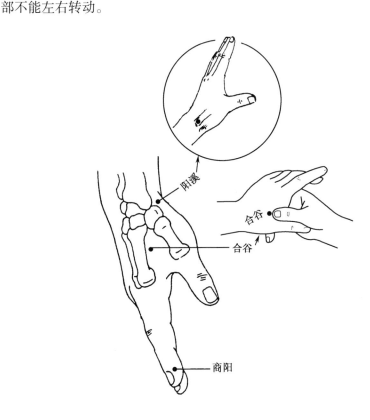

合谷次

【定位】在手背，第2掌骨桡侧的中点处。

【取穴方法】拇、食指张开，使虎口绷紧，另一手的拇指关节横纹压在虎口上，拇指关节向前弯曲，拇指间所指凹陷处即为合谷穴。

【主治】偏正头痛，齿痛，咽喉肿痛，鼻塞，中耳炎，痄腮，牙关紧闭，上肢疼痛，活动不利，腹痛，滞产等。

【操作】配阳溪、曲池、风池等治头痛；配中渚、外关等治耳部疾患；配地仓、颊车等治面瘫。点按穴位时向第二掌骨内下方用力。

【注意事项】本穴反应敏感，有促进子宫收缩的作用，故孕妇不宜点按。催产时可配合三阴交点按或针刺。点穴时应徐徐用力，使力量缓缓渗透进去，不可突然发力，造成患者紧张或剧烈疼痛。

阳溪次

【定位】在腕区，腕背侧远端横纹桡侧，桡骨茎突远端，俗称"鼻烟窝"的凹陷中。

【取穴方法】拇指翘起，沿拇指背侧向腕部延展，两筋之间凹陷处即为阳溪穴。

【主治】头痛，齿痛，咽喉肿痛，手腕痛，耳鸣，耳聋。

【操作】配外关、风池、太阳、百会等治头痛；配曲池、鱼际、尺泽等治咽喉肿痛；手法操作时以拇指指尖点按或上下弹拨此穴细小筋结。

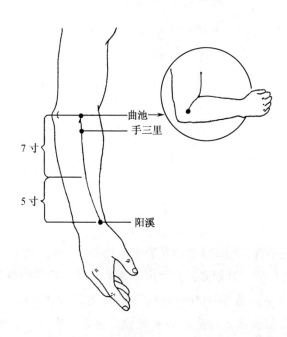

164

手三里次

【定位】在前臂，肘横纹下 2 寸，阳溪与曲池连线上。

【取穴方法】屈肘立掌，大指朝上，曲池向下 2 寸即是此穴。

【主治】手臂麻木，上肢不遂，齿痛，颊肿，落枕，颈肩疼痛，腹痛，腹泻。

【操作】配肘髎、曲池、四渎、风池、肩井等穴治落枕、颈肩疼痛；配曲池、合谷、颊车等穴治牙痛。手法操作以拇指点按手三里，向桡骨方向用力，或左右横向弹拨手三里穴区筋结。

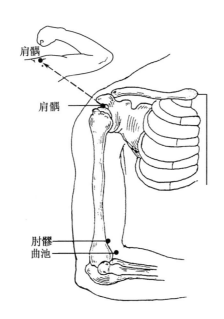

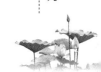

曲池次

【定位】屈肘立掌，大指朝上，尺泽与肱骨外上髁连线中点。

【取穴方法】屈肘立掌，肘横纹中点凹陷处。

【主治】热病，咽喉肿痛，齿痛，头痛，眩晕，上肢不遂，手臂肿痛，荨麻疹，腹痛，吐泻。

【操作】治疗急性荨麻疹等皮肤病可配血海穴，垂直针刺得气后，快速 **165**

捻转，以达祛风止痒之功效。手法以点拨为主，向外下侧（肱骨外上髁）用力。

肘髎次

【定位】在肘区，肱骨外上髁上缘，髁上嵴前缘。

【取穴方法】在上臂部，曲池外上一寸凹陷处。

【主治】肘臂酸痛，麻木，挛急。

【操作】配曲池、手三里等点拨疏通手阳明经筋，对颈肩疼痛有缓解作用。斜向外上方点拨此穴，对肘部疾患有效。

迎香次

【定位】在面部，鼻翼外缘中点旁，鼻唇沟处。

【取穴方法】沿鼻唇沟从上向下捋，鼻翼中点旁开，凹陷酸痛处即为本穴。

【主治】鼻塞，鼻炎，口歪，面肌痉挛，三叉神经痛，面痒。

【操作】配合谷、地仓、颊车等治三叉神经痛、口歪；配孔最、风池、曲池等治鼻炎、鼻塞；点穴方向斜向鼻根处，力量以局部酸痛为度。每日清晨以手搓迎香穴，可防治过敏性鼻炎。

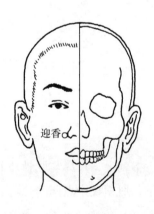

三、足阳明经筋

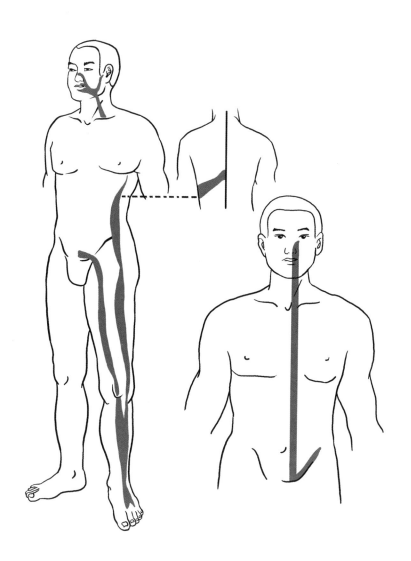

　　足阳明经筋起于足次趾、中趾及无名趾，结于足背，斜向外行至腓骨，上结于膝外侧，直上结于髀枢（髋关节部），再上沿胁部联属于脊；其直行的一支，从足背向上沿胫骨，结于膝部；由此分出的经筋结于外辅骨部，与足少阳经筋合并；直行的沿伏兔（股四头肌）上行，结于髀部而聚会于阴器。再向上布于腹部，上行结聚于缺盆，再上颈，夹口，合于鼻旁颧部 **167**

（颃）。继而下结于鼻，复从鼻旁合于足太阳经筋。太阳经筋维络上眼睑（目上纲），阳明经筋维络下眼睑（目下纲）。另一支从颔部分出，通过颊部，结聚于耳前。其病症可见本经筋循行、结聚部位掣引、转筋、疼痛，以及疝气、猝发性口角歪斜。若为寒邪则筋脉拘急目不能合；热则筋肉弛缓目不能开。面颊部筋肉若受寒侵袭，拘急不收，引起口角肌肉偏瘫、歪斜。

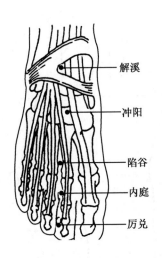

解溪

冲阳

陷谷

内庭

厉兑

解溪次

【定位】在踝区，踝关节前面中央凹陷处。

【取穴方法】伸屈踝关节，在足背部踝关节正中凹陷处，向前正对第二足趾。

【主治】下肢痿痹，足踝肿痛，腹胀，便秘，头痛，眩晕，癫狂。

【操作】配丘墟、商丘、太溪、昆仑、阳陵泉等治足踝肿痛；配足三里、上巨虚、天枢等治腹胀、便秘。点穴时以拇指垂直踝关节凹陷处点按，可轻微活动踝关节，以使力量更深入。在治踝关节扭伤、垂足等疾病时可点、按、拨解溪穴附近筋结，以消肿止痛，滑利关节。

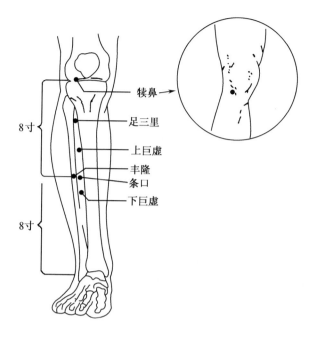

犊鼻

足三里

上巨虚

丰隆
条口
下巨虚

8寸

8寸

丰隆次

【定位】在小腿外侧，外踝尖上8寸，胫骨前肌外缘。

【取穴方法】垂足取穴，外膝眼与外踝尖连线中点，距胫骨前缘约2横指隆起处取穴。

【主治】咳嗽，痰多，哮喘，头痛，眩晕，癫狂，下肢痿痹。

【操作】配中脘、足三里、天枢、阴陵泉等穴健脾利湿，治腹胀、便秘、口臭等；配膻中、肺俞、心俞等治胸闷、咳嗽痰多等症。点穴以酸胀为度，对肌肉满壮之人，可用肘尖点穴，另一手辅助固定，力量持久渗透。

上巨虚次

【定位】在小腿外侧，犊鼻下6寸，犊鼻与解溪连线上。

【取穴方法】足三里下3寸，在胫骨前肌上取穴。

【主治】肠中切痛，肠痈，阑尾炎，肠炎，便秘，泄泻，下肢痿痹。

【操作】艾灸神阙、关元、足三里、上巨虚等治腹痛泄泻；配伏兔、梁　　**169**

丘、足三里、阳陵泉等穴点拨，治下肢无力。

足三里次

【定位】在小腿外侧，犊鼻下3寸，犊鼻与解溪连线上。

【取穴方法】屈膝成90°，由外膝眼（犊鼻）往下量3寸、胫骨外1横指，即为此穴。

【主治】胃痛，呕吐，噎膈，腹胀，腹痛，肠鸣，泄泻，便秘，痢疾；咳嗽气喘，失眠，头晕，虚劳羸瘦，水肿，膝痛，下肢痿痹。

【操作】配中脘、内关治胸腹胀满、心悸胸闷；配中脘、天枢治肠鸣、腹泻、便秘；配梁丘、血海、犊鼻、阳陵泉、阴陵泉治膝痛、膝关节骨性关节炎；配气海、关元、肾俞等艾灸可强身健体，提升自身抵抗力。

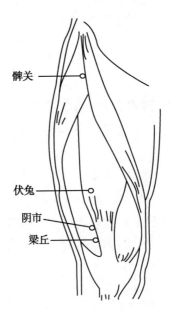

髀关

伏兔

阴市

梁丘

梁丘次

【部位】在股前区，髌底上2寸，髂前上棘与髌底外侧端连线上。

【取穴方法】下肢用力蹬直，髌骨外上缘上方凹陷处，即是本穴。

【主治】膝髌肿痛，下肢不遂，急性胃痛，急性乳腺炎等。

【操作】配血海、阳陵泉、阴陵泉、犊鼻等治膝髌肿痛；配内庭、足三里、中脘等治急性胃痛。手法操作以垂直大腿横向点拨为主。

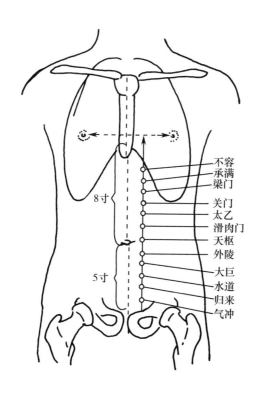

不容
承满
梁门
关门
太乙
滑肉门
天枢
外陵
大巨
水道
归来
气冲

8寸

5寸

天枢次

【定位】在腹部，横平脐中，前正中线旁开2寸。

【取穴方法】脐中水平旁开2寸，肠道问题往往于此处有硬结，按之痛处。

【主治】急慢性肠炎，腹胀肠鸣，绕脐腹痛，便秘，泄泻，痢疾，月经不调，痛经。

【操作】配中脘、下脘、气海、关元、足三里治胃肠道疾病；配三阴交、地机、血海、关元治月经不调。

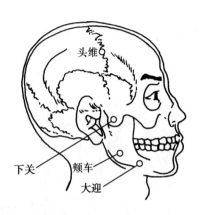

颊车次

【定位】在面部，下颌角前上方 1 横指。

【取穴方法】下颌角向前上方摸有一凹陷，上下牙咬紧时局部有一肌肉隆起即是本穴。

【主治】口眼歪斜，颊肿齿痛，牙关紧闭，三叉神经痛。

【操作】于颊车、巨髎、颧髎、太阳、头维等穴及周围寻找筋结、条索，依次点按至酸痛感后微微揉动弹拨，可治口眼歪斜；配太阳、下关、风池、翳风等穴治三叉神经痛。

下关次

【定位】在面部，颧弓下缘中央与下颌切迹之间的凹陷中。

【取穴方法】闭口取穴，由耳屏向前循摸有一高骨，其下有一凹陷，张口或用力咬合时该凹陷闭合突起，即是本穴。

【主治】齿痛，口歪，面痛，下颌关节炎，耳鸣，耳聋等。

【操作】配合谷、内庭等治牙痛；配中渚、阳陵泉、颊车等治下颌关节炎；配听宫、听会、翳风、风池等治耳鸣、耳聋。

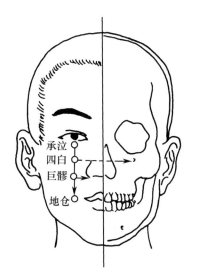

地仓次

【定位】在面部，口角平开0.4寸。

【取穴方法】在口角旁，与瞳孔直下垂线相交线上。

【主治】口眼歪斜，流涎。

【操作】配颊车、人中、巨髎、太阳等治口眼歪斜。在面部，拇食指相对用力，捏住地仓穴深层组织，若能触及黄豆大小疼痛筋结，可于此直刺筋结上，治口眼歪斜，流涎。也可向颊车穴方向点拨筋结。

承泣次

【部位】在面部，眼球与眶下缘之间，瞳孔直下。

【取穴方法】正坐平视，瞳孔直下凹陷中。

【主治】目赤肿痛，流泪，夜盲，近视，面肌痉挛。

【操作】配睛明、攒竹、鱼腰、丝竹空、太阳、风池等穴治眼部疾患。点穴时垂直眼眶凹陷处向下点按，以有明显酸胀感为度。

173

四、足太阴经筋

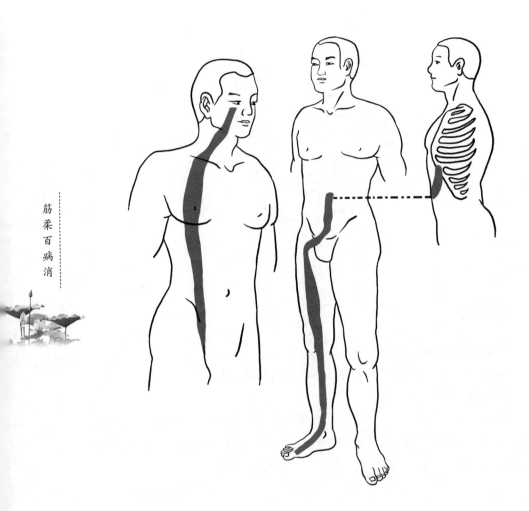

足太阴经筋起于足大趾内侧端，上行结于内踝，直行向上结于膝内辅骨（股骨内侧髁与胫骨内侧髁构成的骨突），沿股内侧上行结于髀部，会聚于阴器；再上行至腹部，结聚于脐，沿腹内上行结于肋骨，散布到胸中，其行于内的经筋则附于脊旁。其病症，可见足大趾牵引内踝作痛，转筋，膝内辅骨部疼痛，股内侧牵引髀部作痛，阴器扭转疼痛并向上牵引脐及两胁作痛，且能牵引胸膺和脊内疼痛。

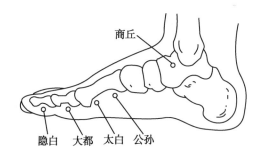

太白次

【部位】在跖区，第一跖趾关节近端赤白肉际凹陷中。

【取穴方法】沿足内侧赤白肉际处向前推，第一跖趾关节后方凹陷处。

【主治】胃痛、腹胀、腹泻、呕吐、痢疾、心痛、胸闷、痛风。

【操作】配神阙、关元、足三里、阴陵泉等穴艾灸治脾胃虚寒、肠鸣泄泻。手法操作时可沿足弓由近端向前捋，当抵到第一跖趾关节内侧时，于痛点处点揉。

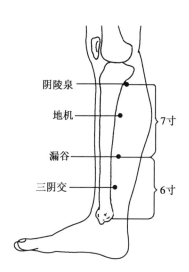

三阴交次

【部位】在小腿内侧，内踝尖上3寸，胫骨内后缘。

【取穴方法】内踝尖到阴陵泉为13寸，由内踝尖向上3寸，等比例取之。

【主治】月经不调，崩漏，带下，不孕，遗精，阳痿，小便不利，遗尿，肠鸣腹胀，泄泻，便秘，失眠，眩晕，湿疹，荨麻疹等。

【操作】配中脘、天枢、足三里、阴陵泉治腹胀、腹痛、泄泻；配血海、阴包、关元、八髎治月经不调、崩漏、带下、不孕等；配水分、关元、阴陵泉治小便不利、遗尿。点穴、艾灸、针刺均可。配合谷有助于催产，故孕妇慎用。

地机次

【部位】在小腿内侧，阴陵泉下3寸，胫骨内后缘。

【取穴方法】内踝尖到阴陵泉为13寸，由阴陵泉向下3寸，等比例取之。

【主治】腹胀、腹痛、腹泻、月经不调、痛经、遗精、小便不利、下肢痿痹。

【操作】点揉地机、血海、三阴交、阴包等穴治痛经、月经不调。

阴陵泉次

【部位】在小腿内侧，胫骨内侧髁下缘与胫骨内侧缘之间的凹陷中。

【取穴方法】取坐位，沿小腿内侧胫骨内缘，由下往上推至膝关节下，胫骨向内上弯曲之凹陷处即是本穴。

【主治】腹胀，腹泻，黄疸，遗精，带下，小便不利或失禁，水肿，膝痛，肥胖。

【操作】配中脘、天枢、足三里等治腹胀、腹泻；配关元、肾俞等治小便不利；配阳陵泉、梁丘等治膝痛。点按时力量斜向内上，湿气重者本穴轻触即痛，故用力宜缓。

血海次

【部位】在股前区，髌底内侧端上2寸，股四头肌内侧头隆起处。

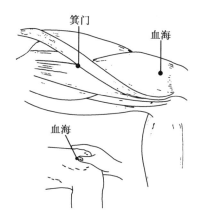

【取穴方法】下肢蹬直，髌骨内上缘上 2 寸，肌肉隆起处的中点。

【主治】月经不调，经闭，崩漏，荨麻疹，湿疹，丹毒，膝髌肿痛。

【操作】配曲池强刺激治急性荨麻疹；配阴包、三阴交、关元等治月经不调、痛经等；配梁丘、阴陵泉、阳陵泉治膝髌肿痛。

五、手少阴经筋

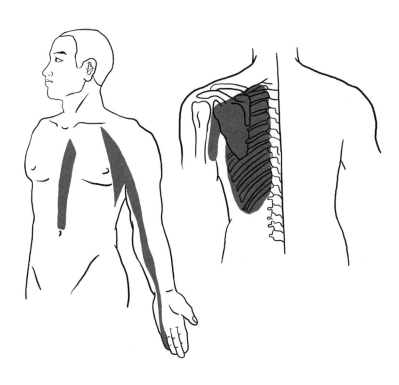

手少阴经筋起于手小指内侧，上行结于掌后小指侧豌豆骨，再上行结于肘的内侧，上入腋内，与手太阴经筋交会，伏行于乳里，结于胸中，沿膈下行联系脐部。本经筋发生病变，可见胸内拘急，心下积块坚伏，名曰伏梁；上肢筋有病，肘部牵急屈伸不利；本经筋循行部位掣引、转筋、疼痛。

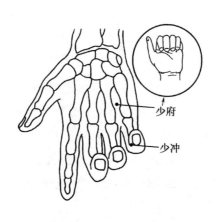

少府

少冲

少府次

【部位】在手掌，横平第5掌指关节近端，第4、5掌指关节之间。

【取穴方法】轻握拳，小指指尖和掌纹相交处。

【主治】心悸，胸痛，小便不利，遗尿，小指挛痛，掌中热。

【操作】配劳宫、内关、膻中等治胸闷、胸痛。手法操作可沿掌骨方向上下捋穴位深层筋结。

神门次

【部位】在腕前区，腕横纹尺侧端凹陷处。

【取穴方法】沿小指指根向上延伸，与腕横纹相交凹陷处即为本穴。

【主治】失眠，健忘，痴呆，癫狂，心痛，心烦，惊悸。

【操作】配百会、四神聪治失眠多梦；配内关、郄门、足三里治心绞痛、胸闷、心悸。点按时应避开周围大筋，用指尖找寻深层筋结。

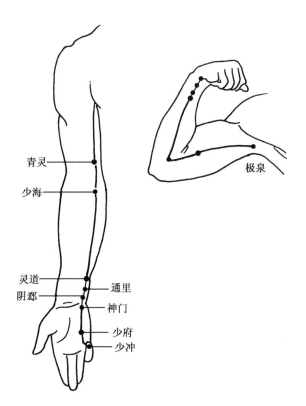

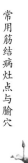

极泉次

【部位】在腋区，腋窝中央，腋动脉搏动处。

【取穴方法】前臂外展45°，腋窝顶点，动脉搏动之处。

【主治】胸闷气短、心悸心痛、胸胁痛，肩臂痛，上肢不遂。

【操作】配内关、太冲、足三里等穴可有效缓解肝郁脾虚引起的胸闷胸痛。手法操作时可垂直前臂方向横向点拨极泉穴区大筋。

六、手太阳经筋

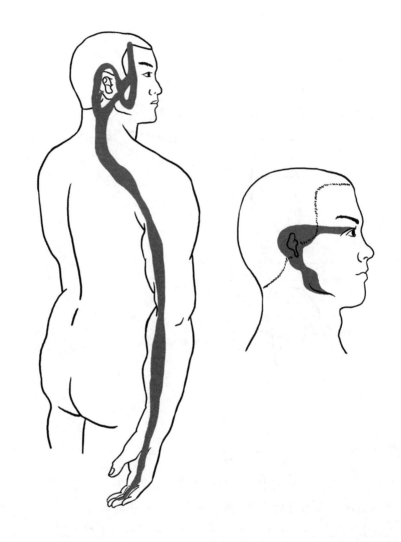

　　手太阳经筋起于手小指上，结于腕背的腕骨部，上行前臂内侧，结于肘内锐骨（肱骨内上髁）后，以手指弹该处，有酸麻感传至小指上，再上行结于腋下；其分支向后行于腋后缘，上绕肩胛，沿颈旁出走足太阳经筋之前，结于耳后乳突；由此分出一支进入耳中；直行的从耳后向上至耳上部，再下行结于下颌处，又上行连属目外眦。另一分支从颈部分出，向上经过下颌关节，沿耳廓前向上连属目外眦，上行于前额，结于额角。其病症为经筋循行、结聚部位掣引疼痛，耳鸣且痛，目闭良久才能视物，颈筋拘急，可发生筋瘘、颈肿等症。

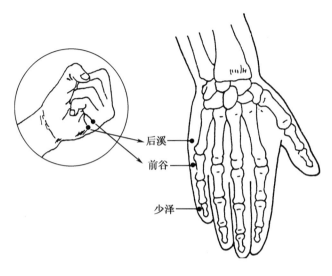

后溪次

【部位】在手内侧，第 5 掌指关节尺侧近端赤白肉际处。

【取穴方法】微握拳，小指侧掌横纹赤白肉际隆起处。

【主治】头项僵痛，腰背痛，目赤肿痛，咽喉肿痛，盗汗，手指及肘臂挛急。

【操作】配腰痛点治急性腰扭伤；配外关、肩井、风池等治肩臂痛、颈项僵痛。手法操作时向合谷方向或第 5 掌指关节方向点穴，以酸胀为度。

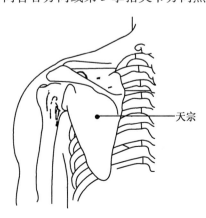

天宗次

【部位】在肩胛区，肩胛冈中点与肩胛骨下角连线上 1/3 与下 2/3 交点凹陷处。

【取穴方法】垂臂取穴，肩胛冈下缘中点与肩胛骨下角连线凹陷处。

【主治】肩胛疼痛，乳痛，乳腺增生，上肢冷痛，胸闷气短。

【操作】配心俞、肺俞、膻中等点揉治胸闷气短；配肩贞、膻中等针刺治乳腺增生。配肩井、肺俞等穴拔罐治外感风寒后肩背僵痛。点穴时应力量缓缓渗透，以同侧手指有酸胀感为佳。

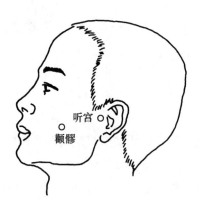

听宫次

【部位】在耳前部，耳屏正中与下颌骨髁状突之间，张口呈凹陷处取穴。

【取穴方法】耳屏正中前面，张口凹陷处取穴。

【主治】耳鸣，耳聋，牙痛。

【操作】配耳门、听会、翳风、风池治耳鸣、耳聋；配下关、颊车、合谷、外关治牙痛。每日以指腹搓热耳门、听宫、听会等穴可有效预防耳鸣、听力下降等。

颧髎次

【部位】在面部，颧骨下缘，目外眦直下凹陷中。

【取穴方法】目外眦直下，颧骨下缘凹陷中，点穴时力量垂直颧骨下缘。

【主治】口歪，眼睑抽动，齿痛，面痛，面瘫，颊肿。

【操作】配地仓、颊车、巨髎、合谷等治口歪，配阳白、太阳、合谷等治眼睑抽动。

七、足太阳经筋

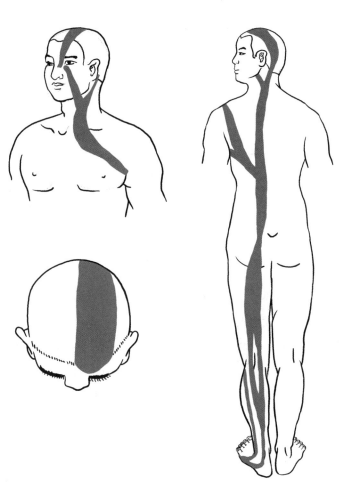

足太阳经筋起于足小趾爪甲的外侧，向上结于外踝，再斜向上结聚于膝部，在足背外侧循行的一支结于足跟，上沿跟腱结于腘部；从外踝分出的一支，结于腨外（腓肠肌部），上行至腘窝内侧缘，与腘部的一支并行上结于臀部；向上经躯干夹于脊柱两旁到项部；由此分出一支别入于内，结于舌根；直行的一支从项上结于枕骨，经头顶行到颜面，结于鼻；再由鼻部分出维络上眼睑，形成目上纲，然后向下结于鼻旁；背部的分支，从腋后外侧结于肩髃部；另一支从腋后进入腋下，向上绕行出于缺盆，上结于耳后颞骨乳突；还有一支从缺盆分出，斜向上结于鼻旁颧骨部，与从头巅下行至颧部的分支相会合。其病症可见足小趾或足跟掣引疼痛、腘窝部挛急、脊背反张、肩不能抬举、腋部和缺盆牵掣疼痛不能左右活动。

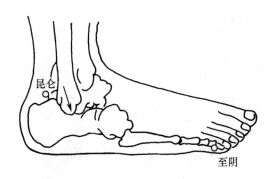

昆仑

至阴

昆仑次

【定位】在踝区，外踝尖与跟腱之间凹陷处。

【取穴方法】外踝尖与跟腱连线中点，点穴时方向向外踝骨侧后面。

【主治】头痛，颈肩僵痛，腰痛，足跟肿痛，难产。

【操作】配风池、百会治头痛；配肩井、风池、天宗治颈肩僵痛；配委中、肾俞、大肠俞治腰痛；配合谷、肩井、三阴交治难产。风寒所致后头痛，可点揉后溪、昆仑数分钟，往往能取到很好的缓解作用。

承山次

【定位】在小腿后区，腓肠肌两肌腹与肌腱交角处。

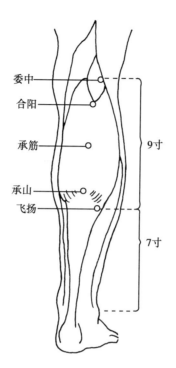

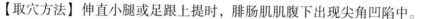

【取穴方法】伸直小腿或足跟上提时，腓肠肌肌腹下出现尖角凹陷中。

【主治】痔疮，便秘，腰痛，小腿挛急，下肢水肿。

【操作】配八髎、龈交治痔疮；配委中、肾俞治腰痛。

合阳次

【定位】在小腿后区，腘横纹下2寸，腓肠肌内、外侧头之间。

【取穴方法】委中穴下2寸。

【主治】腰脊强痛，下肢痿痹，小腿转筋，疝气，崩漏。

【操作】配委中、承山、昆仑治小腿转筋、下肢痿痹；配委中、肾俞治腰脊强痛。点按委阳、承山等穴能很好缓解运动后小腿酸痛，有助于恢复体能。

委阳次

【定位】在膝后区，腘横纹上，股二头肌腱内侧缘。

【取穴方法】委中外一寸，股二头肌腱内侧缘。

【主治】腹满，水肿，小便不利，腰脊强痛，下肢痿痹。

【操作】配中脘、水分、气海、关元、足三里、阴陵泉治腹满、水肿、小便不利；配委中、阳陵泉治腰脊强痛；配承山、昆仑治下肢痿痹。

委中次

【定位】在膝后区，腘横纹中点。

【取穴方法】俯卧位，屈膝45°~90°，腘横纹中点取穴。

【主治】腰痛，下肢痿痹，腹痛，吐泻，小便不利，丹毒，荨麻疹，皮肤瘙痒。

【操作】配肾俞、阳陵泉等治腰痛；配承山、昆仑治下肢痿痹、小腿转筋；配曲池、血海治荨麻疹、皮肤瘙痒；配曲泽放血或刮痧治腹痛、吐泻。

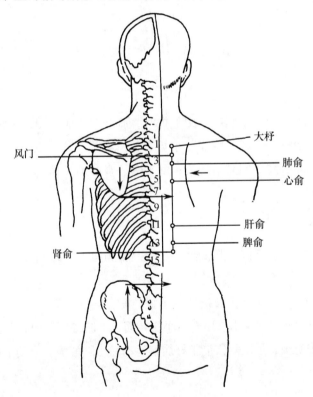

大杼
肺俞
心俞
风门
肝俞
脾俞
肾俞

肾俞次

【定位】在脊柱区，第2腰椎棘突下，后正中线旁开1.5寸。

【取穴方法】常人肚脐正对脊柱为第2腰椎，旁开1.5寸为肾俞穴。

【主治】遗精，阳痿，月经不调，带下，遗尿，小便不利，腰痛。

【操作】配关元、太溪治遗精、阳痿；配关元、八髎、阴包、血海治月经不调、带下、痛经；配委中、昆仑等治腰痛。

脾俞次

【定位】在脊柱区，第11胸椎棘突下，后正中线旁开1.5寸。

【取穴方法】第7胸椎棘突向下摸四个椎体，旁开1.5寸。

【主治】腹胀，呕吐，泄泻，痢疾，便血，食欲减退，饮食不化，水肿，黄疸。

【操作】配中脘、天枢、足三里治腹胀、呕吐、泄泻；配肾俞、太溪等治水肿。

肝俞次

【定位】在脊柱区，第9胸椎棘突下，后正中线旁开1.5寸。

【取穴方法】第7胸椎棘突向下摸两个椎体，旁开1.5寸。

【主治】黄疸，胁痛，目赤，目视不明，吐血，衄血，眩晕，癫狂。

【操作】配太冲、阴包、阳陵泉等治两胁胀痛；配肾俞、睛明等治目视不明；配风池、百会等治眩晕。

心俞次

【定位】在脊柱区，第5胸椎棘突下，后正中线旁开1.5寸。

【取穴方法】垂臂取穴，肩胛骨下角平第7胸椎棘突，向上找到第5胸椎棘突，旁开1.5寸。

【主治】心悸，心痛，心烦，失眠，健忘，咳嗽，胸闷，盗汗，抑郁。

【操作】配神门、内关、膻中等治心悸、心痛、心烦、失眠。探查两肩胛骨内缘之间区域，如肺俞、心俞区域有明显筋结、僵硬，可用拨法、捋法松解筋结，也可缓缓加力至深层，点按筋结上，以能承受为度，持续数秒后缓慢松开，以通络散结、活血开郁，对胸闷、胸痛、情绪低落有很好的缓解治疗作用。

肺俞次

【定位】在脊柱区，第 3 胸椎棘突下，后正中线旁开 1.5 寸。

【取穴方法】风门穴下一寸。

【主治】咳嗽，气喘，胸闷，咳血，鼻塞，骨蒸潮热，盗汗。

【操作】配尺泽、鱼际、风门治咳嗽；配心俞、内关、膻中治胸闷气短、心悸胸痛。

风门次

【定位】在脊柱区，第 2 胸椎棘突下，后正中线旁开 1.5 寸。

【取穴方法】垂臂，肩胛内上角到脊柱正中连线中点。

【主治】伤风，咳嗽，发热，头痛，项强，肩背痛。

【操作】风门为常用艾灸保健穴，常配肺俞、足三里等穴，对于受寒引起的咳嗽、发热、哮喘、肩背痛等有很好疗效。

大杼次

【定位】在脊柱区，第一胸椎棘突下，后正中线旁开 1.5 寸。

【取穴方法】低头左右转动头部，以手摸颈椎胸椎棘突，最后一个转动的棘突为第七颈椎棘突，向下一个棘突为第一胸椎，在第一胸椎棘突下旁开 1.5 寸（脊柱正中与肩胛骨内缘距离为 3 寸）。

【主治】咳嗽，发热，头痛，肩背痛。

【操作】配风门、肺俞等治咳嗽、发热；配肩井、风池、天宗治肩背痛。

天柱次

【定位】在颈后区，横平第 2 颈椎棘突上际，斜方肌外缘凹陷处。

【取穴方法】后发际正中直上 0.5 寸旁开，斜方肌外缘凹陷处。

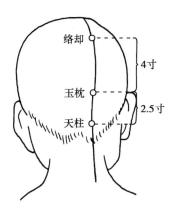

【主治】头痛，眩晕，项背僵痛，目赤肿痛，目视不明，鼻塞。

【操作】配风池、百会、太冲等治头痛、眩晕；配风池、迎香治鼻塞。多与风池配合应用。

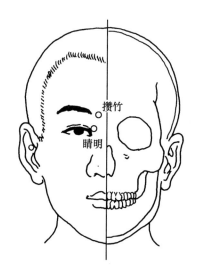

攒竹次

【定位】在面部，眉头凹陷中，眶上切迹处。

【取穴方法】沿睛明直上，眉头起始凹陷处。

【主治】头痛，眉棱骨痛，目视不明，目赤肿痛，眼睑瞤动，眼睑下垂，迎风流泪，面瘫，腰腿疼痛。

【操作】头痛、眉棱骨痛、腰腿疼痛可于攒竹穴点刺放血；目赤肿痛可 **189**

配耳尖放血；配鱼腰、丝竹空、风池、肝俞、肾俞、阴包、太溪等治目视不明、迎风流泪；配阳白、太阳、巨髎、颊车、地仓等治面瘫。

睛明次

【定位】在面部，目内眦内上方眶内侧壁凹陷中。

【取穴方法】闭目，在目内眦内上方0.1寸的凹陷中。

【主治】近视，目赤肿痛，迎风流泪，夜盲，目视不明，青光眼。

【操作】配攒竹、鱼腰、丝竹空、太阳、承泣、风池、肝俞治近视。点穴或针刺多用攒竹穴代替或配合应用。

八、足少阴经筋

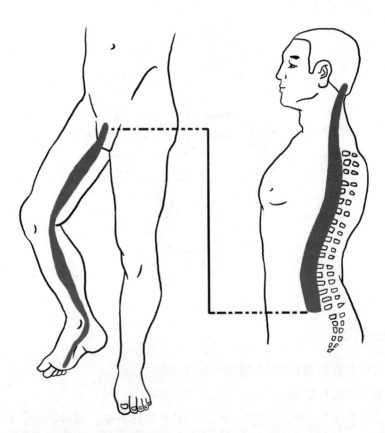

足少阴经筋起于足小趾之下，入足心，与足太阴经筋并行，斜走内踝下方，结于足跟，与足太阳经筋会合，向上结于胫骨内侧髁下，再同足太

阴经筋并行向上，沿股内侧结于阴器，沿脊旁肌肉（膂）夹脊柱，上行到项部，结于枕骨粗隆，与足太阳的经筋相会合。其病症可见足下转筋，所经过和结聚的部位，都有疼痛和转筋的症候，并有痫证、抽搐和角弓反张等。背部经筋拘急，身体产生反折不能前俯；腹侧经筋拘急，则身体不能后仰。治以"燔针劫刺"，以痛为腧。病在内的，可局部药物熨贴、按摩、导引以舒筋脉，或饮汤药以养血。

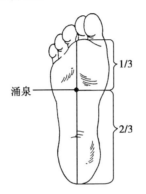

涌泉次

【定位】在足底，屈足卷趾时足心最凹陷处。

【取穴方法】脚掌第2趾骨末节到足跟连线上，前1/3与中后2/3交点凹陷处。

【主治】头痛，眩晕，昏厥，癫狂，癔病，小儿惊风，失眠，便秘，小便不利。

【操作】涌泉穴外敷吴茱萸粉可治口腔溃疡、高血压、头顶心痛、眩晕、失眠等；涌泉针刺强刺激可治癔病、癫狂、昏厥等；配关元治小便不利。

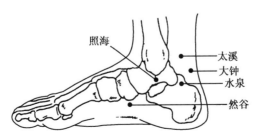

191

太溪次

【部位】在踝区，内踝尖与跟腱连线之间凹陷处。

【取穴方法】与昆仑穴相对，内踝与跟腱连线中点凹陷处。

【主治】月经不调，遗精，阳痿，小便频数，消渴，泄泻，头痛，目眩，耳鸣，咽喉肿痛，齿痛，失眠，咳喘，咳血。

【操作】配太冲、阴包、血海、关元、肾俞治月经不调、遗精、阳痿；配水分、阴陵泉、足三里、肾俞治小便频数；配三阴交、神门、百会、四神聪治失眠；配尺泽、肺俞治咳喘。点穴向内踝侧后方用力。

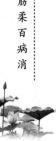

水泉次

【部位】在跟区，太溪直下1寸，跟骨结节内侧凹陷中。

【取穴方法】足与小腿成直角取穴，太溪下1寸。

【主治】月经不调，痛经，小便不利。

【操作】配三阴交、太溪、肾俞治月经不调；配太溪、关元、水分治小便不利。常与太溪合并应用，在两穴区域内探查筋结，点拨治疗。

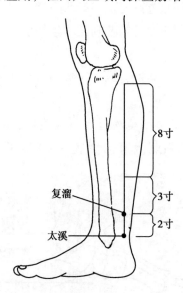

复溜次

【部位】在小腿内侧，内踝尖上2寸，跟腱前缘。

【取穴方法】太溪穴上2寸，点穴时力量偏向胫骨内侧。

【主治】水肿，腹胀，泄泻，盗汗，热病无汗或汗出不止，闭经，下肢痿痹。

【操作】配水分、阴陵泉、太溪治水肿、腹胀；配合谷、足三里治汗出异常；配太溪、三阴交、肾俞治闭经。

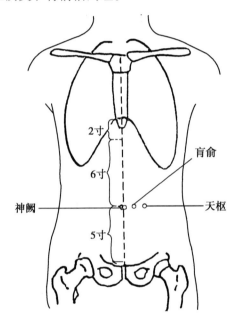

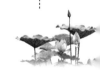

肓俞次

【部位】在腹部，脐正中旁开0.5寸。

【取穴方法】仰卧位腹部放松，脐中旁开0.5寸。

【主治】腹痛，腹胀，呕吐，泄泻，便秘，月经不调，疝气，腰脊疼痛。

【操作】配中脘、天枢、足三里治腹痛、腹胀呕吐、泄泻；配三阴交、太溪、血海、足三里治月经不调；配肾俞治腰脊疼痛。

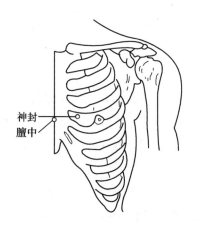

神封次

【部位】在胸部，第4肋间隙，前正中线旁开2寸。

【取穴方法】前正中线旁开2寸，与乳头同处于第4肋间隙。

【主治】咳嗽，气喘，胸闷，胸痛，乳腺增生，心悸。

【操作】配膻中、肺俞、心俞治咳嗽、气喘、胸闷、胸痛；配天宗、膻中治乳腺增生；配少泽放血治心悸。

九、手厥阴经筋

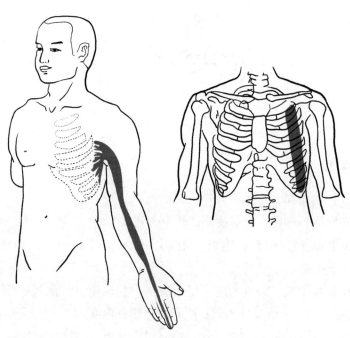

手厥阴经筋起始于中指，与手太阴经筋并行，结于肘内侧，上经上臂的内侧，结于腋下，从腋下前后夹持两胁。分支进入胸腔，散布胸中，结于膈部。其病症为经筋循行所过处掣引疼痛及转筋，以及胸痛，或成息贲病。

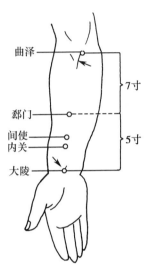

内关次

　　【部位】在前臂前区，腕掌侧远端横纹上2寸，掌长肌腱与桡侧腕屈肌腱之间。

　　【取穴方法】掌心朝上，腕横纹上2寸，于两筋之间取穴。

　　【主治】心痛，心悸，失眠，烦躁，癫狂，胸闷，气喘，胃痛，呕吐，呃逆，肘臂挛痛。

　　【操作】配心俞、郄门、膻中治心痛、心悸；配神门、百会治失眠、烦躁；配中脘、足三里、天枢治胃痛、呕吐；配太冲、攒竹治呃逆；配肺俞、心俞、膻中治胸闷、气喘。点穴时用拇指尖按入两筋之间，也可用指尖弹拨两筋之间深层筋结。

郄门次

　　【部位】在前臂前区，腕掌侧远端横纹上5寸，掌长肌腱与桡侧腕屈肌腱之间。

【取穴方法】掌横纹至肘横纹为12寸，腕横纹上5寸两筋之间取穴。

【主治】心痛，心悸，癫痫，呕血，咳血，疔疮。

【操作】配内关、曲泽、膻中、神封、心俞等治心痛、心悸；配孔最、尺泽等治咳血。点穴时用拇指尖按入两筋之间，也可用指尖弹拨两筋之间深层筋结。

曲泽次

【部位】在肘前区，肘横纹上，肱二头肌腱的尺侧缘凹陷中。

【取穴方法】微屈肘，肘窝大筋（肱二头肌腱）内侧凹陷中。

【主治】心痛，心悸，热病，中暑，胃痛，呕吐，泄泻，肘臂疼痛。

【操作】配委中治中暑或饮食不洁导致的呕吐、泄泻，放血或刮痧均可。

十、手少阳经筋

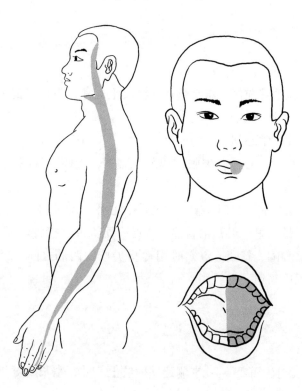

手少阳经筋起于无名指的尺侧端，结于腕背，沿前臂外侧上行结于肘尖，向上绕行上臂外侧，经肩部走至颈，与手太阳经筋结合。其分支从颈部分出，在曲颊处深入，联系于舌根；另一分支上走下颌沿耳前，连属目外眦，上达颞部，结于额角。其病症可见本经筋循行部位掣引、转筋，以及舌卷。

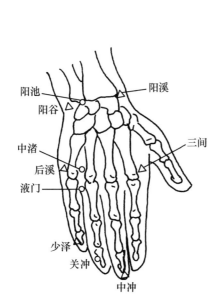

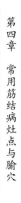

中渚次

【部位】在手背，第4、5掌骨间，第4掌指关节近端凹陷中。

【取穴方法】微屈掌或握空拳，第4、5掌骨间，掌指关节后方凹陷中。

【主治】头痛，耳鸣，耳聋，目赤，咽喉肿痛，热病，消渴，手指屈伸不利，肘臂肩背疼痛。

【操作】配外关、阳陵泉、风池、太阳、百会等治偏头痛；配翳风、听宫治耳鸣、耳聋。

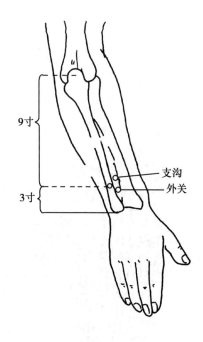

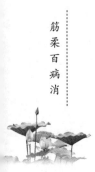

外关次

【部位】在前臂后区，腕背侧远端横纹上 2 寸，尺骨与桡骨间隙中点。

【取穴方法】腕背侧横纹中点直上 2 寸，与内关相对。

【主治】热病，头痛，目赤肿痛，耳鸣，耳聋，胸胁痛，上肢痿痹。

【操作】配太冲、行间治目赤肿痛；配阳陵泉等治胸胁痛。

支沟次

【部位】在前臂后区，腕背侧远端横纹上 3 寸，尺骨与桡骨间隙中点。

【取穴方法】腕背侧横纹中点直上 3 寸，外关上 1 寸。

198 【主治】便秘，热病，胁肋痛，落枕，耳鸣，耳聋。

【操作】配中脘、天枢、足三里、上巨虚治便秘；配风池、肩井、外关等治落枕，配耳门、听宫、翳风等治耳鸣、耳聋。

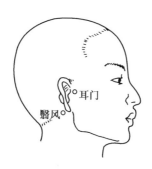

耳门次

【部位】在耳前区，耳屏上切迹与下颌骨髁突之间凹陷中。

【取穴方法】微张口，耳屏上切迹前的凹陷中，听宫直上。

【主治】耳鸣，耳聋，中耳炎，齿痛。

【操作】配听宫、听会、翳风、中渚、外关等治耳部疾病。

翳风次

【部位】在颈部，耳垂后方，乳突下端前方凹陷中。

【取穴方法】将耳垂向后按，耳垂边缘凹陷处即是本穴。

【主治】耳鸣，耳聋，中耳炎，口歪，牙关紧闭，齿痛，呃逆，颊肿，三叉神经痛。

【操作】配攒竹、合谷、内关等穴或单用可治呃逆；对风寒引起的三叉神经痛，除面部穴位外，可配翳风、风池等进行治疗。点穴时力量向内上方凹陷处垂直用力。

十一、足少阳经筋

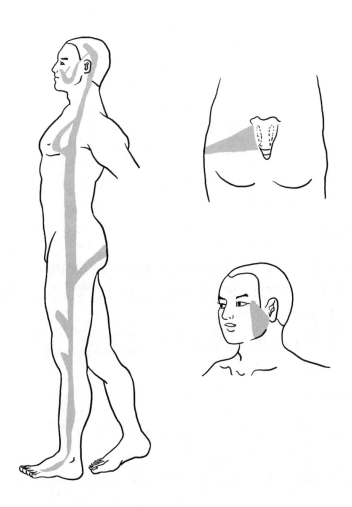

　　足少阳经筋起于第四足趾端，上结于外踝，沿胫骨外侧面，向上结于膝外侧；其分支自外辅骨（腓骨），上走髀外侧，再分两支，前支结于伏兔（股四头肌），后支向上结于尻部（骶骨部）；直行者经季胁下空软处与胁肋部，上走至腋前方，横穿膺乳（侧胸部），结聚于缺盆；直行者上出于腋前，穿过缺盆，出行于足太阳经筋之前，绕行耳后，上抵额角，交于巅顶上，再从头顶侧面向下走向下颌，又还向上结聚于颧部，分支结于目外眦成"外维"。其病症主要是本经筋循行、结聚之处掣引、疼痛、转筋等。

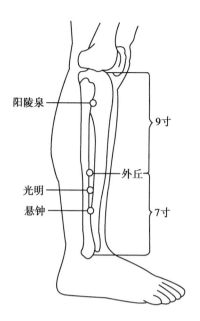

光明次

【部位】在小腿外侧，外踝尖上 5 寸，腓骨前缘。

【取穴方法】外踝尖到犊鼻穴为 16 寸，光明穴位于外踝尖直上 5 寸，腓骨前缘处。

【主治】目痛，夜盲，目视不明，乳房胀痛，乳汁少。

【操作】配肝俞、肾俞、风池、睛明等治目痛、目视不明；配少泽、天宗、膻中等治乳房胀痛。

阳陵泉次

【部位】在小腿外侧，腓骨头前下方凹陷处。

【取穴方法】坐位取穴，屈膝 90°，膝关节外下方，腓骨小头前下方凹陷处。

【主治】黄疸，口苦，呕吐，胁肋疼痛，下肢痿痹，半身不遂，膝髌肿痛，小儿惊风。

【操作】配合谷、曲池、手三里、环跳、足三里治半身不遂；配足三里、 **201**

委中、承山、昆仑治下肢痿痹；配阴陵泉、血海、梁丘、犊鼻治膝髌肿痛。

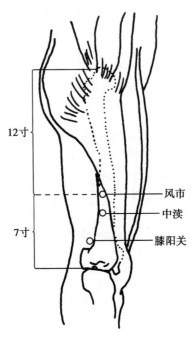

风市次

【部位】在大腿外侧，腘横纹上7寸，股外侧肌与股二头肌之间。

【取穴方法】直立垂手，掌心贴于大腿外侧面，中指尖所指凹陷中，髂胫束后缘。

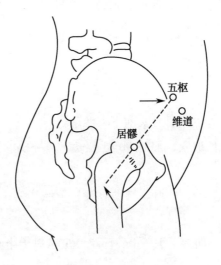

【主治】下肢痿痹，遍身瘙痒。

【操作】配阳陵泉、足三里、梁丘等治下肢痿痹；配曲池、血海治遍身瘙痒。

居髎次

【部位】在臀区，髂前上棘与股骨大转子最凸点连线的中点处。

【取穴方法】侧躺取穴，髂前上棘与股骨大转子最凸点连线的中点处。

【主治】腰痛，下肢痿痹，疝气。

【操作】配环跳、阳陵泉、肾俞等治腰痛；配阳陵泉、足三里、委中、承山等治下肢痿痹。

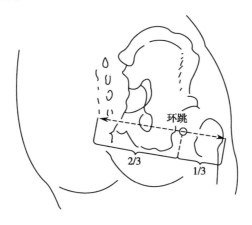

环跳次

【部位】在臀区，股骨大转子最凸点与骶管裂孔连线的外 1/3 与内 2/3 交点处。

【取穴方法】侧卧位取穴，下腿伸直，上腿屈髋屈膝，股骨大转子最凸点与骶管裂孔连线的外 1/3 与内 2/3 交点处。

【主治】腰腿疼痛，下肢痿痹，半身不遂，坐骨神经痛。

【操作】配肾俞、居髎、委中、承山、阳陵泉等治腰腿疼痛、下肢痿痹；配曲池、合谷、足三里、阳陵泉等治半身不遂。

203

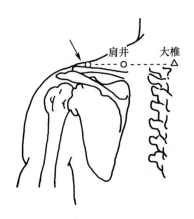

肩井次

【部位】在肩胛区，第7颈椎棘突下与肩峰最外侧点连线的中点。

【取穴方法】肩峰与大椎穴连线中点，肩上陷中取穴。

【主治】颈肩僵痛，头痛，眩晕，乳痈，肩背疼痛，上肢不遂，难产。

【操作】配风池、天柱、天宗、肩贞等治颈肩僵痛；配曲池、合谷、手三里等治上肢不遂。

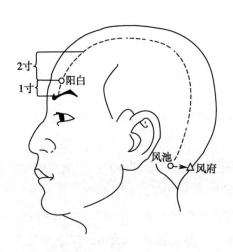

风池次

【部位】在颈后区，枕骨之下，胸锁乳突肌上端与斜方肌上端之间的凹陷中。

【取穴方法】在颈后区，平风府穴，沿斜方肌与胸锁乳突肌之间的凹陷向上推，抵枕骨处凹陷中。

【主治】头痛，眩晕，失眠，癫痫，中风，目赤肿痛，视物不明，鼻塞，鼻衄，耳鸣，咽喉肿痛，感冒，颈项僵痛。

【操作】配风府、百会、太阳、合谷、太冲等治头痛、眩晕；配睛明、攒竹、肝俞、太冲等治视物不明；配迎香、肺俞、风府等治鼻塞、鼻衄；配合谷、曲池等治感冒。点穴方向向对侧眼睛用力，以同侧眼睛酸胀或有明显传导感觉为佳，针刺方向不高于鼻尖。

听会次

【部位】在面部，耳屏间切迹与下颌骨髁突之间凹陷中。

【取穴方法】张口，耳屏间切迹前方的凹陷中，听宫直下。

【主治】耳鸣，耳聋，中耳炎，齿痛，口歪，三叉神经痛。

【操作】配巨髎、地仓、颊车、翳风、合谷等治三叉神经痛；配中渚、外关、耳门、听宫、翳风等治耳鸣、耳聋、中耳炎。

阳白次

【部位】在头部，眉上1寸，瞳孔直上。

【取穴方法】瞳孔直上，眉上1寸凹陷处。

【主治】头痛，眩晕，视物模糊，目痛，眼睑下垂，面瘫。

【操作】配迎香、巨髎、太阳、风池、百会等治各种鼻炎、鼻塞引起的头痛、眩晕；配太阳、头维、巨髎、颧髎、地仓、合谷等治面瘫。

十二、足厥阴经筋

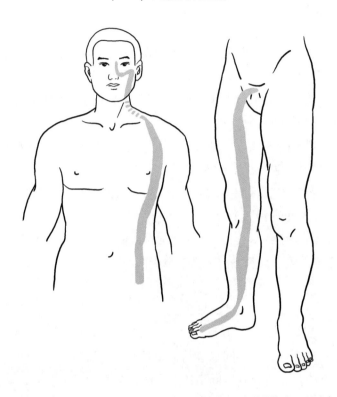

足厥阴经筋起于足大趾的上边，上行结聚于内踝前方，再向上沿胫骨内侧面，结于胫骨内髁之下，又沿股内侧上行结于阴器，与到达此处的诸筋相联络。其病症可见足大趾牵引内踝前部疼痛，内辅骨部疼痛，大腿内侧疼痛转筋，阳痿或性功能亢进。

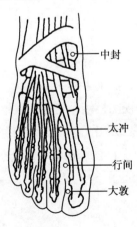

中封

太冲

行间

大敦

行间次

【部位】在足背，第 1、2 趾之间，趾蹼缘后方赤白肉际处。

【取穴方法】在足背，第 1、2 趾趾缝纹端。

【主治】头痛，目眩，目赤肿痛，口歪，月经过多，崩漏，痛经，带下，疝气，小便不利，中风，胁痛，急躁易怒，黄疸。

【操作】配太冲、太阳、睛明、肝俞等治目眩、目赤肿痛；配太冲、阴包、血海三阴交等治月经过多、痛经等。

太冲次

【部位】在足背，第 1、2 跖骨骨间隙凹陷中。

【取穴方法】由第 1、2 趾间缝纹头向足背上推，推至两骨联合前的凹陷中即为太冲穴。点穴时力量斜向上，垂直足背。

【主治】头痛，眩晕，目赤肿痛，口歪，月经不调，崩漏，痛经，遗尿，癫痫，中风，胁痛，抑郁，急躁易怒，黄疸，下肢痿痹。

【操作】配百会、风池、太溪等治头痛、眩晕；配三阴交、地机等治月经不调。

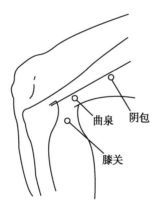

阴包次

【部位】在股前区，髌底上 4 寸，股薄肌与缝匠肌之间。

【取穴方法】在大腿内侧正中，髌底上4寸。

【主治】月经不调，遗尿，小便不利，腰骶痛引小腹。

【操作】配三阴交、足三里、血海、地机等治月经不调；配肾俞、八髎、太冲、太溪等治腰骶痛引小腹。

十三、任　脉

任脉起于胞中，下出于会阴，经阴阜，沿腹部正中线上行，经咽喉部（天突穴），到达下唇内，左右分行，环绕口唇，交会于督脉之龈交穴，再分别通过鼻翼两旁，上至眼眶下（承泣穴），交于足阳明经。其病症主要表现为泌尿生殖系统疾病和下腹部病痛。如带下，不孕，少腹疼痛，月经不调，阳痿，早泄，遗精，遗尿，男子疝气，女子盆腔肿块等。

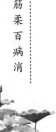

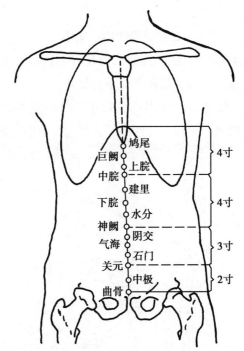

关元次

【部位】在下腹部，脐中下3寸，前正中线上。

【取穴方法】脐中至耻骨联合为5寸，于脐下正中线上，等比例取

3寸。

【主治】虚劳羸瘦，眩晕，中风，阳痿，遗精，早泄，月经不调，痛经，闭经，崩漏，带下，不孕，遗尿，小便频数，少腹疼痛，腹泻。

【操作】配中脘、神阙、足三里、三阴交等艾灸治一切虚劳羸瘦；配气海、肾俞、三阴交、涌泉等艾灸治阳痿、早泄、月经不调；配神阙、足三里艾灸治腹痛腹泻。每日顺时针按揉关元穴及腹部可以对消化系统和生殖系统有很好的保健作用。

气海次

【部位】在下腹部，脐中下 1.5 寸，前正中线上。

【取穴方法】在腹部前正中线上，脐中至关元穴中点。

【主治】腹痛，腹泻，便秘，痢疾，疝气，遗尿，阳痿，遗精，闭经，痛经，崩漏，带下，中风脱证，虚劳羸瘦。

【操作】主治操作略同关元，配百会、神阙、足三里、上巨虚艾灸治脱肛、久泻。

神阙次

【部位】在脐区，脐正中央。

【取穴方法】于肚脐中央处取穴。

【主治】腹泻，久泻，脱肛，痢疾，水肿，虚脱，厥症。

【操作】禁针，宜艾灸或药物贴敷。配中脘、天枢、足三里治腹痛、肠鸣；配百会、气海、足三里艾灸治虚脱、脱肛。

建里次

【部位】在上腹部，脐中上 3 寸，前正中线上。

【取穴方法】脐中至胸剑联合为 8 寸，脐上等比例取 3 寸。

【主治】胃痛，胃胀，肠鸣，呕吐，消化不良，水肿。

【操作】配中脘、天枢、足三里等治胃痛、胃胀、消化不良。

209

中脘次

【部位】在上腹部，脐中上 4 寸，前正中线上。

【取穴方法】前正中线上，脐中至胸剑联合中点。

【主治】胃痛，呕吐，腹胀，食不化，反酸，肠鸣，泄泻，黄疸，咳嗽痰多，胁下痛，癫痫，失眠，抑郁，心悸，胸闷。

【操作】配梁丘、内关、足三里治胃痛、呕吐；配天枢、气海、足三里等治肠鸣、泄泻；配神门、百会、足三里、三阴交等治失眠；配膻中、心俞、肺俞、足三里等治心悸、胸闷。

鸠尾次

【部位】在上腹部，胸剑联合下 1 寸，前正中线上。

【取穴方法】脐中至胸剑联合为 8 寸，胸剑联合向下等比例取 1 寸。

【主治】胸闷，心悸，心痛，噎膈，呕吐，腹胀，癫狂痫。

【操作】配中脘、天枢、气海、关元、足三里治腹胀、呕吐；配内关、中脘、心俞、膻中治胸闷、心悸、心痛。手法以揉拨为主，不可直刺深刺。

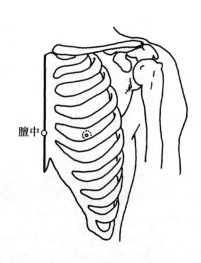

膻中

膻中次

【部位】在胸部，横平第4肋间隙，前正中线上。

【取穴方法】仰卧位，前正中线上，两乳头之间取穴。

【主治】胸闷，气短，咳喘，胸痛，心悸，心烦，产妇乳少，乳腺炎，乳腺增生，噎膈，呕吐，抑郁。

【操作】配心俞、肺俞、内关、尺泽等治胸闷、气短、咳喘；配内关、神门等治心烦；配天宗、足三里、太冲等治乳腺增生、乳腺炎；配心俞、肺俞、肝俞、太冲等治抑郁。

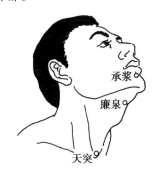
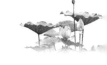

天突次

【部位】在颈前区，胸骨上窝中央，前正中线上。

【取穴方法】胸骨上窝凹陷中。

【主治】咳嗽，哮喘，胸痛，咽喉肿痛，失音，噎膈，慢性咽炎。

【操作】配膻中、肺俞等治咳嗽、哮喘；配膻中、内关等治胸痛；配少商放血治咽喉肿痛。点穴多向内下方向用力。

廉泉次

【部位】在颈前区，喉结上方，舌骨上缘凹陷中，前正中线上。

【取穴方法】以拇指末节横纹抵在下颌骨上，拇指向下正指喉结部，指尖到达处即是廉泉穴。

【主治】舌下肿痛，咽喉肿痛，中风失语，流涎，失音，慢性咽炎。

【操作】配少商放血、孔最、尺泽、曲池等治舌下及咽喉肿痛；配关元、肾俞、太溪、足三里等治中风失语、流涎。手法操作以横向点拨为主。

十四、督　脉

督脉起于小腹内，下出会阴，向后至尾骶部的长强穴，沿脊柱上行，经项部至风府穴，进入脑内，属脑，沿头部正中线，上至巅顶的百会穴，经前额下行鼻柱至鼻尖的素髎穴，过人中，至上齿正中的龈交穴。其病症主要表现为腰脊强痛，头重头痛和神志病。髓海不足引起的脑转耳鸣，眩晕，目无所见，懈怠，嗜睡等也与督脉有关。

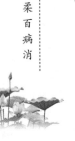

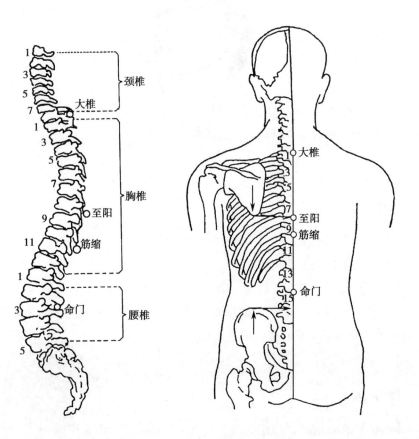

至阳次

【部位】在脊柱区，第7棘突下凹陷中，后正中线上。

【取穴方法】垂臂取穴，两肩胛骨下角连线中点。

【主治】黄疸，身热，咳嗽，气喘，胃痛，胸胁胀痛，乳痈。

【操作】配中脘、胃俞、足三里等治胃痛；配心俞、肺俞、膻中等治咳嗽、气喘。

大椎次

【部位】在脊柱区，第7颈椎棘突下凹陷中，后正中线上。

【取穴方法】坐位低头，项后上背部脊柱最上方突起的椎骨下缘凹陷处即是本穴，左右转头时活动的最后一个椎体。

【主治】咳嗽，气喘，感冒，胃寒，风疹，头项僵痛，癫痫，热病。

【操作】配肺俞、心俞、膻中、足三里艾灸治风寒引起的咳嗽、哮喘等；配风池、肩井治头项僵痛；配中脘、脾俞、胃俞等治胃寒胃痛。

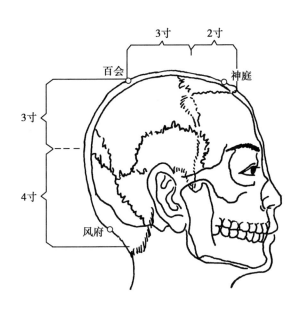

风府次

【部位】在颈后区，枕外隆凸直下，两侧斜方肌之间的凹陷中。

【取穴方法】后发际正中直上 1 寸。

【主治】头痛，眩晕，项强，中风不语，半身不遂，癫狂痫，目痛，鼻衄，咽喉肿痛。

【操作】配风池、百会治眩晕、头痛；配风池、天柱、肩井等治颈项僵硬。

百会次

【部位】在头部，前发际正中直上 5 寸。

【取穴方法】将两耳廓向前对折，于两耳尖连线与头部中线的交点处取穴。

【主治】头痛，眩晕，中风失语，癫狂痫，失眠，健忘，脱肛，久泻。

【操作】配神阙、气海、关元、足三里艾灸治脱肛、久泻；配风池、风府、太阳治头痛、眩晕；配神门、风池、心俞治失眠。

第五章

头面部疾病的经筋调理方法

头痛

不少朋友都把头痛当成小毛病，不愿到医院去接受治疗，而是简单归咎于睡眠休息不好，或简单服用些止痛药物，或只做些物理疗法等。如果是轻微的头痛可能因此缓解，但一有诱发因素，头痛马上就又回来了。其实头痛并非都是小毛病！

临床上头痛的病人很常见，据统计，它的发生率仅次于感冒，基本上，80%的人曾经有过头痛的经历。据我的临床经验，大多数人的头痛是由于头颈部的肌肉紧张收缩，也就是头颈部的经筋出了问题。因为经筋得不到舒展，头部的气血受到滞阻，不通则痛，最终引发了头痛。

曾有一位经常头痛的朋友问我，我们人体头颈部的经筋为什么会容易出现问题呢？中医有句话叫做"寒主收引"，身体一旦受寒，全身的肌肉就很容易紧张收缩，气滞血瘀，不通则痛。大家都知道，现在不论是在办公室还是在家里，夏天不开空调几乎是不可能的，而且空调温度往往设得比较低，寒邪很容易从皮肤的毛孔侵犯头部和脖子后面的经筋，进而导致头痛。夏天经常有年轻人到医院看头痛，许多都是因为在办公室吹了空调后引起的。此外，现代社会工作生活节奏紧张，大家很容易焦虑，尤其是知识分子。在日常生活中只要细心点，我们就会发现，那些长期紧张焦虑的人肩部总是高耸着，这说明他们的心态长期得不到放松，如此也很容易造成身体肌肉的持续紧张，尤其是头颈肩部的经筋会长期处于紧张挛缩的状态，这样怎么能不头痛呢？

现代社会科技发达，像空调、电脑、汽车和手机的广泛使用，也是引起头痛的重要原因。长期面对电脑的办公室人员和长期手握方向盘的司机，身体常处在某个固定的姿态下，颈椎承受的压力过大，又得不到适当的活动、休息和锻炼，颈部肌肉会持续性地紧张，颈部的气血得不到疏通，从而导致大脑供血不足，引发头痛。

还有一个罪魁祸首，就是手机。手机虽然给我们带来很大的方便，但同时也带来不少麻烦。有的人喜欢用手机煲电话粥，头部会不由自主地歪向一侧，这样就很容易导致偏头痛。头痛针灸治疗效果一般都比较好，还需要配合站桩锻炼，以便改变不良的坐姿及站姿。

筋柔百病消

很多人都有过头痛的经历，疼痛程度或轻或重，甚至剧烈到痛不欲生，因此做什么都没有兴趣，生活质量大打折扣，这是没有患过头痛的病人所不能理解的。众所周知，曹操患"头风"顽症，发作起来疼痛欲死；曹操请华佗为其治疗，华佗用针刺治疗，手到病除。《三国志》对此的记载是："佗针鬲，随手而差。"后来，随着政务和军务的日益繁忙，曹操的"头风"病加重了，曹操想要断根，华佗对曹操说要开颅治疗，可见头风治愈有多难。"头痛"这个病真令人头痛，连一代枭雄也不能幸免。有的病人头痛非常顽固，没什么好办法，只好长期吃止痛药，但这不是解决问题的根本办法。我常说：疼痛一定是身体出了问题，头痛很多时候是某些疾病的一个信号，头痛单纯吃止痛药的话，反而会掩盖病情，相当于将火警的报警装置拆除，这无异于掩耳盗铃。

这是弟子郑景文跟师记录的一个病案：三年前，一位在外交部工作的女士找胥老师看病，患者告诉老师，半年前患头痛，发作时疼痛剧烈，干什么都没劲，每日必犯，后来找到老师，经过老师几次针刺治疗后头痛明显减轻，后因外派巴基斯坦未能坚持，自己也每日坚持老师教的站桩功，头痛从以前的每日一次到后来的一个月一次，疼痛程度及持续时间也较前缩短；最近两个月来工作忙，未坚持站桩，现在因劳累后右侧项背不舒、害怕头痛复发再次找到老师。老师常说：头痛不都是一个小毛病，如果放任不管，时间长了可能出大问题。老师为该患者进行针刺及手法整复，患者轻松许多，答谢离去。

很多人患病其实是因为生活方式不当造成的，空调、电脑、汽车和手机的广泛使用，是引起头痛的重要原因。很多不良的姿势造成颈部肌肉持续性地紧张，颈部的气血得不到疏通，从而导致大脑供血不足，引发头痛。我们平常该如何自我保健呢？大家可以摸一摸头部及脖子周围有没有筋结及痛点，慢慢将其揉开，日久可见其功。也可以进行站养生桩，对头痛缓解有很大好处。我前段时间也有过轻微头痛，后来在右颞侧头部找到筋结，按上去又胀又疼，揉完后大脑轻松舒适，头痛明显好转，患有头痛的朋友不妨一试。

几年前，一个女孩儿找我看病，说自己经常头痛。这个女孩儿二十七八岁，已从事文秘工作多年，平时习惯一边打电脑，一边夹着电话聊天。后来就慢慢感觉到经常会头痛、头晕、头发沉、思绪不清楚，记忆力也明显减退。有时头痛起来，会从后枕部痛到前额及太阳穴，甚至延伸至眼睛周围，而且眼睛也会雾蒙蒙的，早晨刚睡醒时好一点，到了下午，事情一忙，又严重起来。她曾到神经科看过，并做了完整的神经科检查，如头核磁、脑电图、眼底检查，都没有发现问题。

其实，这个女孩儿刚一走进诊室，就发现她的头往右侧歪，而且右肩比左肩高，坐下一检查，她的颈背部经筋高度紧张，可以触摸到条索样的粗大筋结。我在她的颈背部才扎了几针，她的头痛马上缓解了。后来她又来找我针刺几次后头痛基本消失了。

追根究底，她的一系列问题就是出在颈部的经筋上。所以，我嘱咐她一定要注意坐姿，平时有空就站站养生桩，每天按一按颈肩部僵紧的筋结。后来这个女孩的头痛再也没有犯，而且有时还帮家人及同事进行保健按摩，成了家里及办公室的保健医生。当然还有更复杂的情况，比如1989年在日本工作期间，一位头痛患者久治不愈，苗思温老师仔细询问病史发现患者左膝关节疼痛多年，走路时自然调整姿势，导致骨盆倾斜，影响到脊柱，脊柱为蛇形，颈椎曲度不正常，导致头痛。后来从膝关节入手治疗，效果很好。苗老师是北中医第一届（1962年）毕业生，我1962年出生，有幸跟师一年多，使我的临床水平有突飞猛进的进步。

如果搞懂经筋理论，绝大多数的头痛单纯针刺就可以取得很好的疗效。这是弟子姚慧娟记录的一份病例：

患者张某，女性，50岁。一遇冷、遇风便头痛，绝不敢在空调屋呆着，这样的情况有十几年之久。到处求医，吃中药，效果均不明显。49岁开始开始出现月经紊乱，由原来一月行经一次到2~3个月行经一次，直到现在。患者受凉后大便稀、小便费力、尿频、尿细，吃饭喝水时会大量出汗。晚上11点到次日凌晨5点钟时段燥热，达到热得睡不着的程度，严重影响睡眠，影响精神状态。今年8月份经人介绍从内蒙古前往南方某地治疗，自感完全不见效，并且症状加重。后经多方打听于2013年12月找肖老师就医。老师以快针针刺患者颈肩部筋结，以及双侧风池、天柱、翳风、肩井穴及背部双侧夹脊穴膀胱经腧穴，配合整脊治疗。患者自述在第一次针刺之后全身感觉舒畅，项后针感持续，原来背部像背了一个大秤砣，扎针后明显通畅轻松，整个人的压力顿时减轻不少。第二次针刺时，这位患者不同于一般的患者，针刺时直呼"好爽""好轻松""真舒服"，诊室里的人都乐了。患者针刺后说："现在是眼明耳不背，肩部不沉重了，全身轻松。"这例患者后来恢复得很好。

头痛如何进行自我防治呢？从经筋理论来看，头部前额、两侧和后脑部的疼痛分别是由足阳明经筋、足少阳经筋和足太阳经筋挛缩导致的。我的经验是，对于紧张收缩的经筋采用局部的按法、揉法以及拨法。对咱们读者来说，可以在各自的经筋循行路线上寻找筋结，如足阳明胃经的足三里穴、足少阳胆经的阳陵泉穴（小腿前外侧）、风池穴（与耳垂齐平的后头骨下方）和足太阳膀胱经的天柱穴（俗称脖筋处）附近等。此外，还要每天用手按揉相应的阿是穴 10 分钟，中等力度，长期坚持就能使筋结变柔甚至消散，从而让头颈部的肌肉得到放松，头部的气血得以灌注，头痛自然会缓解甚至痊愈。

此外，站浑元桩也能很好地帮助头痛的朋友早日解除痛苦。站桩时，只要我们注意头部微微向上扬，头顶好像用一根绳子吊着，目光平视，使得头颈部的经筋得到很好的放松，头痛的症状可以逐渐得到缓解。

头晕

头晕/眩晕患者在医院神经科门诊非常常见，广义的头晕包括头晕和眩晕，这两个概念在英文里区分得比较清晰。头晕是 dizziness，表现为阵发或持续性的大脑不清晰感、头昏、头沉感等，可能同时伴有四肢乏力、体倦懒言。头昏有时可能属生理过程，如睡眠不足、疲劳、长时间加夜班等，若适时调整可以纠正。但有些时候头晕是病理表现，如高血压、焦虑、抑郁、脑部供血不足所引起的头晕，则需要适当治疗。而眩晕为 vertigo。眩晕是患者的一种运动性幻觉，会出现明显的自身或外界旋转感，多为病理现象。

眩晕主要和前庭系统疾病有关，包括中枢性和周围性。前庭系统中枢性疾病包括后循环缺血、脑出血、脑肿瘤、脑炎等，该类疾病引起的眩晕相对来说比较少见，一旦出现，提示病情危重。前庭系统周围性疾病主要有良性阵发性位置性眩晕、梅尼埃病、前庭神经元炎等。良性阵发性位置性眩晕在门诊是最常见的，也称为"耳石症"，主要症状以头晕目眩为主，尤其是在转头的时候，容易诱发头晕，或者突然改变体位，躺着突然坐起来，或者坐着突然站起来，出现旋转感或者站立不稳，严重的有恶心、呕吐。这类头晕通常用手法复位治疗，大部分患者能够即刻缓解症状。

219

头晕/眩晕虽然分类复杂，病因多样，但据我临床观察，好多病例，很多情况下不过是由于颈部的筋出了问题，最后引起头部经脉气血阻滞不通而出现的。《黄帝内经》讲："脑为髓之海。""髓海有余，则轻劲多力，自过其度；髓海不足，则脑转耳鸣，胫酸眩冒，目无所见。"我们头部的气血供应基本都是要通过颈部和后背的，如果由于劳倦、外伤、长期的姿势不良导致了我们的颈部和背部经筋痉挛紧张，就很容易造成头部的气血循环不畅，供应不足。

这些年，经常有头晕的患者找我治疗。曾经有一个朋友，经常觉得头脑昏沉不清晰，严重时会影响工作。他原来是一头晕就去急诊观察输液，输完液，效果还可以，休息几天，一般轻的话两三天，重的话一周就会好转。但是他经常犯这个毛病，每年都得犯那么好几次。尤其是头晕引起他记忆力减退，即使见到很熟的人，也会叫不出姓名来，自己也很痛苦，很尴尬。

后来这个朋友听说我能治疗就找到我，当时我发现他颈部的经筋问题较严重，颈部活动受限，转头费劲，局部肌肉很紧张，而且压痛明显，可以摸到不少条索状的筋结，脊椎的棘突也有轻度的偏移，于是便在他的颈部风池穴（与耳垂齐平的后头骨下方）、天柱穴（耳后，俗称脖筋的地方）还有阿是穴等处，给他扎了几针，当时就有所缓解，同时又让他去按摩，把颈肩背部的经筋理一理。经过一个疗程的治疗，症状就全部消失了。只是一年当中有时候太累了，难免还会出现，但发作频率很小，症状也很轻，一旦他感觉有发作的苗头了，立刻就来找我，一般扎两三次基本上能避免再次发作。前些天因劳累头晕又发作，但比以往轻得多，他说已经三年多没头晕了，这次主要是太劳累了。针刺并整脊后症状消失，并嘱咐他避免过于劳累。

实际上，要摆脱头晕的烦恼，不一定非得去输液，只要是诊断合理，治疗得法，把经筋问题解决了，症状也是很容易缓解的。我在治疗这样的颈部经筋紧张时，都是使用普通的一次性针灸针，尽量把颈部的筋结松解开。如果到医院检查没什么问题的话，完全可以通过家人或自我按揉按压，让经筋恢复到正常柔和的状态，多数症状也都会得到缓解。

方法如下：主要在颈部、后背的足太阳膀胱经附近找到筋结，重点是风府、风池、大椎、翳风等穴位附近，然后进行揉按，后背自己操作不太方便，可以请别人来帮助。同时在足太阳经筋的下肢部位，多做一些弹拨，

筋柔百病消

包括承山、委中、昆仑等穴附近，都有很好的治疗和保健作用。另外，在头部的百会、神庭、率谷、耳门、听宫、太阳、印堂等穴位处，手臂的内关、外关、曲池等穴位处，腿脚上的足三里、三阴交、太溪、涌泉等穴位处，做一些点穴按压，效果都很好。

弟子张瑞华博士是神经内科副主任医师，去年参加过我教授的两期经筋培训班，学习了站桩、推手以及经筋病的针灸、按摩手法。最近她给因头晕而住院的患者按摩颈部筋结，结果几位患者很快就不头晕了，她感到很神奇。

在预防上，我建议大家，不要长时间保持一种姿势，尤其坐姿，坐半个小时，或者一个小时就要起来活动活动，多做做抬肩、转颈等轻柔的运动，同时枕头高低要合适，要不然枕头太高或过低，都会造成颈部肌肉，也就是筋的紧张，对这个症状的缓解不但没有帮助，还会加重。

对于平时气血比较虚、肾精不足的人，我建议还要用艾条悬灸腹部的关元、神阙和腰部的命门等区域，每次 10 ~ 30 分钟。如果有老师教授，最好坚持每天站桩，能有老师教授大成拳的神龟出水、试力更好，但不可自己盲学瞎练。

总之，大家一定要在平时就多多注意，注意生活方式，注意积极治疗，避免出现严重的问题。

失眠

基本上每个人都曾经有过晚上睡不着觉的经历，或者是入睡难，或者是睡不实，或者是醒得早，或者是整晚都在做梦，《诗经》里用"辗转反侧"这个词来形象地描述这种状态。其实有些时候"辗转反侧"是正常的，比如突然换了一个环境、身体不太舒服、作息时间偶尔被打乱、有重大事件刺激等情况下，这些暂时性失眠都不算是疾病。只有那些没有特殊原因的长期失眠，才算是病理状态。失眠是当今社会一个极为常见的症状，同时也是危害人类健康的一个重大疾病。为了引起人们对睡眠与健康的关注，世界卫生组织特意将每年的 3 月 21 日定为"世界睡眠日"。

经筋异常，失眠发作

导致失眠的原因很多，有的是心理精神因素，有的是身体其他疾病引起的各种功能失调，这些要依靠调整情绪和治疗原发疾病的办法来解决。我这里着重要处理的是经筋失常引起的睡眠障碍。现代人长期的工作生活紧张，精神压力较大，各种原因造成身体颈背部的筋紧张，就会引起失眠。

年轻人一整天坐在办公室，一个姿势保持很久，再加上空调的冷风吹个不停，颈背部的筋很容易受寒、僵硬，筋的不柔和进一步影响经脉气血流动，最终就会出现失眠的问题。

另外，大家都知道"阳主动，阴主静"这句话。阳气保证我们白天的活动精力，而到了夜里呢，阳气就要暂时下班，阴气开始值班，这样身体才能够得到阴气的涵养，我们也才能睡好。如果某处的筋出了问题，阳气潜藏于阴气的通道导致气血运行不畅通，那么阳气自然不能按时下班，阴气也不能到点上班，阴阳失序的结果就是人整晚都睡不好，而且白天也无精打采的。中医认为，心主神明，心与失眠的关系最大。因此治疗失眠时，一般都会用养血安神的中药来促进良好的睡眠。如果手少阴经筋或是手厥阴经筋出现了异常，心主神明的功能必然会受到影响，从而诱发失眠。

如果大家不会扎针，按揉以上经筋穴位及筋结，也会起到一定的治疗效果。

失眠二十年，几针就解决

在十几年前，一位病人找到我。他的性格极其开朗，没有什么精神压力，也没受过什么情志刺激，检查了身体，没有任何严重疾病，身体棒得不得了，可就是有顽固的失眠，而且困扰了他二十年。他每天晚上吃两三片安定，严重的时候，吃到七八片，中药也吃了不少，但效果一直不好。

我当时一听，也觉得有些无从下手。后来经过仔细检查发现，他的手少阴经筋和手厥阴经筋的循行路线上有不少压痛敏感的条索样的挛缩筋结。此外他的颈部也有不少细小、僵硬的筋结，说明他颈部的经脉也不畅通，气血很难濡养大脑，自然睡不好。

我心里面有点底了，主要在他的手部扎针，重点在内关穴、郄门穴、神门穴（手腕内侧）附近，并用长针将颈背部僵硬的筋放松，重点部位在风池穴、天柱穴（脑后）及阿是穴附近。扎了两次以后，他打电话兴奋地告诉我，这二十年来，从来没有像现在这样睡得安稳过，一直从晚上十点多睡到早晨天亮。后来巩固治疗十次，他的睡眠一直都很好。像这种顽固性的失眠虽然持续了二十年，看上去非常棘手，但是一旦找到真正的病因——筋，治疗就非常容易，效果也很好。许多年轻人的失眠原因比较简单，主要是经筋问题，将筋结松开了，问题也就解决了。

又是筋的错，失眠到抑郁

我夫人有一位 30 岁的女性朋友，在某大医院被诊断为抑郁症。我看她本人，并不是有遗传性疾病或是受过什么精神创伤，主要症状不过就是焦虑和失眠。

据她描述自己几乎整夜整夜地睡不着，即使睡着也很浅，正在吃百忧解、劳拉之类的西药。她自己知道药物吃多了不太好，所以也不是长期坚持服。她这个人很要强，睡眠不好，记忆力不好，自然工作都会有影响，所以这就形成了恶性循环，越是着急，症状越重，症状越重，她的记忆力、思维就越受影响。

我认为她的问题就是大脑供血不足导致的失眠，失眠严重了，影响到工作，人慢慢开始焦虑。我给她检查了一下，发现她颈部的筋特别紧张，于是在颈部给她扎了几针，使筋得到放松，大脑供血得到了改善，结果她当天晚上回去就睡了八个小时，之后就都能维持这样了。

这种失眠完全是由于颈部肌肉，也就是筋的紧张造成的，长期的失眠影响到了心情，产生抑郁倾向。这是典型的经筋疾病，从筋的角度来治，效果是很明显的。

抑郁症是一种常见的精神疾病，主要表现为情绪低落，兴趣减低，悲观，思维迟缓，缺乏主动性，自责自罪，饮食、睡眠差，担心自己患有各种疾病，感到全身多处不适，严重者可出现自杀念头和行为。根据笔者的临床经验，多数抑郁症患者除了情感因素和精神压力外，主要是经筋出了问题，尤其是颈背腰部的经筋非常紧张，如果通过按摩或针灸将这些筋结松解开，多数患者会恢复健康。近几年来，笔者通过针刺配合站桩治疗几十例抑郁症患者，均取得了理想的疗效。

许多一生劳作的老年人颈椎都不太好，大脑供血不足，所以多有失眠。针刺颈部筋结效果一般都比较好。这是弟子李景利记录的一例老年失眠病例，治疗主要是针刺颈背部筋结，在家点穴按摩也主要是这些部位和腧穴。

患者任某，女，62岁，陕西人，胥老师友人之母。自诉：失眠，每日最多只睡两三个小时。同时伴有头脑昏沉，辨别方向障碍2年余，近期于家门口出现三次不能辨别家的位置，拿着手机不知道怎样使用。有高血压病史十余年，口服降压药控制；2002年患脑梗死，无明显后遗症。夜间小腿抽筋，一直吃钙片，不能缓解。查体可见大椎处有明显凸出的筋结，直径约10cm，比正常皮肤高出近3cm。胥老师在患者大椎周围及颈枕筋结处毫针适度深刺，同时针刺督脉、夹脊穴、百会、四神聪，深刺腰骶部筋结、下肢膀胱经筋结，整脊手法每周一次。针刺治疗一次后小腿抽筋缓解，未再服用钙片；治疗两次后，病人可独自从通州坐地铁到城里看病，每晚可安睡七八个小时；针刺十次后血压平稳下降，自述降压药由每日三种，变为十余日吃一片，血压一直很平稳。大椎穴处的筋结由僵硬变得柔软，体积也略有缩小变平。

其他类型的失眠，这样来处理

中医有一句话叫做"胃不和则卧不安"，就是说如果胃的功能不正常，比如晚上吃得太多，肚子太胀等，也会造成失眠。对付这种原因的失眠，我们通常可以在腹部的中脘穴、腿部的足三里穴或是其他阿是穴附近寻找到筋结，把这些筋结拨开了，失眠也就缓解了。中医上，还有一个经外奇穴叫做安眠穴，在风池穴和翳风穴的中间，也是治疗失眠的经验效穴。如果你仔细摸摸安眠穴的话，几乎每个失眠的人这里的经筋都紧张，所以临症治疗时，将这里的经筋松解开就行了，一般会取得理想的疗效。像头疼或是血压容易升高的朋友还要在太阳穴和印堂穴附近寻找筋结，找到筋结后，努力把它揉开；情绪不好的朋友一般是肝火旺盛，晚上要用力按揉太冲穴、肝俞穴，可以泻肝降火，帮助睡眠。还要在脚上的太溪穴周围找到小的筋结，也要把它揉开。有的失眠患者情况比较复杂，治疗时需要综合调理。

以下是学生李亚勤记录的2则病案：诊室里经常有一些病情十分复杂的病人，症状表现多样，有的患者怕忘了往往会写上整整一页纸。上周某大医院的一位姓韩的内科医师来诊，居然写了两页纸，症状互相之间又没有什么联系，让年轻大夫为之头大，真不知从哪里下手。像这位年逾古稀的韩大夫，最初来诊室时叙述自己的病情就提到：颈椎病多年，大脑供血不足，头晕，近来左手小指发麻，左脚大脚趾疼痛，行走时疼痛加重，还有多年的右侧下肢静脉曲张，真是从头到脚无一不备。老师在颈部局部针刺之外，给予整体夹脊穴治疗，几次治疗后，病人以上症状都有改善，十分高兴。"顺便"提到自己有多年的失眠顽疾，一直依赖安眠药。因为他自己也是大夫，凭经验认为是治不好的，没想到调理颈椎后，失眠这个症状反而改善得更明显，现在已经不用安眠药了。对老先生来说，这一"意外收获"更增强了他治疗的信心，现在每次来诊室，都能听到他爽朗的笑声，这是健康的声音啊。还有一位女士比较典型，该女士正值更年期，来治疗腰痛，几次治疗后，表示腰痛改善的同时，时常烦躁出汗的症状也得到解决，她自己也感到奇怪，可是对于我们来说，已经不止一次见到病人的这种"意外收获"了。对于此类，胥老师说，病人症状比较多样，症状之间有时候似乎没有必然的联系，这时候从松解经筋调理脊柱入手，往往能事半功倍。

元气较虚弱的中老年人最好经常用艾条灸自己的命门穴及肾俞穴，效果是引虚火归元，让阳气内收，时间一般是 10～15 分钟。

经常失眠的朋友一定要摆脱对安眠药的依赖，多从筋的角度去试一试，只要让筋舒脉畅，脾胃调和，那么安然入睡梦乡酣就不是一件可望而不可及的事了。

如果每天坚持站桩练习的话，几乎天天都会睡得很好，这是许多站桩班学员的体会。

神经衰弱

"神经衰弱"这个诊断目前临床很少用了，但还是能说明许多人的痛苦状态，许多人浑身难受，到医院检查什么都没问题，大夫给出了个"神经官能症"的诊断，其实还是一回事儿。这种情况医生往往很难给出有效的治疗方案。我有一个高中同学的女儿是做文秘工作的，上班比较辛苦，晚上经常加班，时间一长，就开始失眠，白天却犯困，精力、记忆力、工作

225

效率下降，月经也变成了两月才来一次。于是她向老板请假去医院检查，可一切指标都很正常，老板就怀疑她找理由偷懒，她真是有苦无处说，症状更加严重了。她在家里经常对父母诉苦，甚至产生了辞职的念头。她父亲很是担心，于是打电话向我咨询，女儿到底是什么问题？

现代人工作和生活的压力不断增大，精力、体力、心力时时透支，加之饮食不节、肥甘厚腻、思虑过度、睡眠减少，神经系统常常处于很虚弱的状态，最后导致了人体五脏六腑的功能下降，无法适应正常生理活动，出现了所谓的亚健康状态——神经衰弱。像这个年轻女孩就是得了神经衰弱。

神经衰弱属于神经系统功能性疾病，主要表现为情绪症状、肌肉紧张性疼痛以及睡眠障碍等。①情绪方面：精神易疲劳、心理易紧张、焦虑、激动、注意力不集中、思维迟钝、记忆力下降、工作效率下降等。②肌肉紧张性疼痛：头痛、头胀、脖子僵硬不舒服、腰背酸痛、四肢肌肉疼痛。③睡眠障碍：入睡困难、多梦易惊、夜间辗转反侧、白天瞌睡连连等。

除此之外，女性会有白带增多、月经不调、痛经、手足寒冷、不孕等症状，男性会伴随性功能减退、遗精、阳痿、早泄等症状。而带着这些症状去医院检查，往往也没有什么器质性的异常。

中医讲，此病属于"心悸""不寐"及"郁证"的范畴，涉及心肝脾肺肾等多个脏腑的功能，属于全身性的功能疾病。我的治疗也是从全身的经筋寻找问题，进行综合调理。

从我的临床经验来看，通常经筋的反应点在头颈部以及脊柱的两侧膀胱经和夹脊穴上。大家可以在头颈部和脊柱两侧寻找压痛点和条索状的僵硬筋结，多做一些自我按摩，把这些筋结揉散开或拨开，神经衰弱的毛病自然能够得到缓解。

此外，腿上的足三里穴也是一个治疗神经衰弱的有效穴位，每天按压或是艾灸足三里 15～30 分钟，能使全身气血通畅，元气大增，疲劳消除。容易情绪激动的朋友，还要多按太冲、太溪等穴位，达到疏肝补肾、稳定情绪的效果。夜晚失眠严重的朋友，睡觉前还要多按摩内关、神门、涌泉等穴位 3～5 分钟，同时揉按腹部，以肚脐为中心，顺时针 50 次，逆时针 50 次，慢慢就会产生浓浓的睡意。手足发冷、月经不调的女性朋友应该多用艾条灸疗，尤其是关元、气海、足三里等穴，各灸 10～20 分钟。

站桩对全身的经筋有很好的调节作用。我在大学的时候因为种种原因也患有神经衰弱，后来接触了大成拳的站桩功，很快就改善了自己的状态。因此对于神经衰弱的朋友，我都会建议他们花 10～20 分钟的时间站一会，可以是早上，也可以是晚上，找个优美安静的环境练功，既让自己白天有精神，又让自己晚上睡得香。

前面说的我那位同学的女儿，后来就是来我这儿扎针，并回家艾灸，坚持站桩。通过一个多月的治疗调理，她失眠、精力下降、记忆力下降的现象好多了，心情也开朗了很多。

其实，像神经衰弱这样的亚健康状态在现代社会中越来越普遍，虽然西医检查指标都是正常的，但患者就是难受。中医却认为这些症状是身体状态的一种反映，说明自己的身心健康已经开始敲警钟，有些人以为自己年轻，没有什么关系，想硬扛过去，时间一长往往会造成更严重的后果，所以大家千万不要忽略。

抑郁症

抑郁症是一种常见的精神疾病，主要表现为情绪低落、兴趣减低、悲观、思维迟缓、缺乏主动性，还会出现自责自罪、饮食、睡眠差，患者总是在担心自己患有各种疾病，感到全身多处不适，严重者可出现自杀念头和行为。这不仅困扰着患者的生活和工作，也给家庭和社会带来沉重的负担，统计显示约15%的抑郁症患者死于自杀。世界卫生组织、世界银行和哈佛大学的一项联合研究表明，抑郁症已经成为中国疾病负担的第二大病。

按照中国精神障碍分类与诊断标准，根据对社会功能损害的程度抑郁症可分为轻性抑郁症或者重症抑郁症；根据有无幻觉、妄想，或紧张综合征等精神病性症状，抑郁症又分为无精神病性症状的抑郁症和有精神病性症状的抑郁症；根据之前（间隔至少 2 个月前）是否有过另一次抑郁发作，抑郁症又分为首发抑郁症和复发性抑郁症。

中医古代没有抑郁症之名，但从历代文献中可以见到许多与本病临床表现近似的描述，如《伤寒论》和《金匮要略》中记载的多种疾病及其证候与抑郁症有诸多相似之处。散见于郁证、百合病、脏躁、癫证等病证的记载之中。

当代医家大多将抑郁症等同于郁证，因此将其基本病机归于肝气郁结，进而可以发生肝气乘脾、肝损及肾，气滞痰凝、血瘀、因实致虚等病机变化，治疗以疏肝解郁为中心。柴胡疏肝散、逍遥散、四逆散、小柴胡汤以及甘麦大枣汤等成为临床治疗抑郁症的常用方剂。

从经筋理论来讲，"阳气不足"是抑郁症的基本病机，《素问·生气通天论》曰："阳气者，若天与日，失其所则折寿而不彰，故天运当以日光明，是故阳因而上，卫外者也。"说明阳气在人生中何其重要，将阳气比作天与日，贯穿生命始终，人有阳则生、无阳则死。阳气不足，则人没有活力，精神萎靡，情绪低落。

阳气不足，则容易感受外界风寒，人体的经筋容易拘挛僵紧，从而使人没有活力。绝大多数抑郁症患者后背及颈腰部像铁板一块，从而导致大脑供血不足，出现各种相应症状，如失眠、健忘。反应迟钝，思路闭塞，自觉"脑子好像是生了锈的机器"，"脑子像涂了一层糨糊一样"。

根据笔者的临床经验，多数患者并无明显的情志因素和家族史，多和颈椎病等经筋病同时发病，从经筋入手，将僵紧的经筋扎开，多数患者能够取得很好的疗效。治疗方法主要是快针针刺患者颈肩背部筋结以及大椎、身柱、神道、灵台、筋缩、中枢、命门，双侧风池、天柱、肩井穴及背部双侧夹脊穴、膀胱经腧穴，配合整脊治疗。许多患者只是因为被疾病折磨的时间太长了，又加上失眠等，肯定心情不好，最后出现许多躯体症状，这恰恰符合抑郁症的诊断标准，但是否就可以诊断为抑郁症？

下面让我们看一下学生李亚勤的临床感悟：你的心情还好吗？感冒了，你会身体懒懒的，心思懒懒的，做什么情绪都不高，对什么兴趣都不大。朋友会问你："今天怎么这么抑郁啊？"或许你只是淡淡地说一句："没什么，感冒了，身体不舒服。"此时，大家会理解你，同情你。有趣的是，如果你的身体长时间不舒服，你的心情长时间不好，别人就会对你避而远之："抑郁症了吧你？"一旦戴上了这顶帽子，从此就成为了危害社会，破坏家庭的罪人，于是你越来越抑郁。

跟老师出诊的这段时间，我见识到了许多被诊断为"抑郁症"的病人，他们有一个共同的特点：久病之人。而且有的人在长期地服用抗抑郁药。

有一位内蒙古的雍先生，突然没有先兆地右侧下肢开始抽搐，右踝不能活动，慢慢地不能行走，不能长久站立，等见到胥老师的时候已经坐上了轮椅。他在北京的各大医院接受过一年的治疗，但是并没有减轻病情，尤其凌晨两点抽搐明显，影响睡眠，不仅如此，其上肢力量亦减弱，翻身

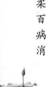

不能自理，所有的日常生活都要依靠家人的帮助。虽然家人照顾地极其周到、耐心，但是病情不见好转，患者脾气越来越暴躁，对生活、家人种种不满，有时自言自语。于是，雍先生也被诊断为"抑郁症"。胥老师判断他种种症状主要由脑部病变引起，并非完全是局部经筋的异常，所以针刺效果不一定好，于是运用毫针快速针刺其头部、下肢局部以及脊柱两侧腧穴及筋结。第二天，病人和家属都十分欢喜，因为夜间的抽搐明显减轻。老师在原来治疗的基础上增加了刺激量，遗憾的是，这次治疗没有像家属期望的那样减轻症状。虽然如此，胥老师并没有放弃对其心理的开导，鼓励病人锻炼上肢力量，提高生活自理能力。对于家属，则宽慰一番，并开导其理解病人的心理，因此而来的感情便是同情，而不是抱怨。好在雍先生在家人的陪伴下，并没有服用抗抑郁药。

前不久，曾有稍长我几岁的姑娘就诊，说是因为受到过某种挫折，从此郁郁寡欢，跟气场大的人在一起永远是服从，只愿意同身体性格更弱的人交朋友，停用抗抑郁药出现的感觉，用其自己的语言形容便是"好像天要塌了一样，喘不上气来！"女孩原本活泼，跟老师谈笑风生，甚至老师都感慨"这怎么会是患抑郁症的人呢？"老师之所以这样怀疑，并不完全是安慰女孩，而是在质疑抑郁症的诊断标准。胥老师曾经讲起，在西医，因为许多的检查结果没有异常，于是医生束手无策，便冠以"神经官能症"，潜台词是"你没病，是想多了而已"；或者，便套用抑郁症的诊断标准，逐个核对，分数达到便是抑郁了，潜台词则是"你浑身不舒服，都是心理有了毛病"。老师每每感慨现代医学总是用修机器的思维治病，例如静脉曲张，这条血管堵了，就像修下水道一样，直接把水管抽掉，而不是疏通，现在不取掉了，直接堵上，还是一回事儿。器官坏了，就换个新的。人体又不是汽车，汽车不用原装配件还出问题呢。

于是，很是同情这些被抑郁的人们，一旦被确诊为抑郁症，就算再坚强的人也会抑郁了。每个人的心理都有软弱的地方，都有不完美的地方，或许在遇到不顺利的时候，能找到一个真正可以为心灵排忧解难的人，就不会有那么多后话，更不要服用简单抗某个因子的药物来维持正常的情绪。

老师在心理学方面有很深入的研究，许多病人会有这样的感慨："这么多年，我觉得都是自己一个人过的，现在觉得只有您能理解我。"于是，我也非常感慨。遇到不顺的时候，我会告诉老师，老师总是开导我要用强者的心态去面对一切，久而久之，就觉得这些小磨难都是毛毛雨！当然，并不是所有的人都像我一样的幸运。另外，胥老师简单地给讲过几个名词："热情"、"阳光"、"冷漠"、"阴沉"。老师在微博上讲现代人的冷漠，多半是因为阳气不足，鼓励大家多站桩！阳主动，主升发，人身阳气充足，则精力四射，更谈不上什么抑郁了。跟师以来，我对抑郁症的患者感触很深，遂追记于此，希望大家可以看清抑郁症的真"面目"。

迄今为止，抑郁症病因与发病机制还不明确，也无明显的体征和实验室指标异常，概括的说是生物、心理、社会因素相互作用的结果，部分抑郁症患者有遗传因素。大样本人群遗传流行病学调查显示，与患病者血缘关系愈近，患病概率越高。心理及社会因素也可导致抑郁症的发生，各种重大生活事件突然发生，或长期持续的不愉快的情感体验，都可以导致抑郁症的产生。

治疗抑郁症，除了针灸按摩、汤药等疗法外，最好坚持每天站桩。也应多参加体育锻炼和各种运动，通过运动助阳生热，如散步、打球、爬山等。尽量参加户外活动，接受日光浴，禀天地之阳气。必要时，应该接受心理辅导。下面是学生李亚勤的跟诊记录：

自从开始关注"抑郁症"之后，身边的抑郁症人群突然多了起来。周末跟老师出诊的时候又遇到了一位典型的患者，今天就着抑郁症这个话题再来谈一谈。抑郁症应该如何治疗？2014年10月某日，湖北的陈女士来诊，她28岁，育有一子。诉说去年春节的时候，因为长辈的离去，甚为伤悲，不停地哭泣一周左右，结果情绪上一直缓不过来。慢慢的，记忆力越来越差，以致上司不再委以工作。情绪易于激动，读书看报，对"生老病死"的话题就会泪流满面，情不能抑。曾在医院打点滴，现在一直服用抗抑郁药，以至于月经无规律，有时狂躁，失眠……其丈夫陪同来京，一起走进诊室，夫妇俩完全相反的表情，其先生笑容满面，乐观派，陈女士则愁眉紧锁，目光无神、呆滞，声音凄恻地向老师"诉苦"，我看了都心里一片荒凉。

陈女士一副要哭出来的表情，自诉颈、背部筋紧，每日在家"撞墙"。于是，老师就脊柱两侧的筋和相关穴位进行了针刺，之后，借助拔伸手法为其正骨，在拔伸的过程中，陈女士表情特别痛苦，我真担心她会哭出来。没想到，手法之后，她"变脸"似地大呼"轻松"。第一次在诊室里看到她笑，我们都很欣慰！老师对被诊断为"抑郁症"的患者特别同情，治疗更是用心，第二日又安排其就诊，这次陈女士的表情已经没有那么凝重了，时时会展露笑颜，颇为难得。陈女士十分孝顺，把家里老人出现的诸多问题都向老师咨询了一遍。

老师就陈女士自身进行开导：身体筋紧了之后，就像扛东西一样，本身就是一种压力，就需要调节，释放。至于"撞墙"，没有针对性，对脑部和脊柱都是一种震荡，不见得是好事。你性格上有些固执，喜欢把事情绝对化，孔子讲：无可无不可。

关于抑郁症，胥老师讲到："现在抑郁症诊断本身就是很有弹性的，抑郁症不可以随随便便的诊断，对人的一生都会有影响！谁都会遇到挫折，只是身体不好的人本身就容易受伤，所谓弱者易伤嘛，女性在生理上以及社会上都是扮演着弱者的角色。"听罢，陈女士连连说到："早知道这样，我就不去医院打吊瓶了。"

另有一位头痛 40 年的尹女士，曾因头痛行减压手术，其左颞部的肌肉皆被刮掉了，手术是成功的，但是仍然头痛，面对这种结果，尹女士只是淡淡地说："人家大夫也是好心。"就是如此乐观的一个人曾经也被诊断为"抑郁症"，好在尹女士比较理性，并没有被医生吓到。现实中，不是所有的人都这么坚强，"抑郁症"本身是一个很可怕的概念，一经诊断，生理、心理上比较弱的病人或许再也跳不出来这个牢笼，一辈子都有阴影。

就我自身而言，自小身体瘦弱，性格柔弱，多愁善感，以及诸多表现都达到了被诊断为"抑郁症"的标准，但是如果因此要求我服用药物，我会感到不可接受，无稽之谈。总而言之，面对"抑郁症"的威胁，诸位一定要 hold 住。或许你是性格问题，或者只是身体不舒服引起的，又或许是医疗、大夫自身存在的缺陷呢。

小儿抽动症

大家现在已经知道，经筋病的发生大都是由长期姿势的不正确，以及感受风寒湿等外部邪气造成的。这是一个长期的过程，所以成年人多见。临床上也有不少家长问我，正值成长时期的孩子们会不会发生经筋病呢？

答案是肯定的，而且毫不夸张地说，青少年的经筋病有越来越多的趋势。现在的孩子学习压力很大，每天在学校学习功课，放学了在家里做作业，总是有学不完和做不完的功课，而且现在的家长为了让小孩赢在起跑线上，还要"充分"利用他们仅有的一点课余时间去学一些别的特长，如奥数、钢琴、书法等。这无形中导致我们祖国的花朵们体力透支，每天都在一个比较高的强度下不停地运转。长期的姿势不良让他们正在发育的脊柱过早地弯曲变形，筋也僵硬痉挛，所以他们会过早地患上各种疾病。这里我先来说说临床多发的小儿抽动症。

小儿抽动症的学名叫做"抽动秽语综合征"。通常都是在儿童期起病，主要症状是头部经常抽动，上下左右地晃，很不安分，或者肢体突然抽动，有的人还不自主地发出怪声，或者一些猥亵的语言，骂人、骂脏话，或者有一些强迫症状，如反复地洗手或关门等。这些症状都会严重影响小孩的学习和日常生活，他们难以集中精力学习，所以学习成绩都不好，直接影响升学毕业前途问题。有些人这个病会延续很长时间，甚至到长大成人结婚以后，还是去不了病根，给病人造成很大的痛苦。

抽动症是一种病因不明的神经精神疾病，神经科医师认为暂时没有确切的办法治疗。实际上，现在中医学术界逐渐发现这种难治的病很可能是由于颈部的经筋出了问题。我在临床上遇到这样的小孩子，都会仔细询问他们的家长，结果发现，小孩在发病之前往往有颈部外伤史，包括从高处（树上或是楼梯上）摔下，急刹车、追尾时，脖子扭伤过，和其他小孩子打闹的时候不注意脖子受到了损伤，个别的还有出生时受到产伤，这些都会造成颈部出现筋结，影响到头部气血的运行。一般伤后一到两年逐渐出现小儿多动症的症状，开始是不自觉的，不太容易发现，后来逐渐就明显了，表现为摇头、耸肩、挤眉弄眼、努嘴、发出哼哼的声音、经常清嗓子，好像嗓子里有痰一样，甚至有人还做出挺身的动作，表现得很下流。有的小孩会不停地骂人，偶尔发出犬吠和喘息的声音，甚至跟性活动的声音有类似之处。

一般来说，抽动症的临床诊断不是很难，有经验的大夫一眼就能看出来这个病。这些孩子头部经常不自主地突然抽动，面部表情一般都比较紧张，也比较淡漠，有病这一侧的眼睛变小了，颈部的筋也是广泛的紧张，有压痛，一般整个脖子都是歪的。X 线片也会发现寰枢椎的排列不是很整齐，齿状突和两侧侧块之间距离不等，但这要排除摄片时投照体位不正所致的情况。

治疗这种疾病主要从经筋入手，只要把经筋的问题都解决了，这个病早期治疗的话多数患儿效果比较好。主要针刺患儿双侧风池、天柱、百会穴、督脉腧穴及颈部经筋、足太阳经筋。一般用了西药的效果差些，针灸的同时配合一些中药治疗也是必要的。

治疗抽动症，还需要配合手法复位

遇到抽动症，除了针灸治疗以外，家长也一定要找好的按摩科大夫给孩子做颈椎复位，把异常的颈椎纠正过来。但必须找有丰富临床经验的执业医师，因为小儿的颈椎很脆弱，稍有不慎就可能出现损伤，严重的话会有生命危险。

同时，自己也试着在孩子颈部的天柱、风池穴附近，背部的心俞、肝俞、肾俞穴附近找筋结，用手轻轻拨开，这样与医生的治疗相配合的话，效果会更好一点。

因为小孩子的面部也有问题，所以家长也要在足阳明经筋上寻找筋结，比如足三里穴附近，找到筋结后，把它拨开拨散。必要的时候，还要配合一些中药调理。等小孩子的症状减轻一些后，除了针灸、推拿以外，还可以教小孩子练习站桩，因为站桩是最有效地调整脊柱曲度的方法，而且也能锻炼小孩子的心理素质和意志力，不再那么容易胆小、焦虑、害怕。只有孩子们的身体变得强壮了，挺起胸膛变得意气风发了，才能成为祖国的栋梁。

老年痴呆症

有一次和一位朋友闲聊，朋友聊起了自己六十八岁的父亲得了老年痴呆症，平时沉默不语，行为举止像个小孩子，他每次下班回家，父亲都高兴得手舞足蹈，吃饭时总是要家人喂才行，不然就发脾气，有时候还乱砸东西。有时趁家人不注意独自外出逛街，自己找不到回家的路，十分危险。看着这位朋友的无奈与难过，我也很不好受。生我们、养我们、为我们辛勤操劳一辈子的父母，到了晚年本该享受天伦之乐，幸福地与儿孙生活在一起，现在却得了这种难治的病，这是任何一个有孝心的子女都不愿意见到的。

老年痴呆症是当今社会的高发病症

如今社会，随着医药卫生事业的进步，保健知识的普及，人们的平均年龄有了显著的增加，老人在人口中的比例逐年提高，中国慢慢进入老龄化社会，所带来的社会问题也日趋严重，老年痴呆症就是一个值得重视的问题。

根据病因的不同，老年痴呆症通常分为脑变性疾病引起的痴呆和非脑变性病引起的痴呆，前者主要包括阿尔茨海默病、额颞痴呆等，后者包括脑血管病引起的痴呆、感染性痴呆、代谢和中毒性脑病等。据统计，我国患有老年痴呆症的人数约500万。60岁以上老年人群患老年痴呆症的比例达5%，80岁以上人群患病率高达20%。在65~85岁老年人之中，平均每增加5岁，患病率就会增加一倍。

那老年痴呆症会有哪些具体的临床症状呢？早期一般表现是老人特别爱忘事。我们经常可以听到身边的老人在说："唉，年纪大了，真是不中用，什么事也记不住了。"有的上岁数的老人还会不认人，明明是自己很熟悉的朋友或亲戚，几天不见，再见面竟然想不起他叫什么了。另外一些老人表现出计算能力或活动能力的退化，比如一看电视就睡觉，活动范围变小等。性格方面也会有一些变化，比如有的老人变得主观、自私、急躁、固执，常为一丁点儿小事而勃然大怒。但总体来说，尚能保持日常生活能力，基本上不需旁人帮助。这些问题都是老年痴呆的早期表现。如果老人的痴呆情况持续加重，病情就会急转直下，认知功能进一步减退，思维情感障碍及个性人格改变明显，行为明显异常，日常生活难以自理，需要他人帮助。最后会发展为真正的痴呆症，患者不说话，完全卧床，丧失生活自理能力。

老年痴呆症的经筋调理法

虽然这个病较为棘手，中西医都没有特效药，但大家应该试着从经筋角度去调理，学会一些简单易行的经筋按摩和艾灸法，尽管不能根治，但却可以改善症状和阻止病情恶化。

治疗时，大家要沿着足少阴经筋、足太阴经筋和手少阴经筋的循行路线寻找阿是穴，找到敏感的痛点后，多进行按揉和艾灸，以补益为主。重点一般是在心俞、肾俞、脾俞、足三里、太溪、三阴交、气海、关元、百会、四神聪等穴位附近，这样可以刺激经脉运行，气血通畅，使脾肾二脏得到充足的补养，症状也会慢慢得到改善。尤其是在早期轻度时，一定要及早发现，早期治疗，延缓痴呆的发展。

老年痴呆症比较难治，以前我不愿接手治疗，因为效果不太理想。近几年从经筋角度去治疗，常常会取得意想不到的疗效。这是弟子王政记录的其友人曹女士母亲的病案：

患者孙某，63岁，平素体健，2008年遭遇车祸头枕部受创，脑出血致昏迷，后在当地医院治愈出院，2011年至2012年患者陆续出现体力下降、记忆力减退、讲话重复、失眠等症状，家人发现其眼光涣散，双目滞涩无神。后患者又出现右眼间断跳动不止，且跳动持续时间不规律性增长，偶有心悸。患者自觉低头后伴有明显头部不适感，曾口服药物治疗，效果不理想。于2014年3月26日于新郑市某医院检查，CT显示：左额叶软化灶、轻度脑萎缩。诊断为：轻度老年痴呆，建议手术治疗。2014年5月，患者女儿曹女士参加胥老师经筋班，并带患者前来就医，老师予毫针快针针刺督脉、夹脊穴、百会、四神聪等穴，同时针刺双侧颈枕部筋结（约为风池、翳风、失眠穴附近）及眼周筋结，同时配合整脊手法治疗。据曹女士讲述，第一次治疗过后患者眼神改变明显，双目有光，精神也有好转，三次治疗后患者讲话条理清楚，双目有神，精神状态有很大改善，睡眠也有一定提高，眼睛跳动症状也极少出现。回到家乡后曹女士坚持帮母亲按摩艾灸，患者身体状况良好，我和老人电话通话也发现老人思维清晰，和常人无异。近日随访，曹女士说针刺后母亲一直很高兴，表情较前丰富，患者自诉像"换了个头"一样，睡眠也明显改善，睡眠时间能达到5~7个小时，记忆力较前明显改善。从中医角度讲脑萎缩可出现"痴呆"、"震颤"，病位虽然在脑，但与其他脏腑也有密切关系，临床上治疗本病多将针灸作为辅助治疗手段，且治疗多以局部取穴以及经络配穴进行。现代医学认为眼部跳动的原因是多方面的，脑血管病变、帕金森、肿瘤等均可引起眼部跳动。中医针灸治疗也多从经络入手配合局部取穴，效果不一。但背部经筋却少有人注意，尤其颈椎部位的筋结会影响大脑供血，导致失眠，记忆力下降进而影响日常生活。

其他预防与治疗的方法

中医比较重视"治未病"，因此在痴呆症状发生前就着手调护，这对预防和减缓痴呆症的恶化是十分重要的。站桩作为身与意相结合的传统健身方法，十分有利于健脑益智，对于预防痴呆症大有裨益。中医认为，"形与神俱"、"形神合一"是人们思维敏捷的前提。站桩讲究的不是某块肌肉的强壮，而是身体和精神的整体协调，它没有剧烈的运动，只是通过用意念来统领全身的精神，让全身肌肉保持一定的放松和劲力内蓄等，最终达到练形以健神的目的。

日常生活中还有一些建议可以帮助预防和改善症状。老人们最好能每天清晨及傍晚在空气清新的地方多散步，还应该多参加一些动脑的智力活动，如听广播、看电视、读报、打太极拳、下棋、与人聊天等，增加与外界交流的机会，锻炼自己的思维能力。平时经常做些手指动作，如各种手工、剪纸、弹拨乐器等，十指连于脑，多动手就可以刺激大脑，等于间接地按摩大脑，促进血液循环，延缓脑部的老化。

最重要的是，得了痴呆症的老人更需要子女的关怀和照顾。所以，子女要懂得尊重老人，多一些理解、宽容和爱心是必要的。做子女的无论多忙，都应该多抽出一些时间来陪伴老人，与他们谈一谈他们感兴趣的话题，多陪伴他们散散步，这样可以促进老年人多动脑，勤用脑，改善老年人的晚年生活质量。当年迈无助的父母需要我们的时候，我们应该毫不犹豫地陪伴在他们身边，给他们鼓励，让他们有战胜疾病的信心。

老年痴呆症预防保健按摩：①指抓头皮：五指微屈，以指尖深按头皮至有明显酸胀或酸痛感为度，并逐渐收拢五指，反复移动操作至整个头皮。可有效促进大脑皮质供血，醒脑开窍，安神助眠。②点揉攒竹、鱼腰、丝竹空、巨髎、迎香、耳门、听宫、听会、风池、翳风、肩井等穴，每穴1分钟，可有效促进头面供血。③揉面、搓耳、干洗脸。力量轻柔，以局部产生温热感，头面放松为度。④顺时针揉腹30圈，通腹排浊，有利于健脾益气，濡养清窍。

面瘫

在一部小说中曾经看到这样一个情节，大概意思是，某诗社的几个诗人在一起作诗，一个新来的年轻人附庸风雅，也说了一句，把大家都逗笑了。他说："乍暖还寒易感冒。"从文学的角度看，这句话是没有什么美感，但从医学的角度来看，他说的可是一句真理。实际上，乍暖还寒时节不仅容易感冒，也容易出现面瘫。北方人都有这样的经验：一般过了夏天，没几天和爽的天气，气温一下子就变冷了，感觉没有秋天过渡似的。春天呢，又忽冷忽热，也就是著名女词人李清照的词里面讲的"乍暖还寒时候"。这段时间早晚温差特别大，所以体质较差的人稍微不注意受了风寒，就会出现面瘫。

面瘫是典型的经筋病

面瘫俗称"口眼歪斜"，西医认为是面神经麻痹了。这个疾病在《灵枢·经筋》里就有很清楚的记载："足阳明之筋病，颊筋有寒则急，引颊移口。"说明面瘫是一个典型的经筋病，而且与足阳明经筋的关系最密切。因为足阳明经筋始于面部，当人体的正气不足时，经筋容易受到外界风寒的侵袭而发生痉挛、麻木，"引缺盆及颊，卒口僻"，就会突然出现嘴歪。"急者目不合"，眼睛闭不上也符合面瘫的表现。

在临床上，这个病以前都是天气变化的时候多见，但是现在夏天也慢慢多见了。因为屋里都开着空调，冷气很足。当外面很热的时候，突然走进空调的屋子或者汽车里面，很容易突然就出现面瘫。一般来说，面瘫用针灸的效果多数很好，也有极个别的效果不好，还有扎了几十年都不好的。针灸效果不好的病人，我会改用点穴按摩，效果会更理想一些，或者用手法按揉配合针灸，会使病程缩短，疗效更显著。

十几年前，和我很熟的护士长，她的儿子在离高考还差半年多的时候，突然面瘫了。小孩子长得很精神，是学校里出名的帅哥，因为好面子，所以不去上学了。他妈妈找了一位很有名的大夫，给他扎了一个多月效果也不好。后来和我坐同一班车的仝小林主任（国家重大基础研究项目"973" **237**

计划首席科学家，国家中医药管理局内分泌重点学科学科带头人，中国中医科学院首席研究员）建议找我治疗，护士长带着她儿子来到家里。我如实地说如果别人扎不好，可能我扎的效果也不会太理想。我试一下，果然效果也不是很理想。怎么办呢？因为当时正值高考前，小孩不去上学了，肯定跟不上进度，他妈妈特别着急，一夜一夜地在家里哭。我看着实在于心不忍，就说你要不怕疼，我就用手给你拨拨筋吧。这一拨，效果特别好，一下子就把面部挛缩的筋给拨开了。这个十几岁的小孩还很能忍，眼泪都疼出来了，就是不哭。那天只拨了一次，效果就很明显，后来又治疗了五六次，就完全正常了。他母亲特别感激我，非说我救了她孩子一命。这个说法是有点夸张，但确实是改变了这个小孩的命运，因为后来这个小孩考上了电影学院。从这个病案中，再结合《黄帝内经》中古人的说法，我慢慢悟出来，面瘫是一个典型的经筋病，瘫痪是表象，在患侧面部及颈项部可以找到很多的筋结，尤其是在颧髎、巨髎、禾髎、瞳子髎、地仓、大迎、颊车、下关、头维、阳白、天柱、风池、翳风等穴附近。用针灸配合手法拨筋治疗，效果更快更好。

面瘫的诊断与注意事项

面瘫要分中枢性的和周围性的，这个一定要搞清楚。有个最简单的判断方法：如果是周围性的，那么整个一侧的面部全都出现瘫痪的症状，包括眼睛；如果是中枢性的，那么眼睛还是可以正常地闭合。

所以我们见到面部全瘫了的，其实病情轻一些；光嘴歪，眼睛没有问题的，反倒很严重，说明大脑里面有问题了，尤其是脑干出现病变，除了面瘫，还会伴有其他的肢体活动不利，甚至意识的丧失，倒是不太难鉴别。假如患者出现某些中枢性症状，一定要去医院做磁共振检查，排除脑梗死、脑出血等病变。

现在这个病是年龄大的七八十岁可以得，最小的几个月的小孩可以得，因为现在有空调，小孩也可以患病。过去小孩是极少的，除非你出去突然受风。这个病得了后很麻烦，尤其是一些特殊行业，比如说演员、教师，必须经常参加社交活动，如果得了面瘫就会对工作有很大的影响，对生活也会有影响，因为嘴角会漏水，吃饭也不行，情绪自然会受影响，人会变得急躁。眼睛闭合不好的话，又容易患角膜炎，所以假如眼睛闭合不好，又没有完全治好的时候，睡觉时可以放上一块厚的纱布加点儿水，这样防止角膜太干燥，尽量避免出现炎症，也可以上一些红霉素眼药膏。

关于面瘫还有一点要特别注意，个别的患者，在发病的同时或者发病之前，在耳朵周围会出现疱疹，这是一个很危险的信号，一般有疱疹的恢复都差，严重的还会感染到颅内。我见过有几例病人，开始不当回事，后来感染到颅内，引起脑炎，吞咽困难，严重的甚至出现生命危险。这种情况必须住院，中西医结合治疗，不要单纯地依赖某一种方法。

"周围性面瘫"严格来讲是个定位诊断，引起周围性面瘫的病因很多，归纳起来有以下几个方面：①自脑桥下部的面神经运动核到内耳门口之间的各种颅内疾患，如听神经瘤、脑膜瘤或骨折等。②颞骨及其附近病变所致的面神经炎症、水肿、受压或断裂，如 Bell 麻痹、急、慢性化脓性中耳炎及其并发症。③乳突手术时损伤，颞骨骨折，颞骨内外的良性或恶性肿瘤及其有关手术伤，耳带状疱疹，面神经先天畸形等。④颈上深部和腮腺的肿瘤，手术与其他利器损伤可累及出茎乳孔后的面神经。这里我们再强调下 "Bell 麻痹"，西医认为，Bell 麻痹是非特异性面神经炎，急性期需要用类固醇激素和 B 族维生素治疗，该病有一定的自限性，部分患者不进行干预亦可自行恢复，但不少患者会长期遗留 "嘴歪" 后遗症。

面瘫的治疗方法

得了面瘫之后，首先要去神经内科确诊，以便排除颅内病变及耳源性疾病等，中枢性面瘫需要依病因进行相关治疗。周围性面瘫尤其是 "Bell 麻痹"，可以去针灸科找专业医师治疗。当然自己也要多用手拨一拨面部打结的筋，主要是面部的阿是穴和眼睛周围、耳前耳后的乳突周围。

另外，还要循着足阳明经筋的循行部位寻找筋结，重点在足三里穴。手阳明经筋也要拨一拨，如合谷穴附近。中医里面有句话叫做 "面口合谷收"，合谷对这个病有很好的治疗作用。

我们还可以用灸法进行治疗。一般来说，用隔姜灸效果更好，隔姜灸主要是可以避免烫伤，很好地保护面部皮肤，而且姜也是一味药材，双重药力，效果更好一点。

做隔姜灸时，要沿着生姜纤维的方向垂直切开，最好找比较圆的、汁液多的那种特别新鲜的姜，切成大概咱们一毛钱硬币那样的厚度，贴在眼

239

睛周围，比如眼睛上边、太阳穴和眼睛下边，颧髎、听宫、翳风、颊车、地仓、迎香、承浆等穴处。贴上以后，对每个穴位进行艾灸，一个穴位大概灸5分钟，感觉火力向里面透很舒服。灸到生姜有点儿发干的时候，用手给它压住，我自己也体验过，很舒服，这样每个穴位都灸下来，大概一个多小时就过去了。灸完了可以再轮换着灸，就是花时间。艾条灸就需要长时间地用艾条来烤面部，烤这些穴位，效果一般都是很好的。可以结合针灸治疗，自己在家里用点穴按摩，用灸疗的方法，这样会恢复得更快一些。

我给病人介绍灸法时，有的病人还会半信半疑地说，不是说"头不宜多灸"？这个问题应该这样理解，头是诸阳之会，头部尤其是面部很容易上火，所以一般情况下头面部是不宜灸的。但面瘫多数是面部受凉引起的，所以可以灸。注意在灸面部的同时最好艾灸双侧足三里，这样可以避免上火。而且有的人面瘫扎针扎久了很敏感，开始怕针，这种情况针和灸结合起来是最好的，扎针的同时自己回家灸。

面瘫必须马上治疗

得了面瘫，千万不要太着急，积极治疗就是了。针灸也好，自我保健治疗也好，都是越早越好。有人刚有点儿征兆，有人第二次得的时候，甚至第三次得的时候，他知道，就赶快来针灸，这样部分病人就可以在面瘫刚露出苗头的时候，让它停止发展，有些还能往好里恢复。当然多数病人仍在发展加重，这一点一定要和患者讲清楚，要不然患者还以为是扎厉害了呢！这可能也是急性期大夫不愿意针灸的一个原因。

扎针的时候面瘫继续发展也是正常的，但比不扎针发展得肯定要慢一些，所以这个病一定要早治。有些神经内科大夫对这个不太了解，非得让病人等到一个月以后再去针灸，这样就丧失了最好的针刺治疗时机，一个月以后就很难治了。不要非得等到一周以后再治，实际上越早越好，因为等到一周，差不多已经发展到最厉害了。与其到最厉害时再治，还不如早点儿治。这就好比一辆车在斜坡上往下滑的时候，你越早刹车，越容易把它推上来，非要等它滑到坡底，再推就麻烦了。

面瘫在治疗时期，要尽量避免受风，尤其是空调、风扇，尽量不要用。同时也要少吃一些过于生冷油腻的食物，因为这些食物对人体阳气有一个抑制的作用，都不利于疾病的治疗。

三叉神经痛

三叉神经痛又叫做"面痛""脸痛"，是个很难治的病。西医认为这是一种发生在面部三叉神经分布区内反复发作的阵发性剧烈神经痛，患者非常痛苦，严重到人感觉活着都受罪。西方医学之父希波克拉底讲过一句话："能治疗疼痛者为神医。"可见疼痛之难治。我曾在瑞士见到一个得三叉神经痛的病人，他说疼到严重的时候，就想把头割下来。听起来是很夸张，但却是实情。这个病单纯从经穴的角度去治疗，效果不是很理想。我从经筋角度入手，相对来说，取得了较好的疗效。

三叉神经痛的发病有着一定的年龄、性别分布特点。它虽然是从 10 ~ 90 岁都有发病报告，但最多的是 40 岁以上的中老年人，而且女性多于男性。曾经有个玩笑话，说为什么女性发病多呢，因为女性面子薄，容易受到风寒的侵袭而发病。其实，这句玩笑话正好道出了三叉神经痛在发病上的特点，老人发病多，女性发病多。

有些人三叉神经痛会痛到连脸都不敢洗，所以我会常常见到严重的三叉神经痛患者，面部老是脏兮兮的，为什么？他不敢洗脸。面部有所谓的扳机点，就像咱们手枪的那个扳机一样，一旦碰到这个点，就会诱发剧烈的疼痛。这种疼痛是没有经历过的人所不能理解的，绝对是痛得要命，而且用强烈的止痛药效果都不好。个别的病人甚至会有自杀倾向。除了不能洗脸、刷牙，甚至有人连吃东西都害怕，连口水也不敢咽，所以这样病人就很麻烦，严重的甚至轻微地吹一下风，都可以诱发面部的疼痛，所以有人称此痛为"天下第一痛"。西医有的时候做手术，把面部的感觉神经阻断，但是假如做不好的话也会出现问题，所以尽量还是保守治疗。三叉神经痛的原因可以分为原发性和继发性两种，原发性三叉神经痛病因不明，继发性的原因就多了，如肿瘤、外伤、血管畸形等，这种情况应该主要治疗原发疾病。经我治疗的病人中，效果最明显的是原发性三叉神经痛中由风寒引起的那些。因为寒主收引，体质虚弱、气血虚损的人一旦受到风寒，面部的足阳明经筋便会受到刺激，引起筋的痉挛、筋结，这样面部气血循环受到影响，经筋受阻，气血瘀滞不通，不通则痛，引发本病。治疗上我主要是把这些痉挛的筋结都解开，使面部的经脉通畅，气血循行正常，"通则不痛"。

在面部，主要是足阳明经筋所循行的部位，寻找筋结的方法与上节所讲的面瘫类似，大家可以参照。另外，大家还可以在脖子后面与手足阳明经筋的循行部位寻找筋结，如翳风穴、风池穴、肩井穴、合谷穴、足三里穴、解溪穴的附近都可能找到筋结，并做相应的按揉治疗。

容易得这个病的人，80%是女性和老人，绝大多数患者手脚冰凉、怕冷，属于虚寒体质。对于气血虚损、阳气不足的这类病人，还建议采用灸法温补祛寒，温经通络。可以选择那些有筋结的部位悬灸，或是单独灸关元、足三里穴，每穴10~30分钟。足三里是足阳明胃经的合穴，又是强壮穴，可以提高机体的抵抗力；关元穴是足三阴经在任脉上交会的地方，能温补元气，减少三叉神经痛的发作。同时还要避免寒冷潮湿的刺激，加强自身整体的锻炼，从根本上增强体质。面部的经筋柔和了，阳气充足了，自然可以预防疾病的发作。

对于三叉神经痛，一般在颈部及背部找筋结，用毫针快速针刺治疗，效果一般都比较理想，多数患者达到了临床痊愈的程度，使许多患者避免了手术。这是弟子姚慧娟记录的一份病案：

沈某，男性，56岁。2013年9月右侧面部疼痛剧烈，并伴有右侧耳朵、头部疼痛，吃饭、说话、吞口水、打哈欠等动作明显受限，并且严重影响睡眠。自己服用扶他林片等镇痛药没有明显效果后去当地医院就诊。经浙江省桐乡市某医院核磁检查确诊为"三叉神经痛"，首诊医生劝患者去往北京、上海等大医院做手术治疗。患者本人不想做手术治疗，经多方打听找到胥老师，于2013年10月10日前来诊所就诊。老师用快针针刺患者颈肩背部筋结（多位于右侧）以及双侧风池、天柱、右侧翳风、肩井穴及背部双侧夹脊穴膀胱经腧穴，配合整脊治疗。患者自述经过第一次扎针治疗后，症状明显减轻，可以做吞口水这样幅度较小的动作，并且在返回家乡途中，火车钻山洞时耳朵内部的疼痛感较来时明显减轻，心情大好。后来，坚持来老师这里做治疗。在针刺第六次后，三叉神经痛的症状基本消失，效果显著。第七次扎针时，第一次出现头顶发麻的感觉。后续一直坚持做巩固治疗，到2013年12月22日为止，已经扎针13次。现在完全正常，之前吃饭、说话等受限的症状完全消失。患者及其家人特别高兴。患者自己说："前几天有些感冒，只感觉头有一点点疼而已，跟正常人一样，没有别的感觉了。"一年半以后随访，未再发作。

筋柔百病消

有的患者病史长，的确比较顽固，没有完全解决问题，但症状还是明显减轻。大家可以看出我治病的一些思路，用点穴按摩治疗大体也是如此。这是弟子刘璐记录的一份病案：

患者女性，80岁。右侧三叉神经痛30余年。胥老师在患者背部右侧肩胛骨处找到多处筋结，直接针刺筋结使其松解后，疼痛明显缓解，治疗几次以后，发作次数明显减少，疼痛程度减轻。2012年10月16日晚，气温骤降且刮大风，患者于半夜12点半左右，右侧三叉神经痛剧烈发作约10分钟，从睡眠中痛醒过来，同时感觉后背右侧肩胛骨处冒凉气。自己用手掌覆盖肩胛骨处，使其有温热感后，三叉神经痛渐渐缓解。从患者描述的自我感觉可以证实右侧三叉神经痛与右侧肩胛骨处的筋结是有直接关系的。而胥老师的治疗正是在右侧肩胛骨处找到了筋结所在的位置，通过针刺松解后，气血得以流通，疼痛缓解。现代医学对原发性三叉神经痛的病因尚不清楚，无有效的治疗手段。中医把本病归属"面痛""颊痛"的范畴，病因以风邪为主，基本病机为风、火、痰、瘀，部分兼有气血亏虚。在跟胥老师学习之前，一般针刺治疗三叉神经痛的思路是局部取穴、循经远端取穴和辨证取穴。通过此病例，使笔者打开了治疗思路，在以后治疗三叉神经痛时，应不拘泥于循经取穴，可以在身体相关部位找筋结，考虑到不同患者的筋结位置可能不一样，可以把寻找范围扩大到颈项和肩背部，希望给三叉神经痛患者提供更直接有效的治疗。

近视

现在很多小孩都是独生子女，平时没有人一起玩，常常是自己对着电脑玩一天的游戏，或者看一天的电视。再加上上学之后，课业负担沉重，长此以往会造成好多身心的问题，最直接的就是对孩子视力的损害。以前都是中老年人才戴着眼镜，现在很多小学生都戴着厚厚的眼镜，一看吓一跳。

我在临床中发现，不少孩子的近视是颈源性的，并不是真正的、不可逆转的近视。也就是说，这种近视与长期的姿势不良有很密切的关系，如果及时加以纠正，视力是可以恢复的。而如果听之任之，放任不管，就会让孩子的心灵窗户雾蒙蒙，影响日后的生活，甚至是前途。

中医常讲，"肝开窍于目"、"目受血而能视"，也就是说我们的眼睛依赖于肝脏功能的正常，肝血充足，眼睛才能行使正常的功能。同时，长时间低头的姿势会造成颈部经脉不通，也就是颈部的筋很紧张，直接影响大脑的供血，从而也影响眼睛周围的气血供应，最终造成视力的障碍。

从西医的角度也不难解释，长时间地盯着电脑屏幕或者其他近处的东西，造成了眼球屈光度出现问题，调焦的功能就差了。打个简单的比喻，我们的眼球很像照相机的镜头，视网膜相当于过去的底片，只有镜头调好焦，底片上才能出现很好的影像。照近处景色的时候，你要调近焦距；照远处景色的时候，你要把焦距向远处调。如果我们经常盯在近处的话，眼睛的调节能力就差了，晶状体（相当于镜头）出问题了，也就不能正确地调节焦距了。还有一个比喻，就是我们用来眺望远处的望远镜，你看比较近的地方，需要调节它的焦距，看远处同样需要调整这个焦距，把它往远处调，这样它聚焦的点正好落在视网膜上。所谓的近视相当于眼肌的调节能力下降了，还有晶状体的变形。因为习惯看近处，所以看近处还是比较清楚，但是想看远处的时候，因为它的调节能力差了，所以就看不清楚。

其实，随着电脑、手机的普及，我们的生活方式发生了天翻地覆的变化。不光是小朋友，成年人长时间地上网，盯着电脑，还有开车等，也造成了很多视力问题。所以颈源性的视力障碍是全社会不同年龄阶段所常见的疾患。有些职业是很容易出现这种颈源性的视力障碍的，比如汽车司机、IT 行业从业者以及写字楼里的白领等。

这个毛病出现以后，大家应该怎么去治疗呢？首先，家长一定要让小朋友们改变导致近视的不良生活习惯，在忙工作的同时，也多多关注小孩子的身心健康，有空多带着孩子出去接触大自然，或者让他们多参加一些社会活动，多接触同龄的其他小朋友，不仅对他们的身体，对心灵的成长也是十分有帮助的。

电脑显示屏是个主动光源，相当于低度的灯泡。它很容易使眼睛疲劳，所以长期使用电脑的人用上半个小时，最多一个小时，一定要起来活动活动，揉揉眼睛，活动活动颈部，放松一下紧张的筋。同时向远处看一看，下班之后走在路上，也尽可能地多往远处看一看，但城里楼比较多，下班往往天也黑了，这个做起来好像不是很容易。那么就在周末尽量多到户外去活动，最好到山里面去看一看，登高远望。假如自己能做到的话，尽量放一放风筝。放风筝时，仰着头，能让长期低头的姿势得到暂时的纠正。

筋柔百病消

往远处看，放鸽子就更好一点，鸽子在天上飞，你用眼睛追着它，对视力有很好的改善。京剧大师梅兰芳先生，当年曾经想拜一位前辈为师学艺，但因为他的眼睛没有神，那位前辈拒绝了他，说祖师爷没给你这碗饭。这句话刺激梅先生更加努力地练习京剧基本功。梅先生怎么改变这种状态的呢？他就是利用放鸽子来锻炼眼神。

另外，大家还可以在颈部的风池穴、乳突穴周围寻找僵硬的筋结，包括整个颈椎。找到肌肉紧张的地方，就用手去拨一拨，通常是用左手拨右边的筋结，用右手拨左边的筋结，风池穴用同侧的大拇指去揉，把风池穴周围的筋结都给揉散，包括乳突下面，还有耳后这些筋结，天柱穴附近可以用同侧的食指，还有中指，主要以中指为主，来拨透。手指力量够的话，给自己弹拨，还有点揉的力量最好大一点，大到什么程度？如果可能的话，最好让这种胀的感觉向前蹿到头顶、额头，甚至能到眼睛，当然也要以能够耐受为度。

同时可以在眼睛周围找筋结，尤其在咱们的太阳穴附近，眼睛的上部、额部，还有眼眶下部，找到筋结以后用手慢慢地揉开，如果指力够的话，还可以力量大一点，弹拨起来。从眉毛内侧开始，第一个穴位叫做攒竹，在这儿用力揉，可以找到一个凹陷，尽可能地用力揉，直到自己最大的耐受程度为止。然后沿着眉毛，从眉头到眉梢这个方向去慢慢地揉按，揉到眉毛中间，也有一个凹陷，它是个经外奇穴，叫做鱼腰，鱼腰这儿要用力揉，揉到什么程度？整个眉骨很胀很痛，但揉完，眼睛很舒服。这样揉按两分钟，再慢慢缓缓地压住，向眉梢方向滑动，到眉毛结尾的地方，又有个凹陷，这个穴位叫做丝竹空。再往后下就摸到太阳穴了，从太阳穴围着眼圈到下眼眶，再到眼睛直下，有个穴位叫承泣穴，它在眼眶这儿，有一个小的凹陷，这样揉，最后再到眼角内侧，是睛明穴。这些穴位不要太用力，每个穴位都停留两分钟。全部穴位按完以后，闭上眼睛，用两个食指的指腹，轻轻按在眼皮上面，从内侧向外揉动眼球，这个也不要太用力，以舒适为度（眼压高的朋友，就不要做这个动作了）。这套眼部经筋按揉法一天多做几遍，做完眼睛会很舒服。看书看累了，就花个十来分钟做一做，视力可以得到很好的保护。

除此之外，还可以用大拇指揉按合谷穴，用左手揉右手的合谷穴，右手揉左手的合谷穴，这也是一个很好的保健方法。因为中医里面有句话叫做"面口合谷收"，也就是说我们面部的疾患可以通过合谷穴来治疗，包括保健美容也可以。

同时，在百会穴，也可以自己多揉一揉，让整个头部神清气爽。另外，在我们头部的后枕部，也就是晚上枕枕头的这个部位，也要试着寻找筋结，多拨一拨，因为按照西医讲，这个位置的深层是视中枢，把这块多拨一拨，对视力的改善也会有帮助。咱们的眼睛相当于一套光学系统，看东西的过程好比摄像的过程，视中枢相当于整个监控室，两个部分都是同样重要的，不要单纯地在眼球上做文章。尤其是颈部的筋柔韧了，大脑供血改善了，视中枢的功能才会正常，双眼也会变得有神。这是学生李亚勤写的临床随笔：

老师说："传统意义上评判一个女孩漂不漂亮，不在轮廓怎么样，而是她的眼睛有没有神采，古人形容为目似点漆。"这个"目似点漆"可有学问了，包括一个人的气质还有健康。健康是一切的基础，夯实这个基础，才能焕发神韵。很多求诊病人的主要症状表现在某些部位明显酸胀疼痛，或者活动受限等，然后伴随着眼睛的一些症状。有趣的是，眼睛的症状会更快地得到解决，如此可以总结针刺对于眼部不适的效果。《素问·五脏生成》曰："肝受血而能视，足受血而能步，掌受血而能握，指受血而能摄。"而肝开窍于目，故肝受血而能视。眼花、干、涩、痒，视力下降，视物不清，还有"飞蚊症"，眼前总是有小黑点，好像蚊子在前面挥之不去。这些很常见的症状，多半是长时间的疲劳用眼，"久视伤血"以致目失所养。而治疗眼部诸如此类的症状，局部取穴攒竹、鱼腰、丝竹空、太阳等，从经筋的角度考虑，颈部的筋紧张之后，会向里挛缩，而上行头部的经脉"伏行于分肉之间"，因此会受到压迫，影响到脑部供血，目因此失其"养"。临床上会出现这种情况，颈部不适进行针刺之后，患者会出现眼睛湿润的现象，这种颈部经筋放松之后的体会，是对"血"很直观的体会。从解剖而言，头部供血主要是颈动脉和椎动脉，上行到颅内，交叉分支供养五官和脑组织，因此颈部软组织对于头部供血影响非常明显。而胥老师本人的视力非常好，炯炯有神，除平日坚持做"眼保健操"，时时注意闭目"涵养精神"外，站桩是非常重要的原因，好多学员站桩的体会之一就是"站桩后眼睛变得湿润、有神"，眼睛干涩、视物不清的症状也就可以自我调整了。另外，"眼保健操"几个注意点：①找准穴位，穴位多在凹陷处；②按压力度，以酸胀无法忍受为度；③按压时间不宜太短，次数不宜太少。现在就眺望一下远方，让眼睛休息一下吧。

除了揉按眼周的穴位外，平时还应该多揉太冲穴，太冲穴是肝经的原穴，是一个对保护眼睛很有效的腧穴。此外还有腿上的光明穴，在这两个穴位附近通常都是可以找到小筋结，轻轻地揉一揉，只要能忍受，用力拨它一下，效果就会很好的。

一位姓张的女性，24岁，经过近十次的针刺治疗，主要针刺颈项部筋结及双侧风池、天柱、攒竹、鱼腰、丝竹空、太阳穴。同时配合自我点穴及站桩练习，视力明显改善。后来执意拜师，被收为弟子。这是她自己一年半以前写的治疗前后变化：

"在治疗之前的近视度数是左眼（近视350度，散光150度），右眼（近视375度，散光175度），治疗6次后，重新检查近视度数为左眼近视200度，右眼近视225度，散光度数几乎为零。治疗10次后，可以清楚地看到视力表1.0（1.5表）。大约从十岁起，类似跑步这样的剧烈活动后就呼吸困难，有时候要休息半个小时以上才能平复。近几年间，去西医医院检查过多次，都检查不出问题所在。加之毕业后工作劳累，出差频繁，经常出现呼吸急促、心跳微弱，严重时有晕厥。第一次经脊老师治疗后，针感强烈，感觉呼吸顺畅，脊柱和背部特别轻松，仿佛整个人变轻盈了一样。再配合积极站桩和休养，目前鲜有不适，连困扰多年的颈椎病，在针灸后也有明显好转，脖子不再僵硬，也不再眩晕。后来很少再接受针刺治疗，和弟子们一起练习站桩，视力更好了。后来就没有测过度数，视力表度数在1.0～1.2，而原先只能看到最顶上的一行，平时生活已经完全告别眼镜了。站桩后注目远处树冠，对恢复视力效果非常好！两年来自己亲证此法（在树林中站桩后向远处眺望，偶得此法，效果甚好，后推荐给亲友大家反馈效果也好），近期看到秘静克老师这篇文章，原来自己无意中效仿了前辈，希望能有更多人看到此篇文章受益！十分感激老师，让我重新拥有了清晰的视界和健康的身体。"

本文在微博发表后，引起网友的广泛关注，当然也有个别人不相信，更多的是询问自己600度的近视能不能摘掉眼镜等，我在一次网络直播节目曾请这位美女现身说法。和她一起站桩并到诊所治疗的36岁闺蜜效果也不错，这是她的诊疗经过：2013年9月因腰痛，腰椎间盘突出症前来就诊，治疗主要在腰部、督脉、华佗夹脊穴、膀胱经处找筋结，针刺松解筋结，治疗六次后，腰痛有了很大的好转。10月中旬去上海出差时忘记戴眼镜了，去配眼镜的时候，检查发现左眼近视150度，右眼近视175度，很出乎患者的意料，因为上一次配镜检查的结果是两眼都有 200 多度。说明筋结松解之后，不但局部的症状会缓解，全身的气血运行也会变通畅，对全身的器官都有好处。

需要说明的是，用医学术语讲，这是个典型病例，不是每个人效果都这么好。近视的原因很多，与用眼习惯、生活方式等有很大关系，站桩和针灸只是有一定的作用而已。

鼻炎

几年前，一位年轻女性经人介绍来找我，她患有过敏性鼻炎好几年了，也是到处治，效果却不好。因为她是一个企业的前台，代表着企业的形象，鼻炎一发作，就打喷嚏、流鼻涕，对工作造成了很大的麻烦。用抗过敏药虽然能暂时缓解症状，但是副作用也很大，嗜睡、头晕、头痛，一样影响她的工作。

我看了她之前的全部病历，鼻炎经过这样系统的治疗，还是没有什么效果，那很可能是经筋出了问题。检查的结果，证实了我的猜测。她颈背部的肌肉很紧张，风池、风府、大椎、风门、肺俞等穴附近到处都是筋结，鼻子旁边的迎香穴、山根穴周围也有细小的筋结，我用手一触碰，她就疼得哎哟直叫，很敏感。遇到这样的病人，我过去都是先用比较轻的力度按揉筋结，慢慢地通过两三次的按揉，没有那么敏感了，再给她扎针。把这些筋结调整好了以后，我就让她经常做一些自我按摩保健，平时有空时也可以灸一灸，并教站桩功的基本要领，结果她到现在一直都比较好。当然有的时候抵抗力太差了，身体状态不好了，偶尔也还会出现，但经过治疗比较容易恢复。这个病人自己也很奇怪，鼻炎怎么和肩膀、手臂的筋有关系。其实应该针刺手法到了一定境界，单纯针刺治疗鼻炎效果也很好，而且只是针刺双侧"迎香穴"效果也不错，但要深刺，要求针尖抵达鼻根处。但要注意严格消毒，而且要查看局部有无炎症，有感染的话就不要针刺。因为此处为面部危险三角区，即两侧口角至鼻根连线所形成的三角形区域。危险三角区血管还有一个非常特别的地方，就是没有"静脉瓣"。人体其他区域的静脉壁上每隔一段区域就会有由两片瓣膜组成的静脉瓣，当血液向心脏方向流动的时候，两片瓣膜张开，血液顺利通过；而当血液背向心脏方向流动的时候，两片瓣膜互相搭在一起，封住了血液流通的通道。静脉瓣就像一个扇叶一样，保证血液只能从静脉系统回心，而不会在静脉系统里反流。不过这样的静脉瓣并没有出现在面部的血管中。由于面部的肌肉十分丰富，静脉经过肌肉的推挤，其中的血液就很有可能发生反流。一般情况下血液反流并不是什么大问题，但如果你恰好用并不干净的手抠破了痘痘，或者痘痘本身已经化脓了你再去用力挤压的话，细菌就可能随着痘痘的破口跑到静脉里面去。随着血液的反流，这些细菌可能会被带到更大的静脉中，最终汇到躲在鼻子后面的海绵窦里。海绵窦是位于我们眼睛后方，颅腔深面的一块不规则腔隙。大脑中静脉、眼静脉和视网膜中央静脉的血液都汇聚到这里。动眼神经、滑车神经、眼神经和上颌神经也从这里通过，是当之无愧的"危险区域"。刚刚从痘痘的创口中"入侵"的细菌会在血液营养丰富的环境中繁殖成一支庞大的细菌部队，进入海绵窦并引起海绵窦炎。它们还会继续散播到大脑当中的每个角落，引起脑膜炎、脑炎，甚至危及患者生命：轻者会感到头晕、头痛、脖子疼，出现喷射状呕吐；重者可能会发高烧，然后变得迟钝；而如果细菌的侵袭力比较强，治疗又不及时，患者甚至会很快丧命。如果你不慎在危险三角区抠破了痘痘，而又出现了上面的症状，一定要立即到正规医院就医。就医的速度越快，感染对你造成的伤害就越小。

这是弟子程延君记录的一位过敏性鼻炎病例：中年女性患者，自1990年起出现鼻痒症状，春夏季加重，严重时鼻塞流涕，不能平躺睡觉，伴有眼角痒、耳内痒、咽痒等多种发痒的情况，十分难受。8年前（2006年）医院诊断"过敏性鼻炎"，8年来没有吃任何相关药物，3年前开始尝试针灸推拿治疗，坚持在某公立医院院扎针，据患者描述，针灸采用长针下关穴深刺（约6cm），双侧，针感传至下颌角处，半年治疗症状略有减轻，改善不明显，患者遂自行游泳锻炼。2014年5月24日来北京御源堂诊所治疗"闭经3~4年，乳腺增生"。偶然提到鼻炎，胥老师予针刺整体调理加双侧迎香（深刺至鼻根），患者说这一次治疗后回去发现鼻塞鼻痒明显改善，可以摘下口罩，以前春夏交季，鼻子敏感需天天戴口罩。6月3日复诊称鼻痒敏感已消失，仍轻微鼻塞，眼角痒，老师予整体调理加针刺双侧攒竹、鱼腰、迎香穴，7日复诊诉鼻痒、眼痒症状完全消失，余轻微鼻塞，咽部不适，生活及睡眠质量得到保证，这么多年以为鼻炎没有治疗可能，治疗八次后症状完全消失。

过敏性鼻炎单纯针刺治疗效果也很好，必要时配合手法整脊治疗。针刺主要是用毫针双侧迎香穴沿皮下透刺至鼻根，强刺激，不用留针。

单从过敏性鼻炎来讲，我的秘诀是"迎香深刺"，其实这是在讲刺激量的问题。我一般用一寸半的毫针刺激双侧迎香，可以进入一寸左右，取穴也并不是平鼻翼，而是在鼻翼旁开上一些的凹陷中。当然，我治疗鼻炎不单取迎香，还会配合颈项部的其他穴位。

人身有三百多个穴位，我使用的经穴并不多，多是寻其筋结，刺其阿是之穴，整体调治夹脊穴；一般不留针，因此刺激的穴位更多，一些病人治疗后整理衣装之时会告诉我们共刺了几十针，甚至一百针，问及为什么不留针，我这时会反问"为什么留针？"我认为所谓刺激是指外界环境的改变，留针时没有变化也就没有刺激。临床上许多针灸医师对肩周炎治疗效果不佳，原因就在于取肩三针，配合远端取穴，并用一寸半毫针刺激，事实上，肩周炎是典型的经筋病，我的治疗效果还不错，并且疗程较短，我一般使用三寸毫针或者五寸直径更粗的针具。

其实，好多过敏性鼻炎的病人都是身体的筋出了问题。年轻人经常坐在办公室里，用电脑，吹空调，长期姿势不良，又缺乏锻炼，使得身体的筋不能放松，时刻处于紧张状态。这些人到医院一检查就会发现，身体上到处都是僵硬的筋结，尤其是手上的手太阴经筋和头面部的经筋，它们暴露在寒冷的环境中，最容易受到风寒之气的侵袭而产生挛缩的病变，这就是久治不愈的鼻炎的诱因。而单纯使用药物，尤其是抗过敏药，是不可能从根本上解决问题的。

在治疗上，如果通过针灸、按揉等方法来调理颈肩部和手臂的经筋，把经筋调好了以后，鼻炎的症状多数能够缓解，单纯针刺效果也很好。

以下是学生李亚勤的一则病例：2012 年 4 月 14 日，一位"老鼻炎"的经历，有些令人匪夷所思。张先生，74 岁，过敏性鼻炎已经十年有余，加重两个月，鼻子就这样如影随形地跟他闹了十年的"别扭"。张先生的鼻子不仅表现出鼻塞、流涕，甚至嗅觉已经消失，夜晚睡觉须得张口呼吸，久之，又口干难耐，而且在进食的时候，不仅食不知味，鼻子呼吸不通，下咽时影响张口呼吸，会出现憋闷感，"上不来气儿"的痛苦感受，同时伴有眼痒的症状，多半是因为鼻部的炎症日渐浸润眼底所致。张先生在北京某三甲医院针灸科已经进行了 105 次针刺治疗，每日排队，历时数月，服用了数百服中药，但是鼻炎并没有得到明显改善，其家人调侃老先生"非常有

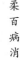

毅力，风雨无阻"，张先生淡然一笑。可喜的是，在老师这里接受了一次针刺治疗之后，症状立即发生了变化，一侧的鼻塞症状改善，睡眠状态也有了改善，老先生很高兴，我们亦是惊奇。想那一百多次的针刺多半是为一些理论所"障目"，没有找到疾病的症结所在，老师的治疗主要是针刺颈部经筋，改善脑部供血，并加强对迎香的刺激，鼻炎效果多半不错。

如果自己感觉鼻炎不是很严重，还没到非去医院不可的地步，那也可以自己在家来调理。筋结点通常也就是在风池、风府、大椎、风门、肺俞、迎香、山根附近，自己动手，把僵硬的肌肉按揉放松，将筋结揉散拨开，或者用掌根上下摩擦、用双掌拍打，只要筋结被解开，鼻炎多多少少都会缓解。自己保健按摩并不难。

耳鸣、耳聋

没有一双明亮的眼睛，五彩斑斓的世界会变得一片模糊；没有一双灵敏的耳朵，百鸟鸣春的动听世界将会变成耳边整日没完没了、惹人心烦的蝉鸣声。我们身体的每一个器官都有其必不可少的作用，但有些时候我们无心的动作可能就给我们的身体带来不可估量的灾难。

前几年，我给北京中医药大学的研究生班讲课，下课的时候，一个学生告诉我说他们宿舍的六个人中，有三个耳鸣的。我听了一愣，一个年轻的研究生宿舍里面，居然有一半人出现耳鸣。

耳鸣这种疾病过去都是出现在中老年人身上，很少有年轻人耳鸣的。现在老年病也开始年轻化了，而且呈逐年上升趋势。这主要是因为年轻人的一些不良生活习惯。我从这位学生那里了解到，他的三位同学都喜欢从早到晚地待在宿舍里用电脑、玩游戏，长时间地低着头、精神高度集中，头颈部肌肉往往处于一种紧张状态，再加上现在的年轻人比较懒，不愿多活动，耳鸣自然就找上他们。

耳鸣症状轻的时候不容易被大家察觉，只有到一定程度，逐渐发现听力有障碍时，才会发现。这个时候，如果放任发展，不加以治疗，那么听力就会退化，甚至消失，也就是耳聋。耳鸣和耳聋的临床表现和伴随症状虽有不同，但从中医角度来看，它们各自的病因病机却有许多相似之处，耳鸣会伴有耳聋，耳聋也可以由耳鸣发展而来，它们都与我们头颈部的经筋异常有密切的关系。

从十二经筋的走向循行来看，手太阳经筋和足少阳经筋与耳部疾病的关系最为密切。如果这两者经筋由于长期不良的生活习惯和姿势，或是由于受到风寒邪气，就会产生筋结，从而导致耳部的经络气血瘀阻，或是缺血，而出现耳部的疾病。西医治疗以输液为主，一般效果不太理想。

看一则学生李亚勤记录的病例：10月15日，刘女士，54岁，3个月前左耳突发性耳聋，曾静脉注射银杏达莫等药物，为期1个月。现症见：左耳鸣，如蝉之声响，听力下降，伴颈部紧张，腰部不适，不可久弯腰，左侧尤甚。胥老师从头颈部经筋调理入手，寻得条索或筋结点，然后毫针快速针刺其颈肩背部筋结及双侧风池、天柱、翳风、听宫等穴。以此畅通气血，濡养耳窍。刘女士的针感很是明显，几乎是每针都呼应"通了!""通了哎!"针刺后颈部，针感可传到头、手尖，甚至于告诉我们到了足尖，腰部亦是"每针称通"。针刺后结合手法整复，刘女士轻松了许多。

耳鸣这个症状比较难治，但有时听力障碍反倒容易恢复，这是弟子程延君的跟诊记录：上周日，一位患者欣喜地告诉胥老师，他可以不戴助听器了。该患者六十多岁，是一位老干部，工作繁忙，缺少锻炼。经常有颈部不适，但不以为意。近来不明原因出现耳鸣，听力也逐渐下降，最后需要借助助听器才能正常工作，由于现有的助听器对声源无法区分，一概扩音，所以老爷子整日听见的都是嘈杂的声音，更加损伤听力，十分苦恼。患者比较明显的体征是颈部肌肉的紧张僵硬，可触及筋节。胥老师为他做了几次颈部经筋的调理，现在老人家耳鸣已经完全消失，听力也随着治疗逐渐改善，现在除了开会需要戴着助听器，其他时候就不用佩戴了，包括这次来治疗，与胥老师交谈自如，并没有表现出听力上的障碍，患者为此还小小的得意了一番。

颈部经筋损伤所致疾病在不同患者身上表现各异。平时我们也经常见到因为头晕、头痛、失眠或者眼睛干涩胀痛，或者不明原因耳鸣前来就诊的患者，一番检查后，发现主要问题还是在脖子上，而导致这些患者颈部经筋损伤，往往是同一个问题，即长期保持一个姿势的伏案工作。薛立功老师在谈及经筋病症的特点时也说"机体由于职业工作需要等，处于过长间的静态体位，可发生静态性肌筋损伤，是肌筋病症的常见致病因素之一。长期静态性的肌筋损伤导致肌肉紧张挛缩，在局部形成筋结，筋结又进一步压迫周围组织，肌肉及神经，导致气血不畅，必然影响相应的功能。颈部经筋也是这样，例如本案，熟悉解剖的人应该知道，主管耳部供血的内听动脉正是来自椎-基底动脉系统，筋结对椎-基底动脉的压迫，造成耳部供血不足，耳鸣及听力改变由此产生。所以我想，咱们是不是应该把颈部经筋损伤也归为一类职业病呢。

前几年，弟子王鼎的姑父去西北工作。有一天起来后突然头晕，一只耳朵出现了耳鸣，另一只耳朵完全聋了。在西北那边的医院治疗，医生开了不少治疗神经方面的西药，花费贵而且又没有效果，一周花了几千块钱。医生对他说："这种神经性耳聋是无法治好的。"他听了特别绝望，按照他自己的话说，是判了死刑了，后来听我学生的介绍，又鼓起信心到北京来找我治疗。

刚看到他时，他的面色较晦暗，精神萎靡，很明显是气血不能濡养头部。可他正值壮年，按理说，是不应该气血不足的。这很可能是外伤造成的，我详细地问他发病经过。他说，耳鸣的前一天，他和往常一样低头工作，突然背后有人叫他，他猛地一回头，就听脖子"嘎嘣"一声，当时没什么感觉，所以也没太注意，但晚上睡觉时，总觉得耳边有蚊子，爬起来找，连个蚊子影都没有，这种情况持续了好几天，慢慢地他自己都习惯了，直到有一天一只耳朵彻底听不见，他才意识到问题的严重性。

初步分析，他原来颈椎病就比较严重，突然的扭伤造成了颈部经筋更加紧张僵硬，经脉也因此不通，结果是气血不能濡养头部。我和他开玩笑说："当初谁叫您，让您扭了脖子，您就找谁去要医药费去。"

我教王鼎用推拿的办法解开他脖子、耳朵周围的筋结，促进经络气血的畅通。刚开始，他的疼痛感很强，后来随着治疗，症状慢慢缓解，耳鸣的那只耳朵不再出现耳鸣症状，耳聋的那只耳朵也逐渐恢复听力。一个星期后，他感觉听力恢复了三四成，这让他特别高兴，感觉治疗有了信心，继续治疗了不到二十天，听力基本恢复了八九成。

而且，他不仅耳朵的问题基本解决了，气色也好了很多。所以啊，耳鸣耳聋的朋友们，一定要坚持按揉脖子两侧的筋，尤其是耳部的周围，都要仔细梳理按揉，只有这样才能放松筋结，使经络气血畅通，直至缓解症状。

许多患者耳聋多年，已经不抱希望，但在治疗其他疾病时听力明显改善，这种例子临床上也不少。这是弟子姚慧娟记载的病案：

患者唐山人，女性，70岁。自述2004年右侧面部疼痛，并伴有头部、耳朵疼痛，吃饭困难。自己以为是牙痛引起，于是将右侧面部内部的磨牙全部拔掉。但是发现拔牙后症状仍然不减轻，于是在当地医院打了封闭针。之后能吃东西了，但是仍然有阵发性的疼痛。于是住当地医院进行针灸治疗，效果不理想。后经医院检查确诊为三叉神经痛。家人朋友断断续续地找偏方，吃中药（30多服），期间有所好转，但一直反反复复不能除根。病症逐渐影响患者，使患者右耳听力下降，记忆力下降，睡眠也不好。2013年正月初四，患者右侧面部、耳朵、头部突然剧烈疼痛，自觉难以忍受，吃饭喝水等活动受限，于是在当地医院住院，行针灸治疗，效果不明显，之后又打了几次封闭针。2013年11月到诊所就诊，胥老师快针针刺患者颈肩背部筋结（多位于右侧）以及双侧风池、天柱、合谷、太冲，右侧听宫、听会、角孙、翳风、肩井穴及背部双侧夹脊穴膀胱经腧穴，配合整脊治疗。患者自述治疗后变化，第一次扎针后就感觉效果明显，疼痛减轻，于是继续治疗。在第二次扎针后有针感滞留。第三次治疗后就好多了，已经能正常吃饭、喝水了。目前为止一共针刺五次，患者明显感觉听力有所提高，记忆力好了，反应也加快了。现在已经能正常生活，没有特别痛苦的感觉了。老人说："原来我耳朵背，有人隔着屋子喊我，我有时也听不见。那天我闺女推门进屋，我一下子就回头跟我闺女说你咋进来了，我闺女吓了一跳说：妈，你现在耳朵咋这么好使！我们都很高兴，真是谢谢胥大夫了。"

中医认为肾开窍于耳。耳部的疾病通常与肾有千丝万缕的联系。我们还可以循着足少阴经筋的循行路线寻找筋结，尤其是太溪穴的附近，这样可以促进肾经的气血通畅，缓解症状并减少发病次数。即便是自己照书按摩，也会有一定效果。这是2015年3月5日收到的网友来信：

胥主任，打扰您了，很冒昧地给您写信。刚才从微博上看到您说要加印《筋柔百病消》，突然想到自己耳鸣是不是与筋有关，就顺着痛点按了一会，结果真的有点效果，并且最神奇的是，按了一会，突然觉得下颌往回缩了。觉得嘴巴好久没这么正常开闭了，以至于正常的闭合反而觉得不习惯。所以就想给您留个言，大体说一下病情，看能不能找您看看。我今年33岁，从小体质偏弱，不是很结实的那种。2012年11月份，得了一次感冒，有点发烧，婆婆担心传染给孩子，非要让我去挂吊瓶。结果挂了5天吊瓶，烧退了，却引来了鼻炎和牙疼，又治疗了好几天，总算好起来了，可最后留了一点后遗症，就是右耳轰轰地响。后来去医院查了，说是神经没问题，并且听力也不受影响。医生说好像也不是耳鸣，因为我的是轰轰声，

筋柔百病消

不是蝉鸣声。也就只好这么拖着了，反正也不是很厉害。后来到 2013 年暑假，假期里作息时间不规律，晚上经常熬到 12 点睡。一个假期结束后，轰得我已经有点受不了了。当时主要是下午和晚上轰得厉害。上午几乎不响。从那以后，我开始迷上中医，从网上看您们各位大师的博客，买中医书看，看得越多越不敢去看西医了。后来去看了一些中医，有的医生说是气血两虚，有的说是胃气不降。这一年多，中药、针灸都试过几次，每次都没明显改善。后来慢慢形成了习惯，上下牙要分开，即使闭着嘴巴，上下牙也不能闭上，通常响得就会轻点。刚才看到您的书后，我就试着按了按，发现后脑勺底部，大椎骨上面那块，右面特别疼，觉得好像有点高，我就使劲揉，揉了一会，竟然觉得耳朵突然间好像舒服了许多，又揉了一会，感觉下巴往回缩了，上下牙想合上了，虽然我觉得合上竟有点别扭。真是有点激动啊。这个耳鸣真把我折磨怕了。我是一个老师，正在面临评职称压力，每天坐到电脑前想弄点东西，耳朵就轰轰轰，太折磨人了。真心想问您一下，我这般揉有什么手法要求吗，如果您觉得与筋有关的话，我可以去北京找您看吗。我这个后脖子疼，刚才按得那个点，其实最近一直有点疼，因为右耳总是轰轰，我就不自觉向右偏头。慢慢地，那个筋好像就觉得有问题了。总之，今天真是太激动了。真是太感激您了。我叫姜×，山东×大学的一个讲师。现在是中医的铁杆粉丝。太谢谢您了，祝胥主任元宵节快乐！

耳鸣耳聋不是什么绝症，只要持之以恒地用我的方法来调理，即使不能痊愈，症状也会越来越轻。而且这种方法对一夜全聋或突然听力下降的患者效果更好，如果治疗及时通常会有"若风之吹云，明乎若见苍天"的效果。

张嘴困难

打个呵欠，"嘎嘣"一声，嘴闭不上了；突然吃了一次硬东西，用力不当，扭了下巴，以后吃东西的时候，就总有声音，有时还会疼。时间一长，有的人就会发现自己张嘴很费劲，有的人可以张开一小点，有的人嘴巴基本张不开了。

这个病虽说不要命，可实在是烦人。不仅吃饭受影响，连说话都困难。 **255**

因为这个问题去医院看病的人不少，在西医里，它有个很专业的名字，叫做"颞下颌关节功能紊乱症"。它是口腔科的常见病，有时需要手术治疗。一般来说，这个病的病因比较简单，有的人是关节周围的肌肉出了问题，这个好治一些；还有的人是先天畸形，这就挺麻烦。肌肉出问题，不外乎是外伤和寒冷刺激。这种类型的张口困难，从中医角度讲，就是面部的筋出问题了。因为经筋僵硬后会影响到面部的气血循行，导致张嘴困难。

可以摸一摸面部的颊车穴附近，咬牙时凸起的肌肉是咬肌，张不开嘴主要是咬肌痉挛了。其实，虽然咱们的咬肌在咬合时力量是很大的，可以把很硬的东西，像核桃壳给咬碎，但是咱们张口的力量，实际上是比较弱的。这一点在鳄鱼的身上表现得尤为明显。你看真正会抓鳄鱼的人是怎么抓的呢？他会小心翼翼地接近鳄鱼，然后猝不及防地把鳄鱼的嘴用手按在一起，这时鳄鱼对人的威胁就很小了，因为它已经不能再用牙齿去攻击人了。人也一样，张嘴的力量实际上是比较弱的，它很容易由于寒冷、外伤或者炎症而出现痉挛，造成张嘴困难。张嘴困难是一个比较简单的疾病，治疗起来也不是很复杂。到我这里来治疗的病人，经过几次的治疗，一般都能获得很好的效果。

我的方法很容易掌握，一句话就能概括——把咬肌附近的筋结全都揉开。具体来说，就是用两只手的大拇指用力按压咬肌，逐渐压到有酸麻胀痛的感觉为止。在按压的同时，还要轻轻地绕圈，用力由轻到重，忍得住的话，力量可以大一点。症状比较轻的病人一般揉一次就能见效，症状严重些的，两三次后，也有明显的改善。

我一个朋友是外科大夫，他爱人曾得过此病，专家建议她换人工关节，她没有同意，结果这位朋友在家自己用手法按摩，后来他爱人就好了。

中医很讲究整体辨证，所以面部的疾病不仅要在面部寻找突破口，同时，还要在全身发现治疗点。对于张不开嘴这个问题，就需要在手上的合谷穴附近寻找筋结，左边关节的毛病，侧重在左手找筋结，右边关节的毛病，侧重在右手找筋结，找到以后用力把它揉开。

此外，中医常讲"筋会阳陵"，也就是说阳陵泉穴是主管全身的筋，所以我们还要在腿上的阳陵泉穴附近寻找筋结。同样是左边关节出毛病，找左腿阳陵泉，右边关节出毛病，找右腿阳陵泉。找到筋结以后，用力把它拨散，这样多数人的症状都能缓解。

嘴的骨骼构造很简单——上颌骨和下颌骨，而上颌骨在嘴的活动之中基本是固定静止不动的，所以伶牙俐齿的人都是下颌骨运动得比较灵活，而下颌骨运动的支点在颞颌关节，此处的肌肉群相互配合，共同调节下颌骨的运动，我们可以做下颌前后左右上下的动作，嘴巴因此可以表达感情，所以，颞颌关节对于口而言是"要害"之地。

颞颌关节出现的疾病可以简单地分为三种：颞下颌关节紊乱综合征、颞下颌关节强直、颞下颌关节脱位，而比较常见的是第一种情况。颞颌关节紊乱出现的原因可能仅仅是疲劳时的哈欠，咬开了坚果又或者是被寒风吹了一下，诸如此类，不一而足；之后，或许会听到颞颌关节处的弹响声，甚至伴有疼痛，久而久之，张嘴可能会受到影响。

不久之前，一位年轻的女性前来就诊，左下颌处疼痛，张嘴困难，偶尔在颞颌关节处有弹响，对正常的进食和交流产生了影响。我在其左下颌处寻找筋结，用毫针在局部针刺，尤其是左侧听宫、下关穴附近，配合双侧合谷、阳陵泉穴，针刺三次而愈。下颌关节微有不适就会导致一系列的蝴蝶效应，张嘴困难也只是其中一项，所以，出现颞颌关节的不适要尽快确诊，排除其他疾病，以防产生对耳及面部形态的影响，从治疗的角度讲，针灸就是一个不错的办法。

任何疾病都是"三分治，七分防"，否则再多的医生也看不过来。所以，治好每一个病人后，我都要叮嘱他预防的方法，以免再次因为同样的问题而饱受折磨。颞下颌关节功能紊乱症这个病的病因一点儿都不复杂，只要平时生活稍加注意，别吃太硬的东西，别突然张大嘴巴，别受了寒，等等，基本上就都能避免。

吞咽困难

"民以食为天"，这是千古不变的道理。能够每餐都舒舒服服地吃到可口的饭菜，绝对是人生的一大乐事。这对一些中老年朋友，尤其是女性朋友来说可不是一件简单的事。他们一吃东西就发愁，因为他们的吞咽有困难。到医院找大夫看，大夫怀疑这是不是食管癌，所以要做各种相关的检查来诊断病因，有些人确实是食管癌，但有许多人是虚惊一场，什么问题都查不出来，有的大夫就说你是得了神经官能症了，只给开些维生素之类的药给病人服用，但吃了一段时间，症状还是存在，这到底是为什么呢。

从中医的角度来讲，这就是梅核气。古人给疾病起名字是很形象的，就好比吃了一个乌梅，核卡在咽喉一样，吞之不下，吐之不出，虽然不妨碍吃东西，但让人感觉不舒服。《金匮要略》说得很形象："妇人咽中如有炙脔，半夏厚朴汤主之。"这个病按照西医可以叫做咽部异物感，还包括部分吞咽的障碍。

　　大家不要小看梅核气，这个病在临床上误诊率高达80%～90%。有的时候排除了肿瘤，大夫在治疗上又没有办法，就只好给它下一个诊断叫做神经官能症。实际上，我个人认为，当不知道如何诊断和治疗某种疾病时，就笼统地归于神经官能症的做法，是很不负责任的。事实上，很多问题还是在身体上客观存在的，而一旦下了这样的诊断以后，医生也没有什么针对性的治疗，反倒掩盖了病人身体有形的问题。一味地强调神经官能症，只会加重病人的精神负担。

　　半夏厚朴汤就是专门针对这个病的，临床上许多人效果不错，但也有个别病人效果不是特别理想，因为经筋问题和颈椎错位问题没解决。当用药物治疗效果不是很理想时，我建议考虑从经筋的角度入手治疗。

　　2002年上半年，我还在瑞士工作。回来之前，一个在瑞士留学的朋友告诉我说他的母亲患有"梅核气"，在江西、上海等地好多大医院看了十来年，有时候有些效果，但是一直反反复复，弄得老人家心情很不好。我回国以后，正好这位朋友的母亲来北京探亲，走之前的一个晚上联系上我，我给他母亲治疗了一次，效果就比较明显。当时主要是在她的颈部寻找痉挛僵硬的筋结，然后用手法按揉点穴。她回去以后，真的觉得好了不少，就赶忙把手头的事情安排好，专门来北京找我看病。大概前后治疗有一个月，老人家的吞咽问题就全好了，现在已经八年了，一直没有犯。所以说这个病如果找对了原因，把僵硬的筋结按松，经络自然通畅，症状也自然就消失了，看似棘手反复的问题还是比较容易治疗的。

　　大家知道，我们颈部的前面是气管，气管后面是食管，食管后边就是颈椎。颈部是很多经筋经过的重要部位，如果颈部的筋发生痉挛，经脉阻滞不通，那么咽部的气血瘀滞，就会产生吞咽障碍。我们的食管不像体表皮肤那么敏感，所以很多时候只能是感觉食管里面有东西，具体是什么，在哪儿，又说不清楚，就是觉得这个东西咽不下去，吐不出来。治疗上通过拨筋，把颈部的筋结给它拨松，让经脉气血通畅了，咽部不适的症状也自然就消失了。

筋柔百病消

258

通常情况下，大家可以在颈部天柱穴到大椎穴这一线的两侧寻找筋结。用手细细地去摸，你会发现两侧筋的紧张程度往往是不一样的，当然有的时候也会双侧都比较紧张。轻轻地把这些紧张的经筋拨开揉散，同时再多点按风府穴、风池穴、天突穴、人迎穴，就能直接刺激咽部，恢复正常。

吞咽困难一般并不难治，只要排除癌症、炎症等病变，用针灸和理筋的手法基本上都能解决。个别病人如果效果不理想，就要考虑是不是心理因素导致的，有的时候，一些自我暗示也会导致吞咽困难，这种问题应该先治心病，再治身病。

不妨多多按揉一下后溪、合谷、太冲这些穴位，一方面是能起到远端治疗的作用，另一方面，也是最主要的，是它能疏肝解郁，消除病人抑郁紧张的情绪。如果按揉这些穴位后，效果还不明显，那么就仰卧在床上，用拇指或者掌根按揉膻中穴、中脘穴、关元穴等部位，可以起到降逆气的作用。

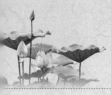

第六章

颈胸部疾病的经筋调理方法

落枕

有过落枕经历的人都知道，这个病很少有先兆，都是起病很突然，常常是一觉醒来，发现自己的脖子很僵硬，转不了头，甚至一点儿也动不了，严重的还会牵涉后背疼痛。虽然只是一个小病，但也给生活、工作带来很多麻烦。

落枕在中医典籍中也叫做"失枕"，一般是由于睡觉时姿势不良，脑袋和脖子长时间处于过度偏转的位置，或者因为睡眠时的枕头不合适，过高、过低或过硬，让脖子处于过伸或过屈的状态。现代医学认为落枕是颈肩部肌纤维炎所致，中医则认为此病是外感风寒湿等外邪侵入，致使颈肩部络脉血气运行不畅，气滞血瘀而引起。

因为落枕没有什么太大的危险，往往治疗也被忽视，有些人会好几天甚至一周都好不了，严重的话可能一两周都觉得脖子不舒服。如果长期得不到有效的治疗，还会进一步刺激颈部的血管还有神经，严重的逐渐就发展成颈椎病，这样就很得不偿失了。

落枕也是临床上典型的经筋病之一，在前面曾经提到过，我自己刚工作的时候有过落枕的经历，后来是一位师兄给我拨筋治好的。所以现在，在临床上遇到类似的病人，我就告诉他们除了找大夫针灸外，还要自己拨筋，再配合局部热敷和休息就能缓解。

落枕究竟要拨哪一条筋呢？我在临床会分得比较仔细，看是手阳明、手太阳、足太阳，还是足少阳经筋受伤。自己按揉就没必要弄得那么复杂，根据疼痛的位置点，在颈部的侧面、后面寻找细索状、条状、挛缩的筋结或是明显压痛的点。找到后，用大拇指使劲按揉筋结，3~5分钟，让僵硬紧张的筋结放松，肌肉的痉挛就会缓解。反复那么几次，症状会很快缓解。操作起来比较简单，只不过多花些时间而已，但比去医院还是方便多了。这是学生李亚勤自己按摩治疗落枕的记录：

有一天晨起，落枕了，自觉头颈连着腰背僵硬，时时有头晕、恶心之感，心中颇为烦恼难耐。实因学识浅薄，不敢妄自处方问药，后来索性给自己推拿治疗，于是左右开弓，右手按摩弹拨左侧颈部经筋，左手刺激右侧经筋，双手同时按摩项后颅底，尤其是风池、天柱、风府、安眠穴周围。

然后再推拿双侧颞部及太阳穴，最后刺激了眼周诸穴，不及五分钟，症状解除，较之晨起之时轻松多倍，心中颇为得意，不由得感慨："会推拿，真是好啊！"老师曾讲"针灸可以治疗感冒，不仅是刺激膀胱经，更是因为针灸之时病人紧张得出汗，本身就是中医讲的汗法"，我的症状是典型的太阳表证，单单刺激了颈部足太阳膀胱经筋就祛除了症状，说明经筋理论与伤寒论太阳证治疗之切合。换言之，做为非专业的老百姓，更应该学习一些实用无害的推拿手法来进行日常的保健。

颈椎病

"颈椎病"这个概念是 1965 年从国外引进的，20 世纪 80 年代风行全国，目前已是家喻户晓，所以本书也只好沿用这个概念。但需要说明的是，以前的概念是"颈椎综合征"，意思是发病原因不明的一组症候群，后来因为机械压迫致痛理论占了主导地位，把椎管内退变性椎间盘突出物和骨质增生对神经根、交感神经及动脉等所造成的机械压迫当做发病原因，所以将其称作颈椎病。比如机械压迫理论认为"椎动脉型颈椎病"的病因就是椎动脉受到颈椎间孔内退变性骨赘的压迫，导致脑供血不足。那根治的方法自然就是手术切除骨赘，但实际上疗效往往并不如大家所期望的那样理想，尤其是远期疗效。根据西医骨科专家宣蛰人先生的研究，其根本原因就在于这些症状往往并不是由于骨刺及椎间盘突出造成的，而多是由于头颈背肩部等的软组织损害所导致，也就是经筋出了问题。

颈椎病过去可是一种老年病，一般只有 50 岁以上的老人才会得，现在它已经是一个时髦病了。有的单位组织体检，许多二十几岁的员工也得了这个病。

一般情况下，成年人到了三四十岁颈椎就会开始出现退行性变化，而真正产生病变，一般要在 50 岁以后。可是现在由于工作和生活压力较大，经常熬夜、加班，体育活动较少，所以罹患颈椎病几乎是必然的。最近这几年来，我每天都要接触到不同年龄阶段的颈椎病患者，最夸张的一次，有一个小学生被妈妈带着来看颈椎问题。

颈椎病分为许多种类型，大家怎样确定自己是不是患有颈椎病，以及患有哪种类型的颈椎病呢？关于颈椎病的典型症状，大家多多少少都能了解一些，比如头晕、头痛、耳鸣、上肢麻木疼痛等。有的人没有这些典型的症状，但是只要颈部有明显的酸胀疼痛的感觉，就要留神。其中，常年坐着办公的金融从业者、IT 从业者、大学生等都是高发人群。就我的临床经验来看，城市中，几乎每个成年人颈椎都有轻重不等的问题，许多人完全可以诊断为颈椎病，甚至中学生中颈椎有问题的也不少，所以这个病应该引起大家足够的重视。一般来讲，根据颈椎压迫部位的不同，颈椎病可以分为颈型（轻型）、神经根型、脊髓型、交感型、椎动脉型及混合型。

经常落枕可能是颈椎病的最初阶段

颈型（轻型）也称局部型颈椎病，这一型在 30 年前是不被承认的。它是指具有头、肩、颈、臂的疼痛及相应的压痛点，X 线片上没有椎间隙狭窄等明显的退行性改变，但可以有颈椎生理曲线的改变，椎体间不稳定及轻度骨质增生等变化。这种类型在临床上极为常见，是最早期的颈椎病。早期主要是头颈和背部疼痛，常常感到颈肩部及上背部酸痛，病人因为颈部易于疲劳，所以不能长时间地看书、写作和看电视等；有的感到头痛、后脑勺疼得厉害、胸痛及上肢无力；有的病人主要是早晨刚起床时脖子发紧发僵，活动不灵便，或者活动时颈部有响声；少数病人还会出现反射性地上肢疼痛、麻木不适等。由于症状较轻，往往病人重视程度不够，以致反复发作使病情加重。不少经常落枕的病人就属于这种类型，这时实际上是颈椎病的最初阶段，也是治疗的最佳时机。

不同类型颈椎病的主要症状表现

类型	主要症状表现
神经根型颈椎病	颈椎压迫脊神经根后，引起臂丛神经剧烈疼痛，可牵涉肩膀、手臂，并放射到手指。时间一长，还会引起相应的肌肉萎缩
脊髓型颈椎病	主要症状为下肢运动障碍、双腿麻木、无力、发抖、容易摔倒
交感型颈椎病	因刺激或压迫交感神经纤维，导致视物模糊、眼窝肿痛、心跳过速或过缓、手足发冷、头颈面部发麻疼痛
椎动脉型颈椎病	颈椎稳定性变差，造成在过度转头、仰头或低头时，由于颈部交感神经受激惹致椎动脉受累，造成椎-基底动脉系统供血不足，由此引发发作性眩晕、头痛、耳鸣、视物不清、突然摔倒
混合型颈椎病	以上症状混合交替出现

现代生活方式使得颈椎病高发

颈椎病的多发主要是跟咱们现在的生活环境发生了巨大的变化有关系，过去经常骑自行车，坐公共汽车，夏天也没有什么空调，所以30年前颈椎病的发病率并不是很高。

再看今天的生活，我们经常坐在电脑旁边，长时间处于单调的姿势，看书学习时长时间低头，夏天大部分的办公场所都有开着冷气的空调，每天应有的体育活动日渐减少。我常和病人、学生开玩笑地讲："事业学业有成的人都有颈椎病。"中老年人就更别说了，各方面机能逐渐衰退，肝肾亏损，筋骨也容易老化。

无论是劳损、受寒，还是老化，都容易造成我们颈部周围的软组织受伤，即筋的紧张，这又导致颈部气血的供应通道——经脉运行不畅通，头面部和手的供血不足，进而出现颈椎病的各种症状，严重的还可以出现上肢活动障碍，肌肉的萎缩无力甚至瘫痪。

颈椎病的理筋治疗法

中医里面，对颈椎病的论述是很多的，但是大多分散在各个病症里面，比如痹证、痿证、头痛、眩晕、项强等。临床实践证明，各种类型的颈椎病，除了脊髓型以外的，我们都可以从筋的角度进行治疗，效果都是很好的。尤其是轻型颈椎病，把握住这个最好的治疗时机，不仅可以有效减缓症状，还能彻底消除颈椎病的烦恼，这种病例很多。

这是学生李亚勤记录的一个病例：2011年9月中旬，一中年男性走进诊室，神情沉重凄楚，经了解得知，该患者自吉林省远道而来，颈部发僵，头部向左侧转动受限，约40°，双肩酸痛沉重5年余，伴有恶心，头晕，失眠。5年的时间一直没有停止治疗，当地的医院、诊所先后诊断为"落枕"、"颈椎病"，并接受过针灸、推拿、小针刀的治疗，效果皆不明显，最后医院建议手术治疗，患者心理负担很重，担心因此失去劳动能力，不能为家庭提供保障，一直未行手术。后辗转寻得胥老师，欲恢复健康的心情十分急切，其神情之楚楚可怜让人同情。胥老师令其坐于椅上，检查其经筋，发现颈部肌肉十分紧张，多处结节，左侧尤甚，双肩坚硬如铁板一块，肩

筋柔百病消

胛内侧缘亦有条索、结节，脊柱的生理曲度变小。胥老师度其体壮，耐受性强，用毫针试探之后，直接改为粗针治疗，对出现问题的经筋进行大幅度的刺激，随后配合脊柱的手法复位，并教授大成拳的站桩功法。询问其有无改变，患者神情大为舒展，转头角度增加，不胜惊喜地说："轻松多了，真没想到我能好啊!"感激之情溢于言表。病人远道而来，满意而归。一月之后，因吉林天气降温明显，患者再次来京，自吉林拎来一袋大米以示感激，还带了自己的母亲和嫂子治病。其母提及，该患者性情原本温和，患病之后，性格变得烦躁、深沉、孤僻，好像变了一个人，经胥老师治疗之后，逢人便夸，很是宽慰。

颈椎病在家自我保健按摩的话，主要在颈部和肩部寻找病变的筋结点，重点在肩井、肘髎、手三里、阳溪、阳陵泉、太溪、风池、曲池、合谷等穴位的附近，用自己感觉适宜的力度，把这些僵硬的筋结给松解开。单纯按揉的效果不明显时，还可以针对以上阿是穴或是重点穴位进行艾灸，每个穴位 5 分钟，就可以有效缓解筋的紧张，疏通经络气血，改善症状。单纯针刺治疗效果也不错，必要时配合整脊疗法。

颈椎病症状往往大同小异，治疗手段大体上也基本一样。我多是毫针快速针刺配合整脊。效果一般都比较理想，即刻起效者亦是大有人在。但有时候症状的"小异"，体质的"小异"，对于常规治疗的效果会产生影响，这时就需要不一样的治疗。

再来看一则病例（学生李亚勤记录）：王先生，36 岁，职业军人，训练辛苦。颈椎不适，主要问题是颈椎活动受限，后仰动作尤其困难。病因可能是训练时身体长时间保持一个姿势不动，使颈部过度疲劳，同时野外训练时环境艰苦，风寒易袭。老师接诊颈椎不适患者众多，此类经筋病自是胸有成竹。最初，老师在颈部进行常规诸穴的刺激，配合手法整复，患者即刻全身轻松，颈椎稍好一些，仍然存在后仰受限的问题；老师又寻其颈项部筋结，按摩拨筋恐其部位太深难以奏效，遂改用毫针针刺，前后四针，不到一分钟，患者酸胀感明显，针毕，患者再仰起头，可轻松接近90°，而且患者肩部发紧的问题也明显改善，我们对视一笑，由衷赞叹老师针法的高超。本则病例，导致王先生后仰的筋结部位较深，有一定危险性，恐一般医师不敢触及。老师教导："经筋病一定要熟悉解剖学，掌握人体动作是哪一些肌群在工作，才能掌握病理状态下的针刺部位，更重要的是可以保证治疗的安全性。"

除此之外，站桩也可以治疗此病。只是一点需要注意，在站桩时，头顶百会穴要有向上抻的感觉，眼神在平视的基础上微微向上看，尽量将颈部的筋时刻保持放松的状态。

另外，大家平时一定要注意，不要让空调对着自己吹，这样极容易受寒；也不要让身体长时间保持一个姿势不动，避免颈部的过度疲劳；睡觉时枕头不宜过高。柔软的颈部更需要我们的呵护，才能发挥其重要的枢纽作用。

慢性咽炎

教师是一个非常神圣、非常令人尊敬和向往的职业。当"桃李满天下""人类灵魂的工程师"等各种光环照耀在"辛勤的园丁"的头上时，一种疾病也成为他们的专属权利，那就是慢性咽炎。

一天，一位中年女性来到诊室，说自己是一名初中语文老师，平时讲课多的时候，嗓子发干、疼痛，喝水后稍微能缓解些，平时总觉得嗓子里有东西，咽也咽不下去，早上起床的时候，容易干呕，去医院检查说是慢性咽炎，也没有什么好办法，他们很多同事都是这样，问我中医针灸能治疗吗？

所谓咽炎，就是咽黏膜、黏膜下及其淋巴组织的慢性炎症，它是咽喉病中最常见的一种，一年四季都有可能发作，人群中的发病率高达30%～50%，而且有逐年上升的趋势。做咽喉检查，可以发现局部黏膜有暗红色充血，咽后壁有舒张的血管和淋巴滤泡增生。

慢性咽炎常常是由急性咽炎演变而来的，所以得了病要及早治疗。过度使用嗓子的人多患此症，如老师、歌手、播音员、讲解员、导游等，但也可能是和生活习惯有关，如经常吃辛辣食物、抽烟、喝酒和熬夜的人也常常得这个病。此外，现在环境的空气质量也会影响此病的发生。前阵子卫生部门一项调查就显示，白领人群中的职业病，慢性咽炎排在首位，而室内糟糕的空气质量是罪魁祸首。

除了开头说的那位中年女性，临床中常有类似的病人向我描述他们的症状：咽部不适或有异物，有的像是有个球堵在那儿，还可上下移动；有的干痒，像有蚂蚁在爬；有的做吞咽动作时有梗阻感；有的呼吸困难，像扣子扣紧了似的有紧迫感；还有的人早上洗漱时张嘴就想吐；有的讲话一多、一生气或天气变化时症状会加重，最严重的咳半天，吐出一点黏稠分泌物，甚至带血丝，等等。

很多人都认为嗓子疼痛就是上火了，肯定有炎症，所以会滥用抗生素，或者觉得慢性咽炎是小病，就自己买些清热解毒的中药长期服用。这些效果都不会太理想，甚至会使病情加重。服用抗生素或是清热祛火的凉性药可能会暂时缓解病情，但用久了肯定会消耗人体宝贵的阳气，而且对胃也不好。

这个咽炎用常规的中西医疗法往往都不够理想，因此病情缠绵难愈，给患者的生活带来了很多的麻烦。但是我从筋的角度，另辟蹊径，往往能达到很好的治疗效果。

人体十二经筋中有好几条都经过咽部，不少人的慢性咽炎都与颈部的筋紧张有关。所以，采用按揉的方法揉散筋结，就能治疗慢性咽炎，起到利咽宽喉、润喉开音的作用。

开头我说的那位老师经我检查，果然是颈肩部的筋很紧张。她的咽炎时间有点长，我先给她扎了几针，让僵硬的筋结开始松解，然后嘱咐她回家后要经常用拇指或中指揉按颈部的筋及廉泉穴（位于下巴顶端再往里2厘米）、天突穴（胸骨上窝凹陷处），手法轻柔一些，以自己有酸胀感觉为佳。

这位老师是个很有耐心的人，听了我的建议后她每天只要有时间，就会按揉自己颈部的筋及廉泉穴、天突穴，慢慢地就感觉症状好了很多，嗓子没有那么干和哑，晨起时也不会那么恶心咳嗽吐痰了。她很高兴地告诉她的同事们，每天坚持按揉，确有疗效。当然了，对于那些喜欢吃辛辣食物或是烟酒过度的朋友，最好能够下定决心戒掉辛辣食物和烟酒，这样才能从根本上治疗咽炎。对于久坐办公室的白领，应该经常开窗通风，多参加体育锻炼，养成良好的生活习惯。我是建议大家千万不要乱服抗生素，不然可能会导致咽喉的菌群失调，反而使得病情绵延不愈。另外，平时可以多吃些富含维生素C的果蔬以及胶原蛋白、弹性蛋白的食物。

急性咽喉炎是咽喉黏膜、黏膜下组织和淋巴组织的急性炎症，冬春季节最为多见，多数继发于急性鼻炎、急性鼻窦炎、急性扁桃体炎。病原微生物主要为鼻病毒、腺病毒、流感及副流感病毒，部分患者可由溶血性链球菌或肺炎双球菌引起。发病前常有受凉、疲劳、化学气体或粉尘的刺激、吸烟过度等诱因，在全身及局部抵抗力下降的情况下，病原微生物乘虚而

267

入，从而引发本病。一般急性起病，初起出现咽部干燥、灼热，继之疼痛，吞咽及咳嗽时加重，并可出现声音嘶哑，讲话困难，有时伴发热，全身不适，关节酸痛，头痛及食欲不振等。检查口咽及鼻咽黏膜弥漫性充血、肿胀、腭弓及悬雍垂水肿，咽后壁淋巴滤泡增生和咽侧壁红肿；表面可出现黄白色点状渗出物，下颌淋巴结可出现肿大并伴有压痛。

如果症状较轻的话，可以手法松解颈部经筋，最好找针灸医师针刺治疗。可以取双侧风池、合谷穴。最有效的是用一次性采血针点刺双侧少商、商阳穴，注意穴位局部要用安尔碘皮肤消毒剂，注意无菌操作，适度多挤出些血出来，多数情况下，咽痛及声音嘶哑症状当时会明显减轻。前些年带奥地利留学生，他们来北京气候不太适应，得急性咽喉炎的很多，教给他们方法后，他们自己治疗，效果很好，他们表示不可思议。得了急性咽喉炎一定要积极治疗，以免迁延不愈，最后成为慢性咽炎。

咽炎虽然不是什么重病、大病，但如果一直拖着不治，也可能成为很多其他疾病的诱因，比如鼻炎、中耳炎，甚至是肾炎、脓毒血症、风湿病等。所以，亲爱的读者朋友们，就算不为去 KTV 一展歌喉，仅仅是为了我们的健康，也一定要保护好嗓子啊。

慢性支气管炎

慢性支气管炎是北方中老年人呼吸系统的常见病，这与冬春季节天气寒冷、气候干燥有很密切的关系。慢性支气管炎俗称"老慢支"，是气管-支气管黏膜及其周围组织的慢性非特异性炎症，主要表现为长期咳嗽、咳痰，并时而伴有喘息。慢性支气管炎的发病原因与气候变化、物理化学刺激（如吸烟、大气污染）、过敏等因素有关。

中医认为，引起慢性支气管炎的病因以肺、脾、肾三脏亏虚为本，以感受风寒湿邪为标。"老慢支"虽然本身不是太严重，但它会并发慢性阻塞性肺气肿和慢性肺源性心脏病，据统计，我国 90% 以上的肺源性心脏病都是因慢性支气管炎而引发的，因此，慢性支气管炎患者千万不能掉以轻心，应该积极进行防治。

前几年我给北京中医药大学的学生做讲座，曾经讲到之前治疗的一个"老慢支"的病例。刚出教室就有一个学生来找我，说他奶奶有十几年的

"老慢支"，问我是不是也能治好。他说他奶奶一到秋冬季节、气温骤降的时候就容易发病，咳嗽剧烈，伴有喘息，早晨和晚上睡前明显加重，甚至厉害的时候，晚上睡觉都不能躺着，时不时地会吐白色的黏痰，痰量很多，有时候泛着黄色和血丝，怕冷，出虚汗。她生活在农村，"老慢支"一发作，就不能下地干农活，耽误了田里的庄稼，老人家的身心都很难受。

农村没有什么太好的医疗条件，老人家也知道这个病不容易治愈，更不愿意再为自己的病花太多的钱。所以每当发作时，她都是服用一些抗生素、止咳糖浆等，想靠着意志扛过去。但疾病总是拖拖拉拉，时好时差，连着几个月不能康复，甚至整个冬天都在疾病中受罪。这位学生是个很孝顺的孩子，考上医学院校就是希望能找到好方法治疗他奶奶的"老慢支"。考虑到农村的医疗条件，我告诉他一些理筋手法并送了他几盒艾条，让他回家后从经筋的角度进行灸疗和按揉治疗。

为什么让他从经筋的角度入手来调理呢？这主要是，中医认为，慢性支气管炎的发作与肺气不宣、肾气不纳有密切的关系，而手太阴经筋为肺所主，足少阴经筋为肾所主。因此，我们要沿着手太阴经筋与足少阴经筋的循行路线寻找筋结，然后利用针刺或是按揉的方法，将敏感痉挛的筋结松解开，如此，就可达到宣通肺气、补肾纳气的效果，明显改善慢性支气管炎的症状。慢支病人的筋结大多集中在中府、云门、膻中、中脘、尺泽、鱼际、三阴交、太溪、涌泉等穴位的附近，每个穴位按揉 3～5 分钟，以酸胀感为佳。另外，在后背的脊柱两侧的风门穴、肺俞穴、心俞穴附近一般也能找到敏感的反应点，都要按揉。如果感觉发凉，就可以每天用艾条灸20 分钟，最好同时配合艾灸双侧足三里穴。一般来说，老年人或多或少都有些正气衰弱，而艾灸可以温补元气。如果痰比较多，黏稠，还可以多多按揉腿上的丰隆穴，有化痰止咳的效果。睡觉前，再用双手掌心按在两脚涌泉穴上，反复搓擦 3～5 分钟，以足心发热为佳。双手双脚交替进行，也可以达到补肾纳气，治疗根本的作用。

我教了他这些方法之后，他很高兴地回去了。五一放假从家里回来，他非常高兴地告诉我，五一期间他每天给他奶奶按揉和艾灸。开始按揉阿是穴时，他奶奶觉得很酸痛，但按完后就觉得很舒服，尤其是艾灸后背的一些穴位时，感觉特别温暖，没有那种寒凉的感觉了。由于五一的假期很短，很快他就要返回学校，所以他把按揉的方法教给了奶奶和家里人，让奶奶继续坚持一个夏天，这样正好可以利用外界的阳气来温养体内的阳气，祛除寒气。对于这个学生的举一反三，我感到非常欣慰。

秋天开学之后，这个学生特意跑来兴奋地告诉我，入秋后老家的天气一直变化不定，但他奶奶只是轻微地有些伤风症状，慢性支气管炎一直没有发作，老人的精神也比较好，这就是一个夏天治疗的效果啊！看到他激动的样子，我也很开心地告诉他，这是你一片孝心的效果。

有些咳嗽患者，如果药物治疗效果不好的话，可以试试针灸治疗。这是学生李亚勤写的跟诊随笔：陈女士，29 岁，从事会计工作，自去年秋天开始至今已咳嗽 6 月有余，多方诊治，症状虽有所减轻，但是咳嗽发作容易反复，尤其是上火、疲劳、着凉的时候，情绪因此不振。其咳嗽在晨起、夜间明显，咳嗽较深，似到膻中穴处，白痰，不易咯出，伴有耳鸣，乳腺增生，月经延迟，情绪容易烦躁，在日常生活中处于"易激惹"状态。陈女士叙述期间，我心中颇为激动，该病人已经吃过汤药，挂过点滴，各种方法皆已尝试，而且病情迁延日久，老师的快针对于久咳这种内科病症，效果是否像常见疼痛疾病和哮喘一样明显呢？因此我一直留心这位病人的变化。一周之后，陈女士前来复诊，自述"咳嗽明显减轻了，但是还有痰"，听到这个消息我又激动了一番，效果非常明显！之前，一位咳喘的老奶奶也是久治不愈，老师使用火针为其治疗，效果十分明显，而这一次是单纯的毫针，效果也非常理想，我很惊奇！曾问老师陈女士为什么不用火针治疗，胥老师说"要看病人能不能承受。"目前为止，陈女士已经针刺三次，全部是毫针治疗，咳嗽的症状在一次次地减轻。老师的针刺部位主要是夹脊穴，督脉，足太阳经筋，尤其是颈胸段，重点在双侧定喘穴、肺俞穴、风门穴以及肾俞穴，配合脊柱的手法复位。究其原理，外部因素可以导致颈背部或手太阴经筋的挛缩，经脉气血不能通畅，因此会影响肺部的正常功能，因此刺激颈胸段经筋对于咳嗽、哮喘疗效显著。陈女士的情绪逐渐高昂起来，所谓"肝主筋"嘛，筋柔肝气自然就舒展了。在她越来越有信心的同时，我也意识到经筋治疗不只是针对颈肩腰腿痛这些疾病效果明显，对于许多内科疾病都有显著疗效。

哮喘

有报道说，全世界支气管哮喘病人已经超过 1 亿人，这个疾病成为严重威胁人们健康的主要慢性疾病之一，国外支气管哮喘患病率、死亡率逐渐上升，我国的哮喘发病率也不低，中老年人最多见，儿童也高发此病。西医的抗炎平喘药等治疗仅能暂时控制症状，却不能除根。中医治疗常用"冬病夏治"，对控制哮喘的发作有明显的效果。经过几十年来的临床实践，我发现支气管哮喘的发作常与颈椎、胸椎部位的经筋病变有连带关系，但之前我没有意识到这点，所以用常规穴位治疗效果不佳，病程拖延难愈，患者十分痛苦。其实这样的病患可以通过缓解相应颈、胸椎两旁筋的僵硬紧张来改善哮喘的症状，并减少发作。

大概 2003 年的时候，曾有一位严重的哮喘患者经人介绍找到我，这位患者哮喘病史有十余年，和我们医院呼吸科的两位前主任全认识，经常因为夜间哮喘发作来看急诊，吃中药西药有时有效，有时没效，严重时用激素都控制不住，患者非常痛苦。我当时一看，他的颈部、肩背部的肌肉呈现出一种僵硬紧张的状态，一揉按就发现有不少条索状和片状的筋结。听到这些，患者本人都觉得很惊奇，自己怎么还有这么多毛病，而这么多年从来没有关注过。

治疗时我在他颈背部脊柱两侧的阿是穴及双侧肺俞穴、肾俞穴及定喘穴附近，还有手太阴经筋所循行的部位寻找挛缩的筋结进行火针针刺。仅仅扎过一次，效果就非常好，这位患者当时就不喘了，颈肩部和脊柱两侧肌肉放松了很多，筋结也变得柔和细小些。几天后他又过来巩固治疗两次，再也没有用激素。为了防止再次发作，我教了他自我按揉的方法来预防，就是平时多在颈背部及手太阴经筋所循行的部位寻找筋结，每天坚持按揉，同时还教他练站桩功及灸疗等方法，后来他的哮喘一直没有发作，一直到现在都很好，逢年过节的时候，还总是给我打电话问候。

所以，对于这类长期哮喘的病人，除了相应的内科治疗，还应该检查颈部和肩背部的经筋是否出现了病变。一方面由于外部因素可以导致颈背部或手太阴经筋的挛缩，经脉气血不通畅，进而影响肺的正常功能，诱发哮喘。另一方面，如果哮喘发作，也可以在颈背部及手太阴经筋的循行路线上寻找到相应的筋结，这是疾病在经筋上面的反映。

因为筋结喜揉喜按，所以通过针刺、按揉、艾灸等方法可以缓解筋结的僵硬与挛缩，有效控制并减少哮喘的发作。治疗咳喘，不应该局限于肺俞、太渊穴等，除了阿是穴，我们还可以重点在背部双侧定喘穴、肺俞穴、风门穴、肾俞穴，手上的曲池穴等附近，寻找条索状及片状的筋结，对这

271

种有压痛感或僵硬的筋结进行针刺。在家保健的话可以用手法揉拨和横擦，从肩背部开始到腰骶部，往返 2～3 遍，然后变换方向再向前胸横擦，最后从脖子到腰骶部直擦，以发热为准，可以疏通背部的经筋，培元固本。当然，这种方法需要家人来配合。

《素问·咳论》有"五脏六腑皆令人咳，非独肺也。"有些人本着这个理念拓宽了关于咳嗽的辨证论治，将咳嗽和五脏、五时联系起来，而我使用毫针或者火针治疗咳嗽、咳喘，具体取穴是整个背俞穴和夹脊穴，而不局限于肺俞、定喘、肾俞等，整个针刺过程不到三分钟，效果也很明显。广义的夹脊穴是从颈 1 到腰 5 棘突下督脉旁开 0.5 寸，其本质是华佗夹脊穴，位于督脉和足太阳膀胱经之间，分布在足太阳经筋上，与脏腑联通，是脏腑疾病的体表反应点和治疗点，其位置之特殊决定其功效与督脉及足太阳经脉有关。从解剖而言，交感神经干的交感支与脊神经连接点的体表投影与夹脊穴的分布密切相关，针刺夹脊穴可以通过脊神经对人体周围的器官和脏器进行调整。而肺俞、定喘穴可对"肺"进行治疗，"肾主纳气"，故重点刺激肾俞。通过调节人体五脏六腑的功能治疗咳嗽，是对"五脏六腑皆令人咳"的践行，也是对中医"整体观念"的践行。实际上，不仅咳喘如此治疗，其他疾病也可以用此思路整体调节，而不必局限于胃病取胃俞穴，脾脏疾患取脾俞穴，肝病取肝俞穴。

此外，有哮喘的朋友体质多为阳气不足，体内寒浊太重，所以我在临床上常用火针治疗，因为火性炎上，具有温通的功效，针具加上火就具有温经散寒、培元固本的作用，而且对减小筋结、缓解疼痛也有一定的作用，标本兼顾，临床疗效较明显。这与中医对哮喘常采用"冬病夏治"，即灸贴、灸熏的方法有异曲同工之妙。所以有哮喘的朋友可以对足三里穴、关元穴、气海穴以及后背脊柱两侧比较粗大的筋结进行灸疗，每天坚持 10～30 分钟，不仅能补养人体阳气，培元固本，明显缓解症状，减少发作，而且还能改善病人虚寒体质，达到标本兼治的功效。如果艾灸一段时间后觉得口鼻干燥，应停止艾灸，以防上火。

下面看几则病例（学生李亚勤记录）：跟老师的这几个月，我见到了三则哮喘病例，老师用了三种方法，有趣的是，效果各异。第一位，60 岁左右的男士，哮喘好多年，老师用毫针为其治疗，症状减轻，几天后反复，遗憾的是没有坚持治疗。第二位，10 岁的新疆小男孩，妈妈特地带来，老师在孩子的背部用火针速刺治疗，主要是督脉、华佗夹脊穴、膀胱经的两条线。治疗了3次，男孩就返疆了，之后孩子妈妈跟老师联系表示感谢，说男孩回家之后坚持站桩，没想到3年来哮喘一直没有再发作，体力也上升不少，孩子恢复了自信，很是高兴。第三位，70岁的老奶奶，咳喘不止，走进诊室就一直在咳喘，很是苦恼，之前中药、针灸治疗效果都不明显，胥老师为其火针治疗。患者暴露后背，我用安尔碘皮肤消毒剂为其消毒，不管是站着、坐着还是趴着，老人都在不停地咳喘。然后老师火针开始快速点刺，速度极快！我和家属屏气凝神，注意力都集中在老师的针上，起起落落果然有"手如擒虎"之势，这回理解什么叫做"燔针劫刺"了。期间，老师突然提醒大家："听，从扎针开始到现在一声都没有再咳吧。"我们恍然大悟，惊呼"是，是！"然后不禁失笑。家属说："早知道这么简单就不用费那么多事了。"火针之后，老人起床，又听到了咳喘之声，当时，我心里有些失望，如果在走出诊室之前再没有咳喘，可以夸耀这是一个"奇迹"，事实上，祛病如抽丝。一周之后，老人说咳喘减轻了，只是晨起和晚上仍有症状。两周之后，老人更高兴了，说只有早上嗓子还有些不舒服，但咳喘一点都没有了。老人之前接受针灸治疗，肺俞、定喘这些穴位都应用过，但是效果平平，老师解释说："言病不可治者，未得其术也，有时候针具的选择很重要，以前的大夫没用火针治疗。"

我在济南实习期间，儿科病房三分之一被哮喘病人占据着，即使在中医院也要长时间地服用西药，甚至要吃上几年，以期所谓的免疫力稳定，可以想象药物在孩子的成长过程中会产生多大的副作用。我感觉这是一件很有趣的事情，一些自己认为"只能这样""没有更好的办法"而将就解决的问题，在智者看来就是小菜一碟，似乎是举手之劳，就像老师经常讲一个词语，叫做"俱视而独见"。我曾问老师，可不可以把针刺的具体部位都写出来，老师的回答是"没有必要保守，就算别人都学会了，也算是功德一件，如果病人来找，也是一件好事。"所以，在这里开诚布公地将这些病例讲述出来，如果是被哮喘长期困扰而一直得不到正确治疗的病人，可以找针灸大夫用火针治疗。如果是医务工作者看到此文，遇到哮喘病人不妨试一下在患者的背部膀胱经、督脉拨筋，或者火针针刺定喘、肺俞、肾俞等穴位，效果可能会出乎你的意料。

打嗝

在日常生活中，很多人都曾经有过打嗝不止的经历，有时候吃的东西不合适了、吃得太急，或者是情绪不好了，往往就会出现这种症状。对于打嗝不止的人，民间有很多的治疗方法都很有道理。老人们有这样的经验，用一根棉条或者一根干净的羽毛，轻轻地放到鼻孔里面，或者是闻一些胡椒粉等带有刺激性味道的调料，促使病人打喷嚏，一般能让打嗝停止。

中医认为胃处于中焦，上贯胸膈，它的生理功能是以降为正常的，如果因为饮食不节，吃多了过冷过热、过于辛辣的食物，或者情绪抑郁愤怒等，导致胃气不降，冲向胸膈，就会因气机逆乱而出现打嗝症状。

一般来说，打嗝症状较轻的持续时间较短，很快就能自己停止。严重的会昼夜不停，或间歇发作，迁延不愈。西医认为打嗝一般可以分两种，一种是功能性呃逆，主要是由于精神方面的因素，情绪紧张或者受凉，还有饮食不当造成的胃神经功能紊乱，引起膈肌的痉挛。再有一种是由器质性病变所引起的呃逆，主要是因为脑部的病变或者其他一些疾病引起脑疝、颅内压增高导致的。前面的打嗝相对比较好治，后面那种脑部疾病引起的，则需要首先治疗原发疾病，不属于咱们讨论的范围。其实西医所说的膈肌也属于中医足阳明经筋的一部分，经筋受到寒邪或是长期姿势不正确会产生痉挛、紧张的病态，又会影响胃部的气血经脉流通，容易引起打嗝。我在临床上都是从足阳明经筋的角度入手进行治疗的。

治疗时，要沿着足阳明经筋的循行范围寻找筋结，尤其是在足三里穴及小腿前侧经筋部位找筋结，找到以后，用中等力度的手法把它揉散，这个过程会有麻、痛、胀的感觉。

对于那些明确知道诱因是情绪郁怒、肝气犯胃而引起的打嗝的朋友，还应该循着足厥阴经筋循行的部位寻找筋结，重点在脚部的太冲穴以及背部的肝俞穴等部位，做一些弹拨经筋的手法治疗，可以泻肝和胃，舒筋松结，促进胃部气机恢复正常。另外，手厥阴心包经的内关穴，也对胸腹部疾病有调节作用，我们也可以找到细小的筋结，进行一些按揉放松。

对于因胃部受寒而打嗝的朋友，我都是建议他们用灸法进行辅助的治疗。用一根艾条悬灸腹部的中脘穴和神阙穴等区域，时间为 15 ~ 20 分钟；

或者只在中脘穴施以隔姜灸，可以柔和局部筋结。还有一个简单方便的小窍门，就是通过按压头面部的睛明穴 1 分钟，或是按揉睛明穴附近的筋结，可以快速止嗝。

值得注意的是，有些疾病如恶性肿瘤晚期也可能出现呃逆不止的症状，大家应谨慎处理，合理就医。

胸闷

现在年轻人总喜欢说"郁闷"这个词，来形容一个人很不开心，压抑烦恼。与"郁闷"只差一个字的"胸闷"则是中老年人中很流行的一个词。真正有胸闷症状的患者肯定比较郁闷，因为他们会主观感觉到呼吸费力或气不够用，轻的一会儿就好，重的会感觉很难受，似乎被一块大石头压住胸腔。那种透不过气来、严重缺氧的感觉会让人产生濒死的感觉。所以，胸闷的出现其实预示着一些功能性或器质性疾病的存在，千万不可小觑。

功能性的胸闷，像在门窗密闭、空气不流通的房间内逗留的时间比较长，或遇到某些不愉快的事情，与别人发生口角、争执，或处于气压偏低的日子中，往往会产生胸闷、疲劳的感觉。经过短时间的休息、开窗通风或到室外呼吸新鲜空气、放松心情、调节情绪，很快就能恢复正常。只要没有器质性的问题，就不必太紧张，也不必治疗。我们需要注意的是器质性的胸闷，这是由于体内某些器官产生疾病而引起的。如呼吸道出现异常，像支气管肿瘤、气管狭窄、甲状腺肿大等；第二种就是肺部出现问题，如肺气肿、支气管炎、哮喘等；第三种则是心脏方面的疾病，如冠心病、心肌炎等；再有就是膈肌的病变，如膈肌发生了麻痹或是痉挛。

病理性的胸闷可以突然发生，像急性的外伤性气胸、急性哮喘、心脏病突然发作等；也可以缓慢发生，随着病程的延长，症状逐渐加重。儿童发生胸闷多数是提示患有先天性心脏病或纵隔肿瘤；青年人发生胸闷多数提示患有自发性气胸、纵隔肿瘤、风湿性心脏瓣膜病；老年人发生胸闷多数提示患有肺气肿、冠心病等。所以不同年龄的人，胸闷的原因不一样，治疗也就不一样。

当然，临床上还有一类病人，他们有胸闷的症状，但是去心内科、胸外科检查，都没有发现什么问题，既没有心脏的问题，也没有肺部的问题，

275

但是症状是客观存在的。这样西医治疗起来，就没有什么针对性。假如已经排除了这些心肺的问题，很可能就是我们手少阴经筋出问题了。因为《黄帝内经》中讲，手少阴经筋"结于胸中"，如果出了问题，自然会引起胸部的气血经脉不畅而导致胸闷。那手少阴经筋为什么会出问题呢？不外乎是外伤、劳损，以及受寒。

另外，有的胸闷病人还有背部疼痛不适的感觉。因为胸部与背部是密切联系的。背部的经筋如果出了问题，很自然就会引起背部、胸部的不适，往往在胸部表现得更明显。或者因为胸部气血不畅，也会影响到背部，在相应的部位可以出现筋的挛缩病变。所以我们还可以从背部的经筋入手，来缓解胸部的症状。

一般我们主要在胸部膻中穴附近以及背部寻找紧张的筋，包括足太阳经筋，还有前面整个胸部两侧沿着肋骨肋间找这个经筋，把经筋找到以后，可以自己轻柔地按摩，逐渐力量可以加大，把僵硬的筋结都给它揉散，治疗起来并不是很难。

假如有情绪上的问题，可以加揉太冲穴。另外，站养生桩可以有效缓解胸闷，两手与肩齐平，适当把胸部打开，每天坚持 10～30 分钟，效果最佳。

几年前，带教一位北京大学医学院的韩国留学生，一个很阳光的女孩儿。她胸闷一年多，找老师看病，查什么都正常，老师说她没毛病，是心理问题。她很郁闷，问我能不能治疗，我说可以。针刺颈背部筋结并整脊，马上感到浑身轻松，治疗一次，至今没在出现胸闷。她母亲也有类似问题，找我治疗一次，症状完全消失。

心悸

某天晚上，有位朋友打电话过来，说他的母亲总是感觉有些心慌，前阵子她刚做了个小手术，这天晚上出去散步后可能是累了，回家后就心慌得特别厉害，越心慌就越紧张焦虑。后来他赶紧送母亲去看急诊，心电图、超声心动图等检查一切都正常，现在又回到家里，依旧是很心慌，无法入睡。他急切地问我应该怎么办。

心慌一般是我们平时俗话讲的，医学名词叫做"心悸"，是指患者自觉心中悸动，不能自主的一类症状。发病时，患者自觉心跳快而强，并伴有心前区不适感，属于中医里面"惊悸"和"怔忡"的范畴。心慌只是一种症状表现，它可以发生在很多种疾病中，大多数时候会与失眠、健忘、眩晕、耳鸣等同时存在。心慌时，往往病人会感到胸中好像有一只小兔子乱蹦乱跳，有人甚至形容心脏都要跳到嗓子眼了。

心悸的病因多种多样，生理性的心悸是由于剧烈运动，大量烟酒的刺激，某些药物如阿托品、氨茶碱、肾上腺素的使用等。病理性的心悸，有的是因为心脏器质性病变，有的是由于功能性的因素，常见的引起心悸的病因有心律失常，包括早搏、心动过速、心动过缓，还有各种器质性心脏病，如高血压性心脏病、风湿性心脏病、原发性心肌病及某些先天性心脏病等，以及心脏神经官能症等。

在日常诊治中，我常常遇到一些患者，说自己胸闷、心慌，有的人就认为自己是患了心脏病，所以忧心忡忡地来院就诊。但大多数病人做了X线片、心电图及超声心电图等检查，发现一切都是正常的。这在大多数情况下并非是器质性心脏病，而是一种功能性失调的心脏神经官能症。像这位朋友的母亲平时就比较虚弱，这次心悸发作，完全是因为做完手术，正气损伤得厉害，心气不足所导致的心脏神经官能症。一般来说，心悸用针灸和手法按摩治疗都有不错的疗效，尤其是这种功能性的心悸。于是我让他赶紧给自己的母亲沿着手臂手少阴经筋与手厥阴经筋的循行路线寻找筋结，如果有条索状的筋结，就马上用轻柔的手法将它们揉散开。重点部位在内关、劳宫、外关、郄门、神门等穴位的附近，大概每个部位 3～5 分钟。如果家里有现成的艾条，也可以对以上部位进行艾灸，这样温补气血，安神宁志的作用会更好。

过了不久，这位朋友又打电话来说，他给母亲按揉时，母亲感觉十分疼痛，但按揉15分钟过后，心慌好了很多，人也放松了一些，没有那么紧张了，慢慢地还有了困意，现在已经休息了。

我又嘱咐他第二天继续按揉筋结，这样可以帮助促进经筋松解，经脉通畅，促进心脏的功能恢复正常。以后家里还要备一些艾条，多多艾灸气海、关元、内关、足三里等强身壮体、补气养血的穴位。后来这位朋友告诉我，说他的母亲经过几次治疗后，心悸的症状逐渐消失了。

对于心慌的人，除了手少阴经筋与手厥阴经筋外，还要在后背脊柱两侧寻找疼痛点与筋结，因为根据我的临床经验，很多心悸的病人在后背心俞穴、膈俞穴附近都会有敏感的筋结，平时还会疼痛、后背发紧。通过按揉或是针灸，让筋结松解开，人就会感觉很舒服。

如果心悸的病人还兼有容易疲劳，精神较差，睡眠不好等状况的话，就说明他心脾较差，这时还应该用艾条对强壮穴位施以灸法，如心俞、关元、气海、足三里、脾俞等穴。"久病必瘀"，长期患有心悸的病人，心脉必定有瘀滞，所以还必须在神门穴上加以按揉，并时常疏理手少阴和手厥阴经筋。

这是经筋班学员 2015 年 3 月 14 日发来的私信：

胥老师：欠了半年多的作业，私信发您了哈，请查看一下。内人是浙江绍兴人，38 岁，年前因家务活右手背磕碰瘀青，隔天手背瘀青消失，中指根处有一突起，不触碰的情况下没有异常感觉，但擀面条这些动作，会有触痛。本来想着有时间去照一下 X 光，做个小手术什么的。平时有胸闷，气促，时不时感觉心跳非常快，做过 B 超，24 小时动态心电图，没能找出不舒服的原因。去年 7 月底来北京旅游，正好有机会找胥老师针灸，针灸完后在回宾馆的出租车上，内人说来京高铁上还感觉精神状态不怎么好、胸闷，经老师一扎针，心胸立马疏解，一摸手上的突起，没了，她也觉得很神奇。这才有了后面几天连着找老师扎针的情况，第二天和老师说手掌突起的事，老师也说没想到，到结束时老师说手掌突起正好是心包经的经筋，大悟。回家半年多来，不太听到她说胸闷的情况了，有机会再找老师扎扎针，站桩锻炼她没能坚持。感谢老师！

在日常生活中，心悸的病人还应该保持乐观的精神和稳定的情绪，一定要少生气，这样可以避免惊恐刺激及忧思恼怒等不良情绪对自己的伤害。生活作息也一定要有规律，吃饭时尽量吃一些营养丰富而且容易消化吸收的食物，烟酒和浓茶一定要戒掉。另外，还要避免剧烈的活动，以不感觉劳累、不加重症状为度。衷心希望大家都像我那位朋友的母亲一样，早日摆脱心悸的困扰！

冠心病

常常在影视剧中看到有些老年人，发生了某些事后生气或是愤怒时突然手捂住胸口，面部表情十分痛苦，被众人送去急诊抢救的情景，这多半

筋柔百病消

是冠心病发作了。

　　冠心病是冠状动脉粥样硬化性心脏病的简称，是指因心脏的冠状动脉狭窄、供血不足而引起的心肌功能障碍及器质性病变，故又称缺血性心脏病。随着社会老龄化加剧，老年人口越来越多，冠心病日益成为中老年人最常见的心血管疾病之一。它主要表现为胸前区发生一种压榨性的疼痛，并可迁延至颈部、手臂、后背及胃部等，急性发作时还可能伴有眩晕、气促、出汗、寒战、手脚发冷、恶心、血压下降，甚至休克昏厥。严重的可能因为心力衰竭而死亡。所以很多中老年人对冠心病都是谈之色变。

　　其实现在年轻的朋友也有罹患冠心病的趋势，现代人饮食肥腻，精神压力又大，所以高血脂、高血压或从事紧张的脑力工作者，极易得此病。有时在网络上看到新闻说某公司老总因为急性心梗导致猝死，令人扼腕叹息，就是因为心脏疾病长期不重视，身体难受了也不当回事儿，所以一旦发作了就不可收拾，生命没有回头旅程。其实，冠心病有时在体表也是可以找到一些预警乃至信息的，比如耳部出现的耳垂折痕，也称为 Frank 征（如下图）。Frank 征所见的耳垂折痕自耳珠呈 45°角向后方延伸，横跨耳叶和耳廓边缘叶，和其他心血管危险因素相关，在冠状动脉疾病的诊断方面，敏感性为 48%，特异性可达 88%。

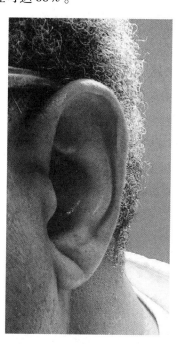

frank 征

279

中医认为，冠心病多属于"胸痹""心悸"等疾病，一般是正气虚弱、脏腑功能低下、气滞血瘀、经脉不通引起的。从筋的角度来看，多与手少阴经筋、手厥阴经筋有密切的关系。不管是经筋因为受寒、外伤、阳气不足等各种原因发生痉挛，还是心脏功能低下，经脉不通，在临床上都不难发现这类病人的手少阴经筋与手厥阴经筋的循行路线上有大量条索状或是片状的筋结。

此外，在20世纪70年代，国内外一些学者还注意到其中有些冠心病患者在颈部活动不当的时候，就是当颈部处在超过正常的姿势时，包括转头、仰头，或是胸椎运动时会出现心悸、心动过速、胸前区疼痛等表现，同时还伴有肢体感觉上的一些障碍、头晕、恶心、颈部活动受限等，这种类型的冠心病患者用心电图检查，心电图的改变不是很明显，或者轻度的ST段的改变还有心律失常，用常规的药物治疗效果不是很理想，如果从颈部及脊柱两侧后背的经筋入手来治疗的话，效果要比药物好得多，甚至可以把很多症状全部解除，达到临床上的治愈。其实不管是哪种冠心病，我们都可以从筋的角度来调理，简单又有效。

当我们沿着这两条筋的走向寻找到僵硬痉挛的筋结时，用中等大小的力度将之揉散开，以产生酸胀的感觉为宜。重点是在郄门、内关、小海、劳宫等穴位的附近寻找筋结，进行按揉。另外还要在颈部、前胸部和脊柱两侧寻找疼痛点，重点是膻中、神封、心俞、渊腋、膈俞等穴位的附近，仔细寻找筋结，并进行按揉。大多数冠心病患者这些穴位都有十分敏感的压痛感，可先用比较轻的力量进行按揉，逐渐适应后再加大力量，通过将筋结放松，来疏通心脉，对恢复心脏正常功能，防止心绞痛或心肌梗死的发作，有极大的辅助治疗作用。

针对那些阳气虚弱，正气不足的人，灸疗是具有很好保健治疗效果的一种调理方式。可以每天坚持针对心俞、神阙穴进行悬灸10分钟，便能温筋通脉，调节心脏功能。

医学家按照时间生物学的研究方法，发现冠心病发作的可能性是从傍晚6点钟开始增加的，晚上9点到11点是该病的高发时段。所以，在这段时间内，大家一定要加倍注意。晚上最好不要吃得过饱或吃不好消化的食物。最后，我想告诉大家的是，养生先养心，在生活中我们要做到静心、定心、宽心和善心，不为世间的名利所扰，不为金钱、地位勾心斗角，如此我们的心才能安宁，寿命自然长！

乳房疾病

乳腺增生是女性最常见的乳房疾病，在乳房疾病中发病率占首位。据调查约有 70%～80% 的女性都有不同程度的乳腺增生，尤其是 25～45 岁的中青年女性。近些年来又有发病率逐年上升，低龄化的趋势。有时候听别人开玩笑，说这个病常见得已经不算是病了。

中医则认为，乳房疾病是由于长期心情郁闷或烦躁伤了肝脏，肝气过盛，或者思虑伤脾所致，古代称之为"乳癖"。正常情况下，每一位进入青春期的女性乳房腺泡、腺管和纤维组织，在一个月经周期里，都要经历增生和复原的组织改变过程。所以，每一位女性在每一次月经前，都有可能出现一侧或两侧乳房或轻或重的胀痛，月经过后胀痛又自然消失的正常生理现象。但如果在某些因素的作用下，如工作过于紧张、情绪过于激动、高龄未婚、产后不哺乳及患某些慢性疾病等，就有可能导致乳房本来应该复原的乳腺增生组织得不到复原或复原不全，久而久之，便形成乳腺增生。

乳腺增生的主要症状是乳房疼痛、乳房肿块、乳头溢液、月经失调及情志不畅等。

乳房周期性疼痛，起初是游走性的胀痛，比较轻微，乳房外上侧及中上部触痛较为明显，每月例假前疼痛会逐渐加剧，行经后疼痛减退或消失。严重的经前经后均呈持续性的疼痛。有时疼痛向腋部、肩背部、上肢等处放射。

乳房肿块：肿块可发于单侧或双侧乳房内，单个或多个，好发于乳房外上象限，亦可见于其他象限，肿块形状有片块状、结节状、条索状、颗粒状等，其中以片块状为多见，肿块边界不明显，质地中等或稍硬韧，活动好，与周围组织无粘连，常有触痛，肿块大小不一，小者如粟粒般大，大者可逾 3～4cm，乳房肿块也有随月经周期而变化的特点，月经前肿块增大变硬，月经来潮后肿块缩小变软。

乳头溢液：少数患者可出现乳头溢液，为自发溢液，草黄色或棕色浆液性溢液。

月经失调：本病患者可兼见月经前后不定期，量少或色淡，可伴痛经。

情志改变：患者常感觉情志不畅或心烦易怒，每遇生气，精神紧张或劳累后加重。

乳腺增生有个很特殊的表现，就是在患侧的肩贞和臑俞穴这个范围内有纵行的条索状筋结，一般大约有大拇指粗。只要将这条筋结用毫针沿着筋结的长轴缓缓刺入，筋结很容易松解开。临床上这种病例很多，许多患者是在治疗其他疾患时顺便治疗此病。自己在家保健的话可请家人用力按揉开，当筋结松开以后，乳腺增生的症状就会明显缓解或消失。这是笔者好友李江舟医师的经验，我在微博公开后大家感到非常实用。李大夫一般用长圆针或针刀松解此处筋结，效果更好。

乳腺增生是女性常见的乳腺疾病，主要表现为乳房肿块及乳房疼痛。乳房肿块是诊断的重要依据，一般为多发肿块，好发于乳房的外上方，大小不等，质地坚硬，肿块表面常不光滑，触之有颗粒感，与皮肤不相连。一些乳腺增生会逐渐演化成肿瘤，所以出现乳房肿块后，要确定是否是乳腺增生，最好进行超声检查，以确定肿块的性质。多数患者有乳房疼痛的症状，常为单侧或双侧乳房胀痛或触痛，疼痛在月经前期发生或加重，行经后减轻或消失，具有周期性。因为乳腺增生的常见性、周期性，很多女性"沦陷"之后，有可能过于关注或者过于忽视，这些反应都比较极端，其实都是不对的。俗话说兵来将挡，水来土掩，找到合适的方式解决问题才是积极的态度。

下面看一则病例（学生李亚勤记录）：赵女士，28岁，天津人，双侧乳腺增生，其诱因为去年8月份生产后出现的乳腺炎，并因此做过小手术，至今仍然疼痛难忍。另外，因为经常久抱孩子，导致双上臂内侧疼痛，深呼吸前胸部亦稍痛，并时有胸闷、气短的症状。中医人多有常识，"肩贞"对于乳腺增生十分重要，然而意欲做到立竿见影，肩贞穴如何刺才是关键。老师针刺肩贞穴，不拘泥于一点，亦不拘泥于直刺。在肩贞和臑俞穴这个范围，用1.5或者3寸毫针斜刺经筋，疏通经络，少则两三针，多则四五针，因人而异，没有定数。赵女士经过三次针刺治疗即感受到乳腺增生明显减轻，这应该归功于老师的手法和临床刺激量。很多时候，我们初学一些东西，并没有感受到它的益处，便草率结论其理论之"伪"，老师经常提醒我们的是"言不可治者，未得其术"。对于"深呼吸前胸疼痛"的症状，老师用3寸毫针快速针刺其双侧肩胛内侧经筋，针毕起身，令其深呼吸，赵女士已言不痛。防治乳腺增生，不外乎调整好自己的生活节律，保持心情的舒畅，抽时间站站桩，修身修心。

筋柔百病消

乳腺增生需要和乳腺癌区分开，具体的鉴别方法大家应该了解。后者的乳房会出现单发的、无痛性并不断生长的小肿块。因为多数没有什么自觉症状，所以肿块常是病人在无意中发现的。少数病人有不同程度的触痛、刺痛或乳头溢液。肿块的生长速度较快，侵及周围组织后会引起乳房外形的改变，出现一系列体征，如肿瘤表面皮肤凹陷，邻近乳头的癌肿将乳头牵向癌肿方向，乳头内陷等，严重的甚至出现"橘皮样"改变，这些都是乳腺癌的重要体征。

还有一种乳痛病，是经常有人发现自己双侧乳房疼痛，却到处也查不出原因来。最近这些年研究逐渐发现，实际上，它并不是乳房的问题，而是西医所讲的胸大肌的问题，也就是中医讲的筋的问题。因为乳房在胸部，所以感觉好像是乳房疼痛，过去因为搞不清楚原因，所以治疗起来也没有太强的针对性，这是典型的筋出了问题。比如长期伏案工作，还有睡比较高的枕头等，多数人会出现一些颈肩部问题，但个别人就表现为乳房疼痛。

乳房疾病大家往往习惯用药物治疗，通过疏肝解郁、活血理气来达到比较好的治疗效果，但是大家往往忽略了经筋的问题。中医认为，足厥阴经筋和足阳明经筋的循行路线经过乳房，所以乳房疾病与它们两者的关系十分密切，尤其是足厥阴经筋，如果长期情绪不佳，肝气郁结不得疏泄，就容易导致乳房部位的经筋痉挛紧张不舒，气血经脉运行不畅，久而久之，必然会产生疼痛及凝滞。临床上从筋来入手，按揉乳房，就会获得很好的治疗和保健效果。当然，这不包括乳腺癌等恶性疾患。

我们可以用一只手轻轻按摩乳房，顺时针50下，逆时针50下，重点部位是胸部的膻中穴和乳房下面的乳根穴等处，力气不要太大。如此可以有效缓解症状，促进筋结散开，经脉畅通。我们还可以在后颈背部，尤其是在乳房相对的两侧肩胛骨中间，以及肝俞穴、胃俞穴、肾俞穴附近寻找筋结，并循着足厥阴经筋以及足阳明经筋寻找粗大或条索状的筋结，重点是太冲、解溪、足三里、三阴交等穴位附近，将紧张拘挛的筋结轻轻地拨散开。必要的话可以到按摩科、针灸科采用手法按摩和针灸治疗。

高血压和低血压

高血压病可以说是一个大众病，现在俗称的"三高"（高血压、高血脂、高血糖）之首就是它。高血压病以动脉血压升高为特征，可能伴有心脏、血管、大脑和肾脏等器官的病理性异常，对人类健康危害极大，是一种比较难治疗的疾病，患者需要终生服药。有数据表明，位居我国居民死亡率前三名的疾病分别是心脏病、恶性肿瘤、脑血管病，总死亡危险因素的第一位是高血压。由此可见，正确地认识、预防和治疗高血压病是非常迫切的。

高血压不一定都有症状，病情的轻重与临床症状没有比例关系，不能以症状的轻重来估计血压，因此要经常测量血压，及时就医治疗，以免发生心脑血管意外。2010 年《中国高血压防治指南》推荐的高血压定义为：在未使用降压药物的情况下，非同日 3 次测量血压，收缩压 ≥140mmHg 和/或舒张压 ≥90mmHg。收缩压 120 ~ 139mmHg 和/或舒张压 80 ~ 89mmHg 称为临界高血压，2014 年的修订版依然沿用了该定义。患者测定血压升高时要排除其他干扰因素，安静休息后，复测仍重度升高，可初步诊断为高血压，必要时需要监测 4 周到 3 个月才能确诊。

高血压分为原发性高血压和继发性高血压。原发性高血压指原因不明的高血压，病因涉及多种因素，如遗传因素和环境因素，包括钠盐的过多摄入、肥胖、肾素-血管紧张素-醛固酮系统（RAS）激活、交感神经系统激活及大动脉血管弹性改变等。而继发性高血压多为其他疾病所致，病因多为慢性肾脏病、肾动脉狭窄、醛固酮过多分泌、嗜铬细胞瘤及睡眠呼吸暂停等。对于原发性高血压，需要药物治疗或非药物治疗；而继发性高血性，病因治疗更为重要。

早期无症状或症状轻微，不易被发现，很容易漏诊。高血压病患者中，早期多无症状，仅在体检或因其他疾病就医时才偶然发现血压增高。也有相当一部分人仅表现为轻微的头痛、头胀、头晕或颈部发胀，虽然有时可出现心烦、失眠、注意力不集中、记忆力减退等神经系统症状，但多无特征性改变，如门诊医生稍不注意，极易漏诊。因此，建议中老年人应定期测血压。高血压如不能很好控制，可损害心、脑、肾等脏器。心脏早期表现可有心室肥厚，晚期可出现心脏扩张、心力衰竭。肾脏早期损伤可有蛋白尿、少量红细胞或管型，晚期进一步发展为氮质血症及尿毒症，出现贫血、浮肿、酸中毒等一系列肾衰竭表现。高血压最常见的神经系统并发症是脑血管意外，即脑梗死或脑出血。所以在高血压的初期就要开始用药控制，但是药物的副作用也是明显的，这就需要我们积极地预防和寻找有效的治疗方法。

但很多情况会出现血压升高，如运动、紧张等，这个时候虽然血压升高，甚至远远超过了高血压的标准，也不能下高血压的诊断。只有长期监测下的血压高的患者才能下高血压的诊断。同样，高血压患者经过服药把血压控制在正常以内，但是他依然是高血压病人。所以说，高血压和血压高这两个概念，不能混谈的。高血压是诊断结果，是疾病名称，而血压高是症状。

中医自古以来并没有"高血压"这样的概念，古时都是按照症状将它列入"头痛""眩晕"等范畴，这些症状多是由于人体阴阳失调、阳气虚损所致。用中药调理可以从根本上改变人的体质，因此有些人比较有效，血压可以控制得很好，但还有一部分人的效果不太明显。我在临床上接触到不少这样的病人，在治疗过程中慢慢发现这些吃降压药疗效不好的高血压病人，部分是由于颈部的筋出现异常造成的。

经筋的异常也会导致血压高吗？也许很多人都是第一次听说吧。其实仔细想想，也是不难理解的。大家都知道，我们的颈部是很重要的部位，联系着身体与大脑的正常血液供应和新陈代谢，我们的足三阳经筋、手三阳经筋都通过颈部与头部相互联系。如果颈部的筋由于姿势不良或是受风寒、受外伤等原因的影响而发生了僵硬痉挛，就会导致颈部的经络气血不畅，大脑供血不足，若这种刺激持续，还会继发性地影响到全身的小动脉痉挛，使血压持续升高。这时人就会有头昏眼花，颈部僵痛，肩背部沉重不适的感觉。

这种高血压与颈椎病虽然在病因上有相似的地方，都是颈部的筋出现了问题，而且在临床上也有高血压、颈椎病兼有的病人，但它们不能混淆了。患有高血压的人不一定会有颈椎病，反之，有颈椎病的人也并不一定就有高血压。在控制血压的问题上，病人要积极地与医生配合、沟通，尽量让大夫了解自己的病史，这样才有利于医生正确诊断病人的病因和治疗。

大概在十几年前，我一个朋友的父亲患了高血压，因为吃药的疗效总是不稳定，所以过来找我看看。我仔细询问了一下病史，原来这位老人在高血压出现之前曾发生过一次车祸，颈部受了伤，当时伤得并不是很厉害，后来也就没有太当回事。慢慢地，这些年来逐渐发现血压增高了，并且出现了头昏、脖子僵硬不适的现象，但他并没有把这两件事情联系起来。我检查了他颈部的筋，发现了不少粗大条索状的筋结，于是就从治疗颈部的筋入手，给他治疗了一段时间。后来他的血压虽然没有完全恢复到正常，但是平时服用的降压药由两片减到一片，血压就可以维持在正常的水平，头昏沉、脖子僵硬的症状也明显好转。现在高血压病越来越年轻化，好多二三十岁的朋友也得高血压，并不是因为他们已经元气虚弱，血管硬化，而是与长期不活动，又爱吹空调，颈部的筋发生了痉挛有关系。这个问题拖得越久，对身体的危害越大，最后会出现严重而不可逆的心脑肾损害。所以年轻的朋友如果及时发现，就尽早治疗，它是很容易治好的。

我有一个朋友也是搞中医的，血压高大概有两三年了。有一次他问我用针灸能不能治疗，我说可以试一下。他年龄并不大，主要是因为工作比较紧张，长期伏案工作，压力也大。我一检查就发现他颈部的肌肉痉挛，压痛明显，转头不灵活，可以摸到好几条粗大的筋结，但颈椎基本上是没有问题的。当时我在他的颈部扎了扎针，并教他做按揉手法，让他平时多揉按放松紧张的筋结。治疗完了，我跟他说，很可能血压会低，低的话就要调整降压药，他当时听了没太当回事，结果过了几天告诉我，说因为降压药没有减量，血压比正常还低了。我说你赶紧找心内科的大夫把降压药调一调，后来他把药减了一半，虽然没有完全好，但是从筋的角度去治疗，既安全简单，又效果出众，也是一件很有意义的事情。临床上类似的例子很多，这是跟诊的孙宁医师记录的病案：

2015 年 9 月 12 日在御源堂诊所跟随胥老师出诊。下午 2 时余来了一位 50 岁女性肩周炎患者，是北京某三甲医院药剂科的执业药师，由其闺密陪同进入诊室，还未等胥老师和患者说话，患者的那位闺密先开口了："胥老师您好，您还记得我吗？""记得，记得！"胥老师微笑地应着。患者的那位朋友继续说道："我是四年前因为高血压找您看的病，那个时候还曾经因为剧烈头痛去过急诊，急诊一测血压 180/120mmHg，口服降压药才降到 120/80mmHg。之后血压控制得非常不稳定，后来还是通过看养生堂的节目才找到您的，您大概给我扎了六七次，血压就正常了，一直到现在还很正常，太谢谢您了！这不，我把她也拉来找您看病了。"说着指了指着前来就诊的患者。胥老师微笑地应着，随后也给那位患者肩周炎做了细致的诊治，治疗两分钟后患者左侧上肢可以抬起，称谢而去。随后胥老师给我们讲道："刚才那位患高血压的女同志，她患的是颈源性高血压，她患病时血压升高且伴有颈部僵硬疼痛不适，口服降压药血压控制并不理想，我把她颈部的筋结都给用针扎松了，再做手法整脊复位，脖子软了、不疼了，血压也随之降到了正常水平。胥老师讲完，我们才恍然大悟，原来是这么回事！跟诊结束后，我查了查颈源性颈椎病的相关资料，原来颈源性高血压是因为颈椎病的相关病理改变如筋结、小关节错位等影响到了椎动脉、交感神经，导致了血压升高，胥老师通过快针松解颈部筋结，手法整脊治疗纠正小关节错位，解除了对椎动脉和交感神经的刺激，血压自然而然就恢复正常了。

这是 2015 年 3 月一位学员的来信：

胥老师，前天带爸妈去找您针灸，他们回来感觉非常好，爸爸这两天都没用吃降压药，头也没晕。妈妈说多年来第一次感觉头部这么轻松，当天晚上一觉睡到天亮，好久都没睡得这么香了，脖子、肩膀也没那么僵硬了，还夸您看着慈眉善目的。我跟他们说"胥老师是修行人，给你们扎那一针看似简单，但那是几十年的功夫在里面，"可惜的是，爸妈只在北京呆了三天，如果能连续针灸一段时间我想效果会更好的，他们说以后只要来北京就要再去找您针灸。

所以说，梳理颈部的筋对高血压的朋友来说是比较重要的。尤其是那些吃了药也不能有效控制血压的朋友，如果平时能注重自我保健的话，是会有非常明显的效果的。大家可以重点在颈肩部甚至腰背部寻找僵硬的筋结进行自我按揉。重点是颈部的风池穴、大椎穴、翳风穴和腰背部的肩井穴、至阳穴、命门穴、肝俞穴等部位附近。

类似的例子很多，这是弟子刘璐记载的病例：刘某，男，51 岁，因高血压数年，并伴有颈椎病，颈枕部僵紧不适到诊所就诊，胥老师查体后予以毫针快针针刺双侧风池、天柱穴及颈项部及枕下筋结处，并手法牵拉复位，每周治疗一次，经三次治疗后血压便恢复正常，停服降压药。四年后随访，血压一直正常。高某，女性，68 岁，高血压四年余，血压最高时曾达 200/140mmHg，平时服降压药海捷亚，血压基本平稳，控制在 140/80mmHg 左右。平素肠胃不适，胃脘部隆起，家人诉患者夜间打鼾严重。针刺治疗以松解颈项部、腹部筋结为主，每周针刺一次，经过近半年三十余次的治疗，停服降压药后血压一直平稳，胃脘部变平坦，打鼾症状也消失了。半年后随访血压正常，其余症状均未复发。

另外，这类高血压病的朋友大多数工作压力较大，精神处于高度紧张的状态，所以还应该沿着足厥阴经筋的循行路线寻找紧张的筋结，尤其是太冲穴附近，可以疏肝降压，对调节血压有很好的帮助。

我常常提倡的站桩功也非常适合患有高血压病的朋友锻炼。因为这种偏于静养的运动方式对体力的消耗不大，体位变化不多，没有过分低头、弯腰等大体位运动。站桩功既可以矫正脊柱，放松脊柱和颈部两侧的筋，还可以很好地控制血压，减少降压药的用量，还有利于改善心血管功能及血脂代谢，防治血管硬化，减少脑、心、肾并发症，从而降低脑中风的发生率。

健康绝不仅是身体上的健康，还应该拥有心理上的健康。高血压患者平时容易紧张焦虑、易怒烦躁，这些都是使血压升高的诱因，所以还应从心理上进行调节。通过站桩，不仅可以使得身体放松，机体得到调节，同时精神也容易放松，情绪不太容易激动，一旦遇到事情会冷静、沉着得多。

除了高血压以外，有些人血压会偏低，一般认为与遗传和体质瘦弱有关，多见于 20～50 岁的妇女和老年人，轻者可无任何症状，重者出现精神疲惫、头晕、头痛，甚至昏厥。夏季气温较高时更明显。这类患者血管舒缩的调节功能差，多缺乏体育锻炼。防治体质虚弱性低血压要忌偏食，饮食要荤素搭配，应摄取含蛋白质、铁、叶酸和维生素 B_{12} 多的食物。平时加强适度运动，最好多站桩，有条件的话可以针灸治疗。这是弟子郑景文随诊时记载的一个病案：

患者王某，男性，57 岁，来自内蒙古赤峰。患者主要因过敏性鼻炎来就诊，有湿疹，怕冷厉害；近来心前区不舒服，胸部有刺痛感，去医院检查心电图，结果正常。血压长年偏低，平时测血压在 90/47mmHg 上下，其爱人诉平时蹲着突然站起来，会说眼前发黑，人就突然晕倒，经常要赶快扶着，又爱经常蹲着，一起来就头晕，非常苦恼，去医院看病，也没什么好办法。开始来胥老师处治疗，原本是想治疗过敏性鼻炎，老师为其治疗过敏性鼻炎，并全身整体治疗。两周后复诊：患者鼻炎因为天气未有明显变化，暂时感觉不出来效果。但患者开心地告诉老师："胥大夫，你知道吗？这周量血压，都在 110/60mmHg 左右，连续几次都是，胸部刺痛感扎完一周就没了"，老师也很高兴，和我们说，其实没有专门用治疗低血压的针灸方法，把患者全身的经筋调理好，很多病都会得到明显改善。在跟老师出诊时，可以发现很多人高血压是因为颈项部经筋太紧，脑部缺血缺氧，心脏加强做功，把血往上运，时间长了血压容易高，因此有一类高血压可以叫做"颈性高血压"，针刺治疗效果非常好，往往血压能得到控制。但临床上低血压往往没有特别好的方法，而老师通过调理颈项部及全身的经筋，"让筋松下来"，很多病反而就得到明显改善或者好了。经筋好比经脉的外围管道，只有管道得到改善了，才会经脉畅通，气血流利，高效省力。

第七章

腹部疾病的经筋调理方法

胃下垂

早先，我在门诊上班时，有个学生过来找我，说她母亲经常感觉到胃很难受，吃饭不多，吃完饭后胃难受得厉害，胃部有胀满下坠的感觉，用手按压，隐隐疼痛，吃完饭不喜活动，只有平躺着才舒服。另外，她还说，她母亲不喜欢喝水，即使强迫自己喝水也喝不了多少，每天大便稀得不成形。她母亲曾经去医院检查，医生说是胃下垂，也服用过一些西药，时有效果，但停药后又复发，很是痛苦。

胃就像一个大口袋，挂在我们的腹腔里。它的具体位置取决于我们的体形姿势和它与小肠的充盈程度，同时也与腹壁的张力有一定关系。一般胃的正常位置在左季肋区，小部分在上腹部，胃的上端贲门是一个相对的固定点，位于咱们人体中线的偏左侧，大概在第十或第十一胸椎的水平，胃的下端是幽门，跟十二指肠相连接，幽门的位置一般相当于第一腰椎下缘的右侧。简单点说，胃下垂就是胃的位置下降了，使得十二指肠球部向左偏移。

轻度胃下垂的人一般没有什么症状，下垂明显的人会出现腹胀腹痛、恶心呕吐、便秘腹泻、疲乏无力、血压偏低等症状，甚至产生神经系统的疾病，如神经衰弱、头昏忧郁等。临床检查时，经常能听到病人腹中有流水的声音。通常来说，胃下垂在身体较瘦弱或是生育过多的女性中高发。这位学生的母亲体型偏瘦长，加上长期劳累，气血偏虚，所以容易得这个病。胃部不适，会影响脾胃腐熟运化水谷精微的功能，久而久之，全身气血供应不足，营养不良，必然导致恶性循环。

乍听上去，胃下垂肯定是与我们的胃有关，但从中医的角度来讲，本病与脾的功能失常更为密切。因为脾主升清，脾气将运化的水谷精微向上传输，营养全身，才能维持全身内脏位置的相对稳定。

从经筋的角度来看，胃下垂与我们的足太阴经筋、足阳明经筋关系密切。如果足太阴经筋、足阳明经筋由于受寒、劳损等原因而出现了痉挛紧缩，脾经和胃经的气血运行就会受到阻碍，脾主升清、胃主降浊的功能出现异常，就会出现头晕、腹胀、泄泻、内脏下垂等症状。

临床上辨证准确后，通过揉筋、艾灸及药物的调理治疗，挛缩的经筋

筋柔百病消

和经脉的气血运行就能恢复正常。

胃下垂的治疗主要是在足太阴经筋和足阳明经筋的循行路线上寻找僵紧的筋结，摸到很硬的条索状和片状的筋结后，用按揉的方法把它揉散，力量中等，以酸胀为宜。重点是阴陵泉、地机、三阴交、足三里、上巨虚等穴位周围。

此外，我们还要在胃部和脊柱两侧寻找疼痛点进行按揉，重点是天枢、建里、鸠尾、脾俞和胃俞等穴位附近，每个穴位3分钟。将穴位附近的筋结揉散开，就自然能够促进胃部经脉气血通畅，缓解疾病症状。

灸法对胃下垂也有很好的疗效，一般可取"百会、上脘、中脘、气海、足三里"和"百会、上脘、中脘、关元、脾俞、胃俞、足三里"两组穴位交替施灸，可以直接用艾条温灸，也可以在穴位上放生姜进行隔姜灸，每天坚持40分钟以上，如此经筋能够得以温养，标本同治，明显减少复发。

站桩也可以有效帮助脾胃恢复正常的消化吸收功能，体质偏虚弱的朋友可以将站桩的时间减少，每天5分钟或是10分钟，躺着或是坐着都没有问题。通过抻筋拔骨，把全身挛缩的筋放松，疏通经脉气血，也能起到标本同治的效果。

胃下垂患者的脾胃功能大多不太好，所以平时一定要注意少吃多餐，多吃清淡、细软、容易消化的食物，少吃辛辣、生冷的东西，这样才能减少胃的负担和刺激；吃饭时一定要细嚼慢咽；餐后不宜马上活动，因为那样会导致食物的重力加重胃下垂的程度。

我把这些方法都告诉了学生，让她回去帮助她母亲每天坚持按揉、艾灸、站桩。希望这位辛苦了大半辈子的母亲能够早日康复！

胃十二指肠溃疡

绝大多数的人都有不同程度的慢性胃肠病变，如慢性胃炎、胃溃疡、十二指肠溃疡、慢性肠炎等。但是很多人都对它们不以为然，认为这是小病无所谓，有时疼起来随便买几片胃药糊弄过去就行了，直到很严重时，自己实在受不了，才到医院诊治。这样做当然是很不对的，因为从中医的角度看，脾胃为我们生命的"后天之本""水谷之海"，饮食都要经过脾胃的消化、吸收才能转变成人体所需要的精微物质。脾胃功能正常，身体各器官的生理功能才能得到保证，如果长期忽略它、损害它，就会给身体带来很大的隐患，甚至还会酿成大病重病。

胃和十二指肠溃疡就是临床上的一种很多发和常见的脾胃疾病，它又被称为消化性溃疡。主要表现是上腹部经常疼痛，这种疼痛有一定的周期性和规律性，如果吃饱后疼痛，一般是胃溃疡，如果空腹疼痛，吃点东西就能缓解的，一般是十二指肠溃疡。同时还伴有消化道的一些不适症状，比如说上腹部有饱胀感或烧灼感，食欲减退，恶心，严重的会有呕吐。这种胃痛基本上都是隐痛，当人比较劳累的时候，这种疼痛容易加重。溃疡在发作期间，上腹部会有压痛点，胃溃疡的压痛点一般是在中上腹，或者上腹偏左，十二指肠溃疡的压痛点会偏右，这与胃、十二指肠解剖部位是有密切关系的。除此之外，恶心、呕吐、反酸，也是溃疡发作的时候容易出现。此病若是治疗不及时，很可能会引起大出血、胃穿孔、幽门梗阻等严重并发症。

近年有关专家学者研究表示，胃部感染幽门螺杆菌是此病的重要发病因素之一，但实际上感染这种病菌的人非常多，但是未必每个感染的人都会发病，这说明此病的发作另有原因。据我研究，最大的可能是与胃经同名的足阳明经筋出问题了。经筋受到寒邪或是长期姿势不良，引起经筋僵硬紧张，气血不能顺利运行，濡养胃肠，胃的功能就会失调，脆弱的肠胃再遇上不洁的饮食，迁延日久就会诱发胃肠炎症和溃疡等一系列的消化系统疾病。

经筋异常，初期会引起胃痛等不适，一般来说只是功能紊乱，如果及时治疗，将筋结解开就没事了，但如果我们没有发现经筋的问题，只认为是胃本身出了问题，而不停地吃各种胃药，久而久之就会从功能性病变演变为器质性病变。这就好比电话线出故障电话就会不响，排除了短路、线路接触不良、断线等故障，电话就会好了；但如果我们以为是电话机本身出问题而不停地拆检电话机，那么好好的电话机也会被弄坏了，这时就算把线路修好，电话也还是不会响。本来不是胃的毛病，天天吃药折腾它，是药三分毒，没有胃病也折腾出胃病了。

由此可以看出，治疗胃肠溃疡首先必须解开与胃相关的筋结。我们可以在足阳明经筋的走向上寻找筋结点，重点可以在解溪、足三里等穴位附近，另外我们在脊柱两侧的胃俞穴、小肠俞穴附近也会找到条索状或者片状的压痛筋结，有的时候甚至触摸起来有增厚感，局部感觉比较迟钝，还有我们的胃脘部，如中脘穴、上脘穴、建里穴等附近，将僵硬的筋结按揉开，并逐渐加大力量，慢慢使僵硬的筋结放松。每天坚持按揉就可以逐渐使得胃与十二指肠的局部气血得到循环，正常功能得到改善。

对于虚寒性体质的朋友，每天还应该坚持艾灸治疗，重点对中脘穴、胃俞穴、足三里穴进行悬灸或者隔姜灸，如此可以温养阳气，舒筋活络，改善胃与十二指肠的经脉气血供给，从而逐渐减轻症状。另外，站桩也可以起到非常不错的效果。大约半年以前，我给研究生班上课，有个比较清瘦的男生课后和我说他脾胃一直不好，大约从高三那年，由于上学比较累，经常喝凉水，也不太注意保暖。后来上大学时经常胃部隐隐作痛，主要是吃饭后两三个小时发作，有时候胀气、反酸，吃些东西会缓解。他说在学校天天熬药吃不是很方便，有没有不吃药的方法。我说，那就站桩吧。一个多月后，我给他们的课快讲完了，那学生告诉我，他肚子基本上都没疼过，站桩的时候觉得肚子在咕咕叫，食欲也增加了。后来他就一直坚持站桩，觉得精神也好多了。所以，通过站桩来调理也是一种很好的方法，梳理紧张拘急的经筋，经筋顺畅，气血才能有效地濡养脏腑，起到调理全身的作用。

最后值得提醒大家的是，如果得了胃和十二指肠溃疡病，饮食上一定要注意。《黄帝内经》中说："饮食自倍，脾胃乃伤。"说明胃肠方面的疾病与我们的饮食习惯有很大的关系，如果饮食不洁净、暴饮暴食，或是喜欢吃生冷、辛辣的食物，以及酒、浓茶、咖啡等有刺激作用的食品，都会导致此病的产生。十二指肠溃疡的朋友还要避免饥饿。如此坚持，胃肠功能一定会恢复正常！

便秘

现在大家经常可以在广告上听到"宿便"一词，一般就是指积留在肠道内，隐藏较深不容易被排出的那些糟粕废物。体内长期有宿便的朋友，必然会伴随出现其他症状，如腹胀、口臭、烦躁易怒等，女性朋友还会有色斑、面色暗黑、皮肤干燥等问题存在。所以说，便秘是很常见的一个疾病，或者是很常见的一个症状。

那什么是便秘呢？一般情况下，食物从进入口腔到通过消化道排出，一般需要一两天，也就是 24 ~ 48 小时，所以正常人每周排便不应该少于 3 次。两天一次，也基本算正常范围之内，最好是一天一次。假如一周少于 3 次，排便的间隔超过两天，超过 48 小时，就可以叫做便秘了。当然，每个人的生活习惯不一样，偶尔有两三天排一次，或是已经习惯几天一次且并无痛苦，就不能叫做便秘。总之，它的标准不是那么严格。

从现代医学角度看，便秘可分成两类：一种是结肠性的，一种是直肠性的。原因可以从几个方面来考虑：首先是排便缺乏动力，我们知道，靠腹压的升高和肛门括约肌的放松，就可以使大便从直肠排出来。所以一般认为，由于各种原因导致膈肌、腹肌、肛提肌以及肠壁的这些肌肉力量不够，会引起便秘。

从中医角度来看，如果阳气不足，排便的动力不够，排便会受影响。其次是肠内的津液不足，也可以引起便秘，就像河里的水不够，船无法通行一样。还有直肠、肛门有一些疾患，比如说老年直肠有肿瘤，甚至有人有腹水，都容易引起便秘。

如果一出现便秘，就用泻药，像番泻叶、决明子、果导片或者减肥茶来促使排便，或是用灌肠的办法去治疗，长此以往必然会损伤胃肠黏膜，引起人体肠道功能的紊乱，导致胃肠系统对药物或外在力量产生依赖性，便秘的症状会更加严重，同时还可能出现食欲减退、全身乏力、头晕，甚至轻度贫血和营养不良的表现，所以大家一定要少用泻药或是减肥药，尤其要少用灌肠的办法，尽量养成规律排便的习惯，让身体自主排便。

如果已经出现了顽固性的便秘，对药物也产生依赖了，那我们怎么办呢？这时最好是从筋的角度来治疗，既可以明显地改善症状，又不损害人体的正气。

便秘主要与我们的手阳明经筋、足阳明经筋密切相关。经常便秘的朋友可以循着这两条经筋的走向寻找筋结，重点主要是在支沟、足三里、上巨虚、下巨虚等穴位附近。另外我们还要在腹部，尤其在肚脐下小腹处寻找筋结或是条索状的筋，用力将它们拨开揉散。

除了揉筋的方法，每天坚持摩腹对于便秘也有很好的治疗效果。晚上睡觉前，躺在床上，把两手掌心相重叠，掌心朝向腹部，左手放在右手之上，先做 100 次顺时针的旋转，再做 100 次逆时针的旋转，就可以有效促进肠的蠕动。

294 　　除了便秘外，轻度的肠梗阻按摩也有一定效果。2012 年经筋班，一位学员是儿童医院的护士，刚和笔者学习一次经筋病按摩点穴手法就治疗自己孩子的疑似高位肠梗阻，这是学员和笔者当时在微博的私信对话，需要注意的是这位学员是医务工作者，普通人遇到类似情况必须送孩子到医院诊疗。

学员：胥老师请您指点一下，我儿子昨晚到现在吐了两次，吐出的东西都没消化，不发烧，但是手心热，嘴唇红，舌苔很少，舌质红嫩，昨天之前四天没大便，昨下午拉了很多，比较干，特别臭，都不敢让他吃饭了，今天到现在就吃了一碗热汤面，吃了清解合剂，吃完药一个小时后吃饭就吐了，好像胃不工作了，肚子软，不胀，我不想给他吃西药，您说应该按摩什么穴位能帮助消化？谢谢您！

老胥：揉揉足三里！腹部顺时针用手掌轻揉。

学员：宝宝刚才吃饭又吐了，混着胆汁，有点绿，像是高位肠梗阻！突然想起周五宝宝吃了一个大石榴，籽都咽下去了，会不会是梗在什么地方了？我有点慌了，胥老师您有什么办法没有？宝宝精神还不错。

老胥：还是应该尽快到医院看看！

学员：胥老师，从昨天到现在一直按您说的手掌摩腹，按揉足三里，都记不清多少次了，目前为止很见效，早饭中饭都没吐，早饭烂烂的白米粥一小碗，中午小米南瓜粥也是烂烂的一小碗，还吃了小半个咸鸭蛋，中午吃饭的时候排气啦，特别臭，不过我好高兴，觉得宝宝见好了，儿子屁虽臭，闻起来我却开心！哈哈。应该不会肠梗阻了，通了！今晚的课我不能去了，要照顾儿子，可惜不能听到您讲课了，这些日子我在自己身上摸到很多处筋结，尤其颈部后边颈椎两旁，可惜今天讲按揉点穴听不到了，只好自己瞎揉了。

老胥：通了就好，随时观察，必要时还要去看急诊。多喝粥，别吃肉类鸡蛋，小米粥更好。

学员：好的好的，看来鸭蛋不该吃，晚饭注意，谢谢您！

便秘还和饮食习惯有很大的关系，所以揉筋、揉腹的同时，也要多吃蔬菜水果及粗纤维的食物；适当参加体育锻炼，多散步，多爬山。即使是孕妇也要每天适当地锻炼走路。我经常提倡的站桩也是一种很好的锻炼胃肠功能的方法。一般说来，站桩到一两周以后，你只要一站桩，肚子马上就咕噜咕噜地叫，就是因为促进了胃肠的蠕动，这时排便就会容易得多。

肠易激综合征

前些年，日本的一个首相因为患上肠易激综合征，索性连首相都不当了。当然了，这也可能是个借口，具体事实怎么样我们不清楚。那么，肠易激综合征到底是什么病呢？顾名思义，肠易激综合征是说胃肠道容易被激惹，功能容易混乱，但检查却没有器质性病变的一种疾病。它的发病多与精神因素有关，主要临床表现是腹泻、腹痛、便秘交替出现。这个病在临床上是一个发病率很高的疾病，在全球发病率大概占 15%～20%，这算是相当高了，大概五个人里面就可能有一个。

你想想，假如你和国外领导人在会谈的时候，突然闹肚子要去厕所，首先很不礼貌，再者对方也不容易理解，这样就容易造成很多的误会，在外交场合，这个也没法去解释，所以作为国家的领导人，假如有这个症状，是一个很麻烦的事情，别说是一个官员，就算是一位老师，在讲课的时候，突然腹痛腹泻，课讲起来也是很麻烦的。好多工作都会有这个问题，比如司机，开着长途车，突然便意来了，这要在高速上，或者你开飞机，都是很麻烦的事儿。这个病实际上对于许多职业来说，都是很要命的，对人们生活、工作的影响是很大的。

临床上，多数病人都有不同程度的腹痛，一般轻的是有点腹部不舒服，严重的就会出现绞痛，一般在左下腹，或者下腹部，或者肚脐周围。腹痛后就想大便，大便之后，或者排气以后，腹痛逐渐缓解，或者消失。吃饭的时候比较容易诱发腹痛，睡觉时一般不会出现，很少有人在睡眠中痛醒。大概有四分之一到一半的患者有便秘、腹泻症状，或者腹泻、便秘交替出现，大便比较稀，严重的就是像水一样，有的时候粪便里面有很多黏液，但是不会有脓血。同时还有腹胀、消化不良、打嗝、口干、口苦的表现，一般是吃饭以后加重。

西医对这个病没有太好的治疗办法，有些病人用西药还有些效果，但是并不能解决根本问题，中药辨证好的话会有理想效果。而假如从筋的角度来治疗，往往会收到更加理想的疗效。

肠易激综合征很显然是与我们的足阳明经筋、手阳明经筋有关系。如果这些经筋由于受了风寒湿邪产生了筋结，经脉气血不通畅，胃肠的功能

筋柔百病消

就会紊乱，进而诱发此病。

我们可以顺着这些经筋的循行路线来寻找筋结，进行治疗。重点部位在合谷、手三里、足三里、梁丘、天枢等穴位附近，找到条索状的细小筋结，将其揉开，症状就会得到明显的缓解。

值得注意的是，因为此病是胃肠道的"神经官能症"，有的病人还伴有全身性的精神症状，比如失眠、焦虑、注意力涣散、健忘、头痛等，所以除了身体的保健，我们还应该重视精神上的保健。站养生桩就是一种非常好的精神保健法，通过一段时间的站桩练习，不仅能提高胃肠道的功能，还可以放松精神，调节心情，改善易焦虑烦躁的性格，从根本上治愈此病。

此外，急性肠炎针刺治疗也有很好的疗效，目前三甲医院夏季都有专门的肠道门诊，针灸科不接诊急性肠炎患者。但了解中医的患者有时会到诊所找大夫治疗，这是去年五月份一位跟诊学生记录的病例：

患者王某，男，59 岁，平素体健，近期同家人至三亚游玩，26 日返京后，自觉劳累，28 日晨起后自觉胸闷、心慌、恶心、烧心，遂前往社区医院就诊，查心电图未见明显异常，后又前往安贞医院急诊科就诊，查心电图未见明显异常，腹部 B 超：中度脂肪肝，肝多发囊肿，生化全项、心肌酶标志物、DIC 均（－），血常规示：白细胞、中性粒细胞、中性百分比均升高，余各项（－），诊断为急性肠炎，予头孢地尼、整肠生等口服药物治疗。晚上 7 点左右前来诊所就诊时，患者腹痛较甚，恶心欲吐，上气呃逆，家人搀扶入诊室，面容痛苦，神疲倦怠，面色晦暗，呼吸急促。胥老师快针针刺背俞穴及中脘、气海、双侧天枢、足三里穴，强刺激。针刺后腹痛消失，恶心减轻，呼吸平静，上气呃逆基本消失，休息稍许后，精神转佳，面色逐渐恢复红润，在家属陪同下自行步行离开诊室。

胆囊炎和胆囊结石

一到节假日，聚会就会变多，尤其是春节期间，大家走亲访友，经常在一起边吃边喝边聊，兴致一上来，不知不觉就会控制不了自己的嘴巴，越吃越多，或者吃进不少不符合自己身体需要的东西。往往这个时候，医院里会有很多因为饮食不当而引发的急性胆囊炎、胆囊结石等患者前来急诊。因为，吃多了肥肉、油炸食品、动物内脏等，都可能引发胆囊炎、胆

297

结石的急性发作。

胆囊炎根据病程的长短与疼痛的轻重被分成急性和慢性。就急性胆囊炎患者的情况来看，多是在进食油腻食物后发病，主要表现为右上腹持续性疼痛、阵发性加剧，可向右肩背放射，常伴发热、恶心呕吐。如果病人本身就患有胆结石，这在一定程度上又会加重胆囊炎的症状，让患者痛上加痛，苦不堪言。

慢性胆囊炎一部分是急性胆囊炎迁延而成，但多数既往并无急性发作史。约70％的病人伴有结石，由于胆结石的刺激，加上在长期慢性炎症的基础上，有过反复多次的急性发作。慢性胆囊炎的临床表现多不典型，也不明显。平时可能经常有右上腹隐痛、腹胀、打嗝、恶心和厌食油腻食物等消化不良症状，有的人则感觉右肩胛下、右肋或右腰等处隐痛，在站立、运动及冷水浴后更为明显，另外右上腹肋骨边缘下有轻度压痛。

临床上，以慢性胆囊炎更为多见。当然，在过量进食油腻或不洁食物后，也会导致慢性胆囊炎的急性发作。临床诊断时，通过超声检查一般不难发现这个病。

中医认为胆囊炎是属于"胁痛"的范畴。肝居胁下，胆又是附属于肝的，胁肋处的疼痛肯定和肝胆有关系。因为肝主疏泄，喜调达而恶抑郁，所以凡是引起肝气郁滞、经脉阻滞的因素，都会引发胁痛。实际上，胆囊炎主要表现在右上腹轻重不同的腹胀、疼痛和持续的右肩胛部的疼痛，其中一部分跟足少阳经筋以及背部的经筋出了问题有关。当经筋紧张痉挛后，就会导致足少阳胆经的经脉不畅，气血郁滞，肝胆功能异常，所以不通则痛。胆囊结石往往容易和胆囊炎同时存在，其原理和治疗上也基本是一样的。

我在治疗时，主要是在背部的肝俞、胆俞等穴位附近找到筋结，将它们揉散开。另外还可以沿着足少阳经筋循行的路线寻找敏感紧缩的筋结，比如阳陵泉穴附近，因为阳陵泉穴是筋脉所会聚之处，所以筋的问题都可以按揉此穴，能有效地缓解疼痛、减轻症状。阳陵泉穴下2寸的地方有一个特殊的穴位叫胆囊穴，是治疗胆囊炎、胆结石的特效穴位，肝胆病人一般都会在这附近找到很粗很长的筋结，适当用力把筋结揉开，一般都会取得止痛的效果。最近一位经筋班的女学员胆囊炎发作后在胆囊穴以下这段发现有一条筋结，找我针刺后筋结变软，胆囊炎症状也逐渐消失。

慢性盆腔炎

很多女性结婚后常常发生下腹坠胀、腰部酸痛、白带增多等症状，到医院检查才发现是慢性盆腔炎。所谓慢性盆腔炎是指子宫、卵巢、输卵管、盆腔周围的结缔组织或是盆腔腹膜的慢性炎症，多是因为人工流产、分娩、妇科手术、经期不注意卫生或经期同房所导致的。

中医认为该病是由于余邪未尽，瘀积胞中导致脏腑的功能失常、气血失调、冲任脉受损，临床主要表现是下腹胀痛、有明显的压痛和腰部酸痛，常在过度劳累、房事后及月经前后期加重，造成白带增多、经期延长或者月经过多，日久小腹可以触摸到肿块。该病的病情时好时坏、病程较长，影响女性的正常生活，是困扰很多女性的妇科疾病之一。

此病多见于已结婚的中年女性，但现在年轻女性也有逐渐高发的趋势。除了不洁的性生活导致细菌感染，有些临床上盆腔炎的患者是由于经筋受寒湿所导致。比如说前些年来我这看病的那位年轻女孩，她说自己有慢性盆腔炎，白带较多，腰很酸痛，服了一段时间中药，但是症状反反复复，缠绵不愈，很是让人头疼。她问我针灸能治愈吗。我询问她得病的病因，她说，她们公司夏天总是开着挺冷的空调，自己又爱穿裙子，时间长了就感觉腹部寒冷，腰部发硬，后来就发现自己小腹部变得坠胀隐痛，腰部总是感觉酸痛，白带也多了，很是难受。

其实，临床上像这位年轻的女孩一样得此病的不在少数，问题就出在有些女性太喜欢穿时尚暴露的服装，夏天常吹空调，或是贪凉吃生冷食物，久而久之，腰骶部的经筋受到寒邪或湿邪的刺激，导致痉挛，盆腔部的气血经脉不流通，最终得了盆腔炎。

我当时并没有处理过盆腔炎，所以只是说，可以试试吧，因为只要坚持治疗，再加上自己在日常生活中注意保暖，控制症状应该是不难做到的。她想了想，决定试试。治疗时，我主要是在她腰骶部施以火针和火罐。

治疗后，她感觉腰部暖暖的很舒服。我又让她去药店买些艾条，回家后针对腰部的穴位和气海穴、关元穴进行灸疗，以巩固疗效。灸疗主要用于体质偏寒湿、感觉自己腰部发凉的女性朋友，可以很好地补养阳气，温通经筋，改善盆腔局部的气血流通。另外，我教她每天在家里练习蹲墙。

具体的方法是：两足尖靠近墙壁，慢慢下蹲，蹲到最低，再慢慢站起，如此可以拉伸脊柱两侧的经筋，尤其是腰骶部的经筋，强壮肾气，促进腰骶部的气血流通。这也是治疗盆腔炎既简单又不花钱的好方法。临床上我遇到此类病人，常常教她们用这种方法进行锻炼。

过了一个月左右，这个女孩高兴地告诉我，她的症状九成以上都消除了，腹部和腰部都感觉暖暖的，白带也正常了。现在她在公司里总是备着衣服穿，这样就有效避免了寒湿之气的侵犯。

这个病单纯针刺治疗效果也很好，主要用毫针针刺曲骨、关元穴，双侧肾俞、关元俞、次髎、太冲、太溪穴。同时针刺腰骶部经筋，针感能够放射到腹部效果会更好些，因此要适度强刺激，不留针。

盆腔是女性一个重要的部位，它保护着子宫、卵巢、输卵管等女性生殖器官，盆腔的健康才能反映女性真正的健康，保护好它，才是真正保护好女性自己。

子宫肌瘤

子宫肌瘤，又称子宫平滑肌瘤，这是女性生殖系统最常见的一种良性肿瘤，以多发性子宫肌瘤常见。现在的研究发现，年龄在 30~50 岁之间的妇女，约 20% 患有子宫肌瘤，而且这种疾病有越来越高发和年轻化的趋势。子宫肌瘤属于良性肿瘤，大多数症状不明显，有些人会表现出阴道出血，腹部触及肿物以及白带增多等。如果发生蒂扭转或其他情况时，可引起疼痛。如果发现不及时，还会危及身体多个器官，比如它会引起女性月经过多而全身贫血的症状，如果是未生育的女性还会造成不孕症，或者流产。因此这个病早防早治是十分必要的。

说起来，子宫可以算是女性最重要的部位了，那为什么会有这种肿瘤发生呢？大家都知道，子宫是女性产生经血和孕育胎儿生长发育的一方肥沃宝地，它的形状像一个倒置的梨。中医学认为此病的原因有很多，比如女性经期、产后没有好好保养，或者有些女性朋友贪凉暴露导致外受风寒，或者情绪不佳、郁怒伤肝（尤其是在经期，如果发怒生气，就会导致气逆血滞），或者由于长期抑郁、忧思伤脾，气虚而血滞，或者长期不良的生活方式等，久而久之就会导致女性身体内的脏腑功能失调，子宫失养。

从经筋的角度来看，如果腰骶部的筋受寒，发生紧缩痉挛，就会影响子宫的气血通畅，诱发肌瘤；反过来讲，如果患有子宫肌瘤，那么也可以发现很多相关部位的筋出现紧缩。

如何治疗呢？西医学一般采取性激素或手术治疗，当患者子宫增大到大于妊娠3个月，或压迫症状明显，或经量过多导致继发性贫血的，都要进行手术治疗。

从中医角度来看，子宫肌瘤属于癥瘕积聚，实际上，临床上绝大多数患有子宫肌瘤的女性是可以不用手术的，只要坚持服用中药、针灸、揉筋及站桩来治疗，效果还是很明显的。但遗憾的是，很多人不了解这种情况，或是不相信中医有这样的疗效，盲目地选择切除肌瘤，严重的甚至要切除子宫及卵巢，这给女性以后的生活带来很多麻烦，到了更年期，女性会存在激素不调、容易衰老的情况，如果是未生育的女性，将会导致永远不能生育，这是很可惜的。在前年，一个30多岁的病人，通过熟人介绍找到我。她患有子宫肌瘤好几年了，常规治疗效果不是太好。后来我通过检查发现她的肾俞、肝俞等穴位附近以及足少阴经筋、足厥阴经筋的循行路线上有好多粗大的筋结，按下去非常疼痛。通过手法推拿将经筋揉散，再配合几服中药，大约两个月的治疗后，她子宫内的肌瘤明显变小了。过了半年又去复查，子宫肌瘤基本上消失了。

临床上，类似的女性患者有很多，只要肌瘤不是很大，我都建议她们尽量采用保守治疗方法。因为如果体内的环境不改变，即使肌瘤暂时被切除了，身体还会出现其他问题，所以，必须改变自身的体质来增强抵抗力。这是弟子郑景文记录的一则病案：

患者40岁，来自河北唐山，2011年陪同家人来找胥老师看病，后因腰不舒服让老师帮忙扎针，前后扎3次，此次来告诉老师：不久前做B超发现她体内的子宫肌瘤由原来的2cm变小到1cm，她是2008年做B超发现体内有2cm大小的子宫肌瘤，此后年年体检都是2cm，今年发现变小到1cm，除了来老师处扎针外，期间没有服过任何药物或做过特殊治疗。让她喜出望外；老师听后也乐了，他原本不知道她有子宫肌瘤，只是寻着她腰背部的紧缩的经筋将它们松解开，缓解她腰背部的不适而已。我听后大感惊奇，肌瘤通过小小的扎针竟然变小了，真是奇怪，我认为，通过胥师独到的针刺，非常有针对性地调整子宫内的经筋，经筋调整好，将子宫内外环境调到正常状态，改善子宫内的供血，达到活血化瘀之效，通过人体神奇的自我调节，起到肌瘤消除作用。

我通常是建议这类女性朋友，在服用汤药的同时，积极配合按揉经筋的方法。在足少阴经筋、足厥阴经筋以及足太阴经筋的循行部位寻找压痛明显的筋结，重点在太溪、水泉、太冲、行间等穴位周围寻找筋结痛点，将它们轻轻揉散开，同时改变自身的不良生活方式。如果配合针灸的话，多数患者能够取得理想的疗效。如果针灸水平达到一定层次，单纯针刺治疗也可以取得不错疗效。

这是弟子程延君整理的子宫多发性肌瘤病例：胥老师的一位友人，34岁，患子宫多发性肌瘤。在2008年单位的一次例行体检中，检查出有个1cm左右的小肌瘤。此后几年，逐渐形成多发性肌瘤，最大的在2.8cm左右，但无明显症状。妇科医生认为肌瘤不大可以"带瘤怀孕"。2011年底患者在怀孕6周时候，B超检查显示胎停育（原因不明），此后一周自动流产。在短暂的怀孕期间，最大的一个肌瘤在B超下显示是到了5cm左右。无奈之下，患者于2012年1月份做了子宫肌瘤切除手术。术前腹腔镜探查显示"子宫右前壁、前壁、左前壁见3个及壁间外凸肌瘤突起样突起，直径分别为4.0cm，2.5cm，1.0cm，前壁宫底部另见一直径1.5cm浆膜下肌瘤样突起"手术只对外凸肌瘤进行了切除，考虑到会破坏子宫浆膜影响怀孕，并未能切除浆膜下肌瘤。二月份复查B超显示"表面突起，回声不均"，提示仍有子宫肌瘤及术后的子宫瘢痕。患者跟我们说，手术挺痛苦，但是当时并没有更好的办法，怀孕的强烈愿望，家人的幸福都在于自己，但是术后肌瘤并未完全切除，前车之鉴还是不敢怀孕。在认识胥老师之后，通过治疗颈椎病对针灸有了很大信心，当时3月份，来诊室治疗腰痛，提到自己有子宫肌瘤，胥老师表示针灸治疗效果不错，可以试一试，之后每周一次的治疗，持续了半年，主要针刺腰部的夹脊穴以及腰眼、肾俞、秩边及八髎穴等穴位，每次针刺秩边穴时针感都很强烈，患者自述针感到了盆腔及阴部。2012年7月23日，患者到北京某三甲医院复查，B超显示手术后的2.8cm瘢痕和1cm的肌瘤消失，结论为："大致正常盆腔"。患者自己都有点不敢相信，因为这么多年自己的子宫从未正常过，她把这个消息告诉了我们，我们也祝福她。"很多人和我一样，也有过求所谓的中医名医治疗却以失败告终的遭遇；希望通过我的例子告知深陷子宫肌瘤困惑的病人，子宫肌瘤可治。"我相信，和她一样渴望做母亲的女士们，一定更能体会到她的心情，调查显示，约25%～35%的子宫肌瘤患者不孕。其原因可能是

筋柔百病消

由于肌瘤阻碍受精卵着床，或由于宫腔变形输卵管入口受阻妨碍精子进入输卵管，有时子宫肌瘤伴随卵巢功能失调，也可能是不孕的原因之一。此外，子宫肌瘤还容易压迫胎儿引起流产、早产等。胥老师不太留心病例资料的收集与整理，这大概和他认为许多所谓疑难病治疗起来并没有那么难有一定关系。以前曾有多位患者子宫肌瘤均有不同程度缩小及消失，但均未留下完整病例。

附上患者 2012 年 8 月来信于此：

胥老师：我把患子宫肌瘤的症状和诊断经历凭记忆做个梳理。一则感谢老师辛苦为我治疗。老师学识广博、行医务求实效的作风不但帮助我治愈身体的疾病，也使我领悟到在生活、工作中也要重实效，一味理想主义，折磨自己也折磨别人。二则希望以我的案例，坚定众师弟师妹们跟随胥老师学习中医的决心。中医是中国传统文化的精髓，我之前也深爱中医，只是爱得很模糊，觉得好，但不确定到底真的有没有好的疗效，毕竟当代中医遭受的质疑太多，我们的时代离真正的中医太远了。我相信，这不是我一个人的感受。北京叫得上名的中医院哪个不是按西医分科、挂号的？这对于认为中医是一个整体治疗系统的中国人来说，走进医院就是当头一棒。何况很多人和我一样，也有过求所谓的中医名医治疗却以失败告终的遭遇。三则希望告知深陷子宫肌瘤困惑的病人，子宫肌瘤可治。

我大概是在 2008 年单位的一次例行体检中，检查出有个 1 厘米多的小肌瘤，但咨询妇科医生，说不用管，不大的话，生孩子时候可借剖腹产切掉，因此也没有放在心上。此后几年，应该说肌瘤长得也不算快，但形成多发性肌瘤，最大的大概在 2.8 厘米，因为没有不舒服的症状，也没有达到手术标准，就基本没有理会，也没有上心治疗。

2011 年底，准备怀孕，又咨询了妇科医生，认为可以带瘤怀孕。在怀孕 6 周时候，B 超检查显示胎停育（原因至今不明，据当时主治医生介绍，应该和肌瘤没有直接关系），此后一周自动流产。印象特别深刻的是，在短暂的怀孕期间，最大的一个肌瘤在 B 超下显示大概是到了 5 厘米左右，计生科医生说孕期肌瘤确实会长得很快，但流产后会自行收缩一些。由于没有信心能找到非手术的治疗方式，更没有信心尝试继续带瘤怀孕，在家人共同商议后，我于 2012 年 1 月份做了子宫肌瘤切除手术。手术前，主治医生已经说得很明确，考虑到未来还要怀孕，有些肌瘤不适宜切除，因此手术后仍可能有肌瘤存在。这个在 2 月份复查的 B 超单上也可以看到，并且

303

有手术瘢痕需要身体自行修复。

2012年3月~7月，每周一次接受胥老师针灸治疗。

虽然只是简单回忆了一下亲身的经历，但还是有些感触：第一，遇到好医生，要珍惜这份医缘。我之前也找胥老师扎过针，自己知道效果很好，但不到穷途末路，仍不知机遇珍贵。另外，我在就诊过程中，也看到有些病人将信将疑，还有向我求证疗效的。我想治病是医患双方的配合，遇到好的医生，作为患者一定要配合。我自己就有第一次扎颈椎后连进出租车都困难的经历，后来及时反省，觉得主要还是自己心理紧张造成的。现在我常常随着胥老师手中的小小银针感受一种属于我自己的痛并快乐着的别样人生体验。第二，有病要早治，要多寻找解决问题的方式方法，故步自封谁也救不了你。第三，心情必须开朗，病是身体对自己的提醒，把问题看破了，就容易接受了。

总之，感谢胥老师、感谢众位师弟师妹们对我的精心治疗和帮助。从这段治疗里，我确实从各位身上学到了很多，这其中包括师生共有的求知、践行精神。来日方长，恕不再一一赘述。

附：老师，我下周尽早把3份B超单拍好发给你们。有个不情之请，希望如果作为案例发表的话，请抹去单子上医院名称和所涉及的所有医师的姓名，尽管诟病西医，但我仍然尊重他们为患者的付出，毕竟他们也尽了自己的所知和努力。我自己的姓名如需要，可以实名保留，我愿意为中医证明。

张雪梅

2014年2月7日上午10点15分，鄙人收到友人的手机短信——"简报：各位亲友，我们的女儿已于2月7日凌晨降生，顺产，6.76斤，母女平安。感谢您的关心。张雪梅致谢！"友人是某核心期刊的一位编辑，所以表达清晰准确，于2014年夏天因抱孩子不慎将腰扭伤，再次找笔者看病时感慨道："没想到我这个患多发性肌瘤的高龄产妇还能顺产生下一个健康的宝宝，小区里的大妈都知道我的小孩儿爱笑，身体非常棒。"

需要强调说明的是，由于患者体质千差万别，同样是笔者治疗，结果差别是很大的。也有个别患者效果不理想甚至子宫肌瘤继续增长的，原因何在，有待于进一步研究观察。子宫肌瘤的患者是否需要切除子宫呢？这一直是个值得探讨的问题。

尤格·布莱克在《无效的医疗》一书中写到："美国加州有将近一半的

妇女过世时没有子宫，德国妇女则有三分之一在有生之年做了子宫切除术。"

"最常见的切除理由是出现肿瘤。这种绝大多数良性的子宫肌瘤，会在两到三成的妇女身上出现。它通常不会引起痛感，不会被察觉。雌激素（女性荷尔蒙）会助长这种肌瘤。更年期女性身体的雌激素分泌会减少，于是肌瘤就会停止生长，甚至会萎缩。穆勒指出，这种正常、良好的自然过程却被药厂推广的荷尔蒙补充疗法中断。'雌激素若持续供应，肌瘤就继续生长，增大到一定大小后，由于疼痛和对临近组织的影响，手术切除子宫也在所难免。'无效的医疗就靠这种方法开发需求：将更年期过程转化为需要治疗的状态，雌激素治疗提高了子宫切除术的需求……研究人员意外发现，每年因身体良性变化却被切除子宫的 35 岁以下妇女有将近 2500 人。这种事在医学上很少站得住脚，况且她们被剥夺了生育子女的机会。BQS 的研究报告指出，既然子宫切除术'可能导致严重的并发症，并意味着绝对丧失生育能力，所以应先尽可能为病患反复确认其他治疗方案是否可行'。各国比较也显示，若干国家有许多子宫切除术并不是出于医疗效果的考虑。沙特阿拉伯的妇科医生平均每年切除的子宫不超过一个，日本医生在这方面的保留态度也不遑多让。法国每年在 10 万名妇女身上约有 90 次手术，德国将近 360 次，美国则是 430 次……瑞士另一项研究结果显示，女性妇科医生治疗女病人的方式，比男性妇科医生温和得多。女医生在一年内切除的子宫平均为 18 个，而男医生则是 34 个。多明尼杰帝在《英国医学期刊》上讥讽到，值得庆幸的是，瑞士并没有女性泌尿科医生，所以男性病人不需要担心会遭到报复。"

不孕症

不孕症在现代社会中发病率比较高，这一般是指结婚以后的夫妻双方一直在一起生活两年以上、在没有避孕的情况下还没有怀孕，基本上就可以诊断为不孕症。不孕症的原因比较复杂，夫妻双方都应该去医院做常规检查，诊查出具体原因。有时是男方的原因，精液稀少，精子活力不足等，有的是女方原因，是不是有先天的生理缺陷，是不是有避孕措施，夫妻是不是一直同居。

二十几年前看过一则报道，说一对知识分子结婚了，结婚以后双方都不懂夫妻生活，他们以为两个人躺在那里，电子在两个人之间跳来跳去就会怀孕。所以他们夫妻俩去治疗不孕，治疗好多年也没有效果，后来遇到一个细心的医生一问，才发现他们根本就没有性生活，这是一个很可笑，但确实容易被医生和患者所忽略的问题，所以也要注意。

其实不孕症的高发跟咱们现在的生活方式是有很大关系的，夏天经常吹空调，女孩子穿得又很少，爱穿露脐装，腰腹全都露在外面，秋天、春天甚至很冷的时候也是"要美丽不要温度"，穿这种暴露服装，甚至冬天穿着裙子，腿部保暖很少，很容易受到寒气的侵袭，使得经筋紧张，气血瘀滞，必然影响受孕。打一个形象的比喻，农村里的土地，只有风和日暖的春天种下种子，才能发芽生长，到秋天结果。如果土地处于天寒地冻的冬天，再顽强的种子也无法发芽生长。一位专门治疗不孕症的老师曾经讲过一句很经典的话："天寒地冻的能长庄稼吗？"其实子宫就是孕育生命的土地，如果经常让它处在容易受到外邪侵袭尤其是寒邪侵袭的状态，就很容易产生不孕症。

有些女孩子子宫发育不良，或者双侧输卵管完全都堵塞了，还有现在好多年轻的女孩经常去做流产手术，次数多了造成子宫壁薄，也容易造成不孕，这些都很难治。现在社会上到处都是宣扬"三分钟无痛流产"的广告，让很多年轻的女孩子以为流产没有什么了不起，自己还年轻，身体好，殊不知这已经给身体造成很多损害。所以在临床上，我一直奉劝不想要孩子的年轻人一定要做好避孕措施，不要轻易去流产。这是题外话了。我家族中的一位女性，结婚八年没有怀孕，家人都很着急。后来我抱着试试看的想法给她治疗，针对她的寒湿体质，我给她开了温补阳气的汤药，嘱咐她爱人经常按揉她腰骶部的筋结，并且坚持每天用艾条温灸腰骶部，这样才治疗了半年，她就怀孕了。开始我还不太相信，本书初版时她的小孩已经两岁多了，非常健康。第一次大概是半岁时见到我，抓住我的手放到嘴里就啃，非常顽皮可爱。

其实，我个人认为，好多不孕症不一定需要做什么试管婴儿，假如没有器质性的问题，一般功能性的问题，相对来说还是比较容易治疗的，可以通过吃中药、针灸、按揉等保守治疗调整好身体。一般来说，患有不孕症的女性大多能在腰骶部，特别是脊柱两侧的肝俞、脾俞、胃俞、肾俞等穴位附近以及足少阴经筋、足厥阴经筋循行的部位找到筋结，把这些筋结都拨开揉开。对于寒性体质导致不孕的女性，还要用灸法温补阳气，每周至少 3 次灸小腹部的关元穴和气海穴，每次 10 ～ 30 分钟。坚持一段时间，肯定会有非常好的效果。

许多经筋班学员练习站桩一段时间后，体质明显变好，有多位结婚后多年未避孕但未怀孕的学员，站桩一段时间后怀孕了。正如徐文波医师所说：站桩后怀孕，似乎不是偶发事件，站桩与坐胎，一站一坐奥秘无穷。初步分析，不孕者多宫寒，站桩可以养护阳气，所以容易受孕。前些天一位学员去诊所找我针灸，对我说到："您发微博说'以前说站站桩又不会怀孕，现在不敢说了。'太幽默了！"

这是今年 6 月 25 日我发的微博——网友来信："胥师，自从参加完清明班，我坚持站了一个月的桩，现在成功怀孕了，怀孕初期比较难受，体力也不济，真是怀念站桩时期的状态，想问问您，孕期能站桩吗？如果不能，大概什么时候可以呢？"老胥答复："体力不好就别练，等体力恢复再说。"

痛经

不少年轻女孩在经期前后或者行经期间有小腹及腰部的疼痛不适，这就是所谓的痛经。痛经往往发生在女孩刚来月经不久，尤其是未婚的女性，发生率更高一点，还没有怀孕的妇女，发生率也比较高。一般来说，结婚以后，尤其是生小孩以后，痛经多数都会缓解或者消失。这也验证了老子的一句话，叫做"道法自然"。正常的结婚、生孩子是人类必经的生理过程。假如没有这个过程，实际上是不太自然的。

痛经从病因上，可以分成两大类，一个是功能性痛经，也叫原发性痛经，就是没有什么器质性病变，单纯因为功能出了问题。继发性痛经是指生殖器官有一些器质性的病变，比如由子宫内膜异位症、盆腔的炎症，或者子宫黏膜下面有肌瘤引起的痛经。继发性的痛经必须治疗原发病才能缓解，这不在我们讨论的范围。

那功能性的痛经是如何造成的呢？有很多原因，如贪凉受寒、精神因素、全身性疾病等。一般来说，绝大多数的痛经都与受了寒邪有密切的关系。一方面，现在的女孩贪凉吃冷饮，吹空调，冬天穿着不保暖的衣服，我甚至见到过小女生冬天都在吃冰淇淋，还不以为然。另一方面，有些女孩体质偏虚，本身就怕冷，因为身体的阳气不足，抵御不了外来的寒邪，寒邪也容易侵入体内。

一般来说，女孩子在经期前都会出现一些身体上的不适，如乳房胀痛、腰部沉重、情绪易波动等。如果症状比较轻微，是正常的。如果这种不适的感觉比较严重，甚至导致了焦虑紧张，造成了经前紧张综合征，就不能忽视了。当一个小女孩突然发现自己初潮时，往往感觉不知所措，会对身体上出现这种现象不理解，甚至反感，精神上会表现得很焦虑。如果家长没有给她适当的解释和关心的话，就会逐渐造成孩子对这种正常生理变化的恐惧和紧张，甚至厌恶。还有些女孩由于体质原因，生来身体就比较虚弱，或者长期患有某些慢性疾病，就往往会伴有痛经，这说明体质对痛经也有直接的影响。还有个别的女孩子宫发育不良，或者子宫的位置过度倾曲，血脉流通不畅，经血滞留，也容易导致子宫出现痉挛，出现痛经。

开始来月经的女孩，头一两年多数没有很明显的疼痛。那种较为严重的痉挛性疼痛，多发生在月经初潮后的两三年，主要在来月经的前后，或者来月经的时候，小腹疼痛，随着月经周期而发作。在经期的第一二天开始出现疼痛，主要是下腹阵发性的绞痛，疼得很厉害，严重的会放射到阴部和腰部，同时伴有面色苍白、手足冰冷、冷汗淋漓、恶心呕吐，还有尿频、便秘，有些人会出现腹泻等症状，最严重的会出现昏厥。一般疼痛要持续好几个小时，严重的有一两天的。当经血外流通畅以后，疼痛才逐渐消失。也有部分女孩在月经前一两天有下腹部疼痛，接近月经或者来潮的时候加剧，这种表现比较复杂，同时会伴有头部、颈部、肩背部的疼痛。

大概十几年前，一个朋友带着他的孩子来找我。这是一个十七岁的女孩，每次来例假都疼得在床上直打滚，吃了不少中西药，有时有效果，有时又没效。小女孩整个人体质还可以，但是因为长期被这种痛苦和恐惧所折磨，变得很焦虑、易紧张。我一问，原来这个小女孩特别喜欢吃冷饮，有时候连经期都会吃，经过了一两年后就逐渐发现每次经期都疼得厉害。我检查这个女孩的腰骶和小腹部，发现有很多细小的筋结，敏感有压痛，便从理筋入手，经过大约十几次放松筋结的治疗，就基本痊愈了。后来听她父亲说，这个小女孩几年来一直挺好，没有再犯那种很严重的痛经。

再来看个典型病例：周女士，26岁，主诉痛经，腰腹部怕凉，经期腰腹酸痛伴下坠感，自述以前来例假经量极少，只有一些血丝，总不畅快。这次来复诊，正值经期的第二天，经量明显增多，并且有大量血块排出，并无腹痛。针刺后腹部下坠感马上消失了，自己长久以来的疲乏感也减轻了许多，前后治疗十五六次，痛经症状消除。

关于腰背部肌肉筋结与痛经的关系，《经筋理论与临床疼痛诊疗学》一书中有详细的描述：腰大肌的位置与足少阴经筋"循脊内夹膂，上至项"、足厥阴经筋"聚阴器，络诸筋"等多条经筋有关。腰大肌及筋膜极易损伤在腰椎横突尖部，尤其是在腰1～4横突。以上各点损伤出现的筋结病灶点或病理性横络卡压了相关经脉，会出现痛经以及相关疼痛或症状。《内经·刺节真邪》云："一经上实下虚而不通者，此必有横络盛加于大经，令之不通，视而泻之，此所谓解结也。"所以，解决痛经的关键就是解除因腰大肌损伤而形成的"病理性横络"。

痛经是由于子宫肌痉挛收缩，导致组织缺血引起的，多发生在有排卵月经周期中的经期，此症产生，主要与孕激素作用于排卵后分泌期内膜合成较多的前列腺素刺激有关。月经的发生与卵巢关系密切，而卵巢的血液循环和神经分布又与腰大肌的关系密切，卵巢的动脉和静脉均在腹膜后沿腰大肌表面走行，伴血管而行的是来自于腰部的交感神经链和脊神经的卵巢分支。腰大肌及其筋膜劳损，必定会影响卵巢的神经支配和血液循环，导致卵巢分泌功能失常，引起痛经。

只要找到病根，痛经真的是不难治。一方面要在腰骶部寻找到一些筋结，很硬，有片状的，有条索的。大家可以在腰骶部用一些手法，自己把筋结拨开。同时，在小腹部做摩腹治疗，因为在小腹部的两侧也可以找到筋结，将它们慢慢揉散开，就可以有效缓解痛经。在小腿的内侧，阴陵泉穴下三寸的位置是地机穴，这是治疗痛经的特效穴位，我在临床上发现，痛经的女孩往往这里都会出现很粗的条索状筋结，尤其是经前期，此处的静脉怒张，压痛敏感，所以平时也要多做此处筋结放松按揉。阴包、血海、三阴交等穴也是治疗痛经的常用穴位。

那些体质偏寒的女孩子还应该加强灸疗，在关元穴、气海穴，还有三阴交，用艾条直接悬灸，或者隔姜灸、隔附子灸，温补阳气更佳。另外，也可以让家人帮忙，在腰骶部的八髎穴施用悬灸，或者用艾盒灸疗，实在没有条件，用手掌来回摩擦生热，也是可以的。

痛经是个很折磨人的病，我希望所有看过我的书的女性朋友都不被它所困扰。

月经失调

对于女人来说，月经早来、晚来、不来或者是量多、量少都会令人担心，它们都属于月经失调的范畴，在临床上，这是一种很常见的妇科病。很多年轻的小姑娘都有这样或那样的月经失调症状。

大家都知道，身体在理想状况下，月经平均每28天造访一次，但21～35天来一次也算正常。在这些标准之外大家也先别慌，只要周期基本是稳定的，例如40天来一次也没关系。一年当中，偶尔一两次没来或一个月来两次，也不用太紧张，很有可能是受到外界某些因素的干扰，可以先观察下个月份的状况。如果月经持续两个月以上都不正常，那就需要警惕了。月经失调主要表现在月经的周期、经血的量，以及颜色所表现出来的异常上。经期表现出来的紊乱，要么是延长，要么是缩短。月经先期是指月经周期提前7天以上就来了，有的时候甚至半个月就一次月经。另外一种是月经后期，月经周期超过35天，而且连续两个月经周期以上出现这种情况。还有一种是月经先后无定期，月经要么是提前来，要么推后来，都是超过正常周期7天以上，而且连续两个月经周期出现问题。

经量异常表现出来的有增多，有减少。月经过多，表现为月经出血较多，颜色较红，这多是由于血分有热。当然也有气虚不能摄血的情况，这时，经血的颜色比较淡，质也比较稀，面色苍白，少气无力，小腹有坠胀感，失血较多的人还会有贫血症状。当子宫内有瘀血的时候，出血的颜色偏紫黑，还有一些血块，甚至痛经。

还有一种是月经过少，这主要是由于气血偏于虚弱，具体表现是头晕眼花、少气乏力、身体瘦弱等。这个首先要排除妇科器质性疾患，比如说卵巢肿瘤，还有垂体肿瘤等。月经过少到很严重的地步，还会发展成闭经。什么叫闭经呢？就是女子过了18岁，月经还没有来潮，或者曾经来过，又中断，中断长达三个月以上的。中医认为，闭经的原因有虚实两类，虚主要是指精气亏损，气血虚衰；实就是气滞血瘀，跟寒凉、情志因素有关系。

女性月经不调已经成为全社会和医学界共同关注的一个热点问题。尤其是近几年，这种现象更为普遍，很多女性刚过30岁，就因为月经不调而引起面部出现色斑、皱纹，乳房干瘪萎缩、松弛，阴道泌液减少、性功能

筋柔百病消

减退、失眠、烦躁、潮热、盗汗等症状，甚至严重的出现子宫内膜异位、宫颈炎、不孕不育等病患。

导致月经失调的原因有很多，如服用消炎药、抗生素等药物，吸烟、熬夜、工作压力大、过度减肥等，这些都可能影响女性的激素分泌，进而改变生理周期。如果因为腰骶部的筋受凉，引起紧张挛缩，使得腰部气血不畅，也会导致月经的异常。临床上存在不少这样的病人。所以，女性朋友在找有经验的中医开中药调理时，还要学会几招揉筋的方法，通过恢复筋的柔软，来促进腰部的经脉畅通，气血充盈，这样，子宫必然能够恢复定期排泄经血的功能。

曾经有一个朋友介绍他的同事找到我，这位女士才三十多岁，可月经失调已有十几年，经常不是提前就是错后，严重的时候两个多月不来。她吃了不少西药和中药，一阵子管用，一阵子不管用的，自己吃药也吃烦了。我检查她的整个腰骶部，在后腰和小腹部都找到大量的筋结。因为第一次治疗，需要比较强的刺激，我就在她腰骶部用长针针刺，以后主要以中等刺激为主，经过一个月的治疗，就彻底痊愈了。

在诊所里，常有女性和自己的闺密一起结伴去调理身体，常不经意间听到她们的对话，常听见有人说，我最近例假怎么正常了呢？是不是扎针扎的。实际上我在给许多女性朋友治疗其他疾病的同时，都顺便调理一下妇科，所以月经失调也好了。

月经不调的女性朋友都可以试试这个方法，在小腹和腰骶部寻找筋结，首先将那些压痛明显的筋结拨开、揉开，然后将细小的也揉开，这样，大部分的月经不调都会得到改善。另外体质偏虚寒、气血偏弱的朋友，每周还要坚持用艾条灸腹部的关元穴和气海穴，以及腰骶部的穴位，更可以帮助祛除体内寒气，恢复子宫正常功能。月经，是反映女性身体状态的一个重要方面。经期前后，女性朋友一定要注意保养，别受了寒，也别过度劳累，心情大起大落，保持充足的睡眠及愉悦的心情。年轻的女性还要适当注意营养，防止过度减肥。如果一味盲目减肥，刻意减少饮食，慢慢把自己的身体拖垮了，或是经常不保护自己的身体，就会导致身体的气血虚弱，月经也就没有了物质基础，变得不正常甚至闭经，长此以往，健康都成问题，何谈什么美丽。花儿尚且需要经常施肥浇灌才能长得旺盛，何况是人呢。所以女性朋友们千万别捡了芝麻丢了西瓜，忘记了身体才是根本。只有健康的女人才是最美的，所谓的美应该是由内而外散发出来的自然和健康的美！

小儿遗尿

一位亲戚的小孩，5 岁时晚上还经常尿床，平常白天的尿偏黄，短少。这位亲戚问我应该怎么办。

一般说来，宝宝在 1 岁或 1 岁半时，就能在夜间控制排尿了，尿床现象已大大减少。但有些孩子到了两岁甚至两岁半后，还只能在白天控制排尿，晚上常常尿床，这依然是一种正常现象。如果 3 岁以上还在尿床，次数达到一个月两次以上，这就属于异常了。尿床在医学上称为"夜遗症""夜遗尿"，不仅影响孩子的身心健康与生长发育，也增加了家长的精神与生活负担。

现代医学认为，仅有极少数的孩子是由于尿路病变、蛲虫病、脊柱裂等引起尿床；绝大多数孩子是由于大脑皮质及皮质下中枢功能失调，属于功能性遗尿症，产生原因可能与遗传因素、泌尿系统功能发育不成熟、精神因素有关。国内外的资料显示，遗尿症的发生和遗传有密切的联系，父母亲有遗尿倾向的，孩子发生遗尿的概率可高达 75%。

还有一部分的患儿是因为没有受到良好的排尿训练，比如长期使用尿布，父母夜间不唤醒孩子，抱着孩子去厕所或者直接让他们躺在床上撒尿，造成孩子睡眠中排尿的习惯。久而久之，就容易发生夜间尿床。

有的家长不知道遗尿是一种疾病，总是一味地去责怪小孩，时间长了就会影响孩子的自尊心，导致孩子变得自卑和敏感，这样做是不对的。这些不良的生活习惯和对待孩子的方式都是需要家长们去注意和改变的。

小儿遗尿的危害不容忽视，家长们应该引起高度重视。但目前，西医对本病的治疗缺少有确切疗效的方法，治疗效果不佳。中医针灸的效果较好，但由于需要多次针刺，所以也不容易被多数患儿配合与接受。在我看来，最适合的治疗方式莫过于按摩。

中医认为，小儿遗尿多由先天肾气不足，下元虚冷所致。此外，由于各种因素引起的脾肺虚损，气虚下陷，也可以造成遗尿症的出现。因此，家长们有必要学会一些调理脾肾的按摩手法。

我嘱咐这位亲戚以按摩为主，主要是沿着足少阴经筋和足太阴经筋的循行路线寻找筋结和压痛点，多进行按揉。重点部位在太溪、涌泉、三阴交、足三里等穴位附近，每处 3 ~ 5 分钟。因为是针对小孩子的按摩，所以大人的手法一定要轻柔，千万不要引起小孩子的疼痛和害怕。另外，艾灸在治疗小儿遗尿方面也有非常好的效果，通常是采用悬灸的方法，在关元、气海、三阴交、百会、肾俞、膀胱俞、大椎等穴位处进行施灸，每个穴位 5 ~ 10 分钟，这样可以温养元气，补肾益脾，大大减少尿床的发生频率。施灸时一定要注意不能让孩子触碰燃烧的艾条，免得不小心烫着孩子。

最后还要提醒家长的是，为了避免孩子夜间熟睡后不易醒，白天不要让孩子过度玩耍，中午最好安排一个小时的午休。晚饭菜中要少放盐，这样孩子晚上可以少喝水。睡觉前也别让孩子过度兴奋，要孩子养成睡觉之前先解手再上床的习惯。父母们一定要有耐心，积极鼓励孩子，培养孩子自觉起床小便的习惯，最好在孩子经常遗尿的钟点到来之前叫醒他，让他在清醒状态下小便。在治疗过程中，对孩子时常鼓励，能增强他们的信心，起到事半功倍的作用。只要有一天没有尿床，就给予及时的表扬和鼓励，这样可以增加孩子参与治疗的积极性和自信心。

这位亲戚按照我的这些建议，对孩子进行了按揉和艾灸，并慢慢培养孩子养成良好的生活习惯。过了大半年，他打电话特别高兴地说，孩子尿床的次数已经少了很多，原来内向害羞、自卑敏感的性格也逐渐变得开朗自信起来。我嘱咐他一定要再坚持治疗，直到孩子不再尿床。他毫不犹豫地答应了。所以，各位家长们只要坚定信心，坚持给孩子治疗，绝大多数的遗尿都是能治好的，希望每个孩子的脸上都挂着纯真和自信的笑容！

糖尿病

糖尿病是一种十分常见的内分泌紊乱性疾病，死亡率仅次于肿瘤、心脑血管疾病，是现在社会严重危害人们健康的第三大疾病。这在很大程度上是因为人们的饮食结构相对以前发生了很大的改变，动物类等高蛋白食物摄取量增加。像我小时候家里穷，只有到过节才有一点鸡蛋和肉吃，那是一年中最高兴的时候了。现在生活条件好了，大家每顿都能吃到各种美食，甚至还能吃到反季节的食品，这直接导致糖尿病的发病率增加，所以糖尿病也被称作"富贵病"。2010 年 3 月 25 日发表在《新英格兰医学期刊》上的一份健康报告显示，中国有超过 9200 万的成年人患有糖尿病，还有

1.5 亿人是糖尿病的潜在患者。

　　糖尿病主要表现为多饮、多食、多尿，还有消瘦，同时可能伴随着精神倦怠疲乏，严重的时候会造成全身蛋白质、脂肪、水、电解质的代谢紊乱，更严重时还可引起酮症酸中毒，失水严重的还会引起昏迷。有一次和学生聊天的时候，我学生非常感慨地告诉我，她的一位高中同学，才27岁，平时总是爱喝各种甜味的饮料，后来感觉疲倦、晚上多尿，去医院检查一看，血糖已经升得很高，加上酮体较高，差一点就酮症酸中毒了。这个学生很困惑地问我，她一直想不通这位同学年纪轻轻怎么就得了糖尿病呢？其实是她有所不知，临床上类似的年轻病人确实愈来愈多，一方面，与遗传有很大的关系，经询问这个学生的同学父母都有糖尿病，另一方面，与不良的生活习惯有关，如饮食不规律，喜甜食等。

　　中医对糖尿病很早就有认识，并把它归于"消渴"这个范畴。四大经典之一的《金匮要略》中说："男子消渴，小便反多，以饮一斗，小便一斗。"这形象地描述了糖尿病多饮多尿的典型症状。中医认为，糖尿病的形成跟肺、胃、肾三脏有密切关系。根据糖尿病的症状来说，多饮、口干舌燥较突出的，称为上消证；多食易饥、口渴、消瘦症状较突出的，称为中消证；多尿、尿混浊，或尿甜、腰膝酸软突出的，称为下消证。从筋的角度来讲，糖尿病与手太阴经筋、足阳明经筋以及足少阴经筋最相关，治疗可以根据上、中、下消证分别从这三条经筋方面入手。

　　治疗时，上消证主要是在手太阴经筋的循行路线寻找敏感压痛的筋结，如尺泽、鱼际等穴位处；中消证主要在足太阴经筋的循行路线寻找筋结，如三阴交、地机、漏谷、阴陵泉等穴位处；下消证主要在足少阴经筋的循行路线寻找筋结，如太溪、水泉等穴位处。每处筋结按3～5分钟，力量稍重些，以能够忍受为宜，如果触摸到粗大的条索状筋结，就用大拇指按揉5～10分钟，将之慢慢揉散开。

　　由于糖尿病是一种全身代谢性疾病，病程较长或治疗不当的患者还会出现心脑血管、肾、眼及神经系统的慢性损害，表现出各种各样的并发症，如手足麻木、皮肤瘙痒等。这时，请用如下方法处理：手足麻木时，按八邪、八风穴以通经活络；皮肤瘙痒时，按风市、血海穴以凉血润燥；心悸失眠时，按内关、神门、百会穴以宁心安神；视物模糊时，按太冲、光明穴以清肝明目。

　　我们脊柱两侧的腧穴较多，如果这里的筋发生异常，出现僵硬和筋结时，也会影响到经络气血的供应，甚至影响到相应的内脏，最后导致代谢出现问题。所以，在临床治疗糖尿病时，我常常会选择脊柱两侧的阿是穴和腧穴快针针刺，也可以有效刺激经络气血，帮助调整五脏六腑恢复正常的功能。需要提醒大家的是，糖尿病患者，接受针刺前应该控制好血糖。

除了自我按揉的方法以外，还可以让朋友或家人采用震腹的方法，这是臧福科教授发明的一个治疗糖尿病的有效办法，通过用手掌轻轻地、快速地、像拍篮球那样，放在患者的腹部轻轻震颤，对全腹部的内脏有积极的调整作用，这也是近年被好多人试用、证明有效的一个治疗办法。

预防糖尿病必须改变饮食习惯、适当锻炼身体，坚持服药，保持血糖在正常水平，尤其是家里有此病遗传基因的年轻人、中年人更是不能大意。如果等到像那个学生的同学那样，快酮症酸中毒才引起重视，为时已晚了。

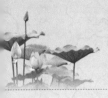

第八章

肢体疾病的经筋调理方法

肩周炎

常常有一些中老年朋友到针灸科来求诊，有的说："我的肩膀疼得受不了，睡觉时不敢压，一宿只能睡两三个小时的觉，一翻身或是活动就疼，真是难受啊。"有的说："我稍微做点家务或者提点东西，肩就疼得要命，而且最近越来越厉害，穿衣服都费劲了。"还有的说："我只要一举手臂，肩膀就感觉疼痛酸胀，时间久了还会发麻。"

这些表现十有八九是代表着中老年人的一种常见病——肩周炎，它的全称叫做肩关节周围炎，又叫老年肩、漏肩风、肩凝症等，以女性朋友最为多见。得了这个病，患者最明显的症状是肩部活动受限，一开始是阵发性的疼痛，后来逐渐变成了持续性的，严重的像刀割一样，还可能放射到手部，而且越是到晚上，疼得越厉害。

从中医角度来看，这个病属于典型的经筋病。大家知道，我们的手臂最为灵活，肩关节是人体活动范围最大的关节，关节囊相对来说比较松弛，而维持肩关节的稳定性大部分必须依靠关节周围的肌肉、肌腱和韧带等的力量。一旦这些肌肉、肌腱、韧带等"筋"发生问题，肩关节就会产生病变。

导致筋发生问题的内因是年老体弱，肝肾亏损，造成气血不足，使经筋失去濡养，外因多是外感风寒湿邪或是长期劳损与外伤。临床上最常见的是内外因兼杂导致肩部的经筋失去了正常的功能，产生了挛缩的筋结，经络不得通畅，不通则痛。

虽然肩周炎算不上什么大病，它却给人们的工作和生活带来极大的不便和痛苦。因为肩部是多条经络由手入脑，供应大脑气血的通道，如果长期肩部的气血不通畅，不仅会感觉整个身体都不放松，精神也随之沉重。

一般来说，肩周炎用中医保守治疗效果较好，除了找专业医生治疗外，我经常让这些病友们加强自我按摩和肩部的功能锻炼。俗话说："三分治疗，七分锻炼。"这是我在临床上治疗肩周炎的经验总结。

医院里医生的治疗重点是，在肩关节周围找到紧张挛缩的条索状或者片状的经筋，用中等力量的按法、揉法松解开。重点穴位是缺盆穴（在锁骨上窝中央，前正中线旁开 4 寸）、肩贞穴（腋后线上 1 寸）、肩髃穴（肩

317

部平举时出现两个凹陷，前方的凹陷处）、肩井穴（大椎与肩峰连线的中点，肩部筋肉处）以及肩部的阿是穴。这样按揉，可以有效松解筋结，通络止痛。

肩部共有三块骨头——肱骨、锁骨、肩胛骨，它们通过各个部位的衔接合作，构成了肩关节，这是一个球窝结构，肱骨头陷在肩胛骨的窝里，除此之外，就是软组织（也就是筋）在支撑，此种结构和髋关节类似，但是肩部球窝较浅，所以肩关节获得了更多灵活性，同时也付出了肩关节易脱位和周围软组织易损伤的代价。除此之外，软组织容易遭受风、寒、湿邪的侵袭，例如，生活中露肩装，肩部对门、空调吹风等行为，日久就会导致肩部的疼痛、活动的受限等症状。正是因为肩部主要由软组织组成，也决定了肩部适用经筋理念治疗的合理性。每次出诊都有不少患者主症或者伴随症状是"肩周疼痛、活动受限"，临床效果都比较理想。

一位来自日本的女书法家，左肩上抬受限并伴有疼痛，经过调理之后，症状逐渐改善，很开心地给我们看她的作品和家人的照片。杭州来的老先生，爱好游泳，运动时便可察觉肩部活动时有"别扭"的情况，为数不多的几次治疗，肩部症状即明显改善。去年自唐山而来的王氏，肩部活动上抬、后背受限较重，夜晚疼痛，当地医生嘱咐日日"爬墙"，每日脱衣服都要别人协助，日子过得很不舒坦，我为其进行粗针治疗，每次她都"痛哭流涕"，几次治疗之后，疼痛以及后背都在明显改善，"爬墙"的高度在不断升高，后来又引"七大姑八大姨"前来治疗。治疗的部位便是肩周紧张、挛缩的筋，长针刺中筋结进行松解，具体应根据患者具体症状表现取穴，不宜拘泥腧穴定位，针刺深度不宜过浅。患者应注意肩部的保暖，不宜受风、受寒。总之，肩部是很重要的，肩关节活动自如，双手才有更大施展的空间。

除了在医院由专业的推拿师来治疗外，患者自己在家中也可以做这一套按揉。肩部自己来按有时会觉得不方便，那就请家人来帮助，让家人用双手拿捏肩部，具体操作方法是用拇指与其余四指用力对合，从上到下、从前到后拿捏肩膀周围肌肉3～5分钟，一般会产生酸痛的感觉，这种方法能放松肩部的肌肉，活血通络，往往做完后肩部就感觉十分轻松了。

肩周炎多是受到外界风寒湿所导致，因此用灸法来保健也是十分必要的。灸疗温经活络，对肩关节的经筋疏通放松有很大帮助。每当我们看电视或是聊天的时候，都可以让家人用艾条悬灸肩部的阿是穴，大概15～30

筋柔百病消

分钟，通常情况下，灸完的感觉是十分舒服的，感觉肩部十分放松，人的精神也为之一振。有条件的还可以做一些活血化瘀中药的热敷。但这个最好是请教专业医生。

临床上，我发现肩周炎的病人存在着一种错误的想法，觉得既然肩部一活动就疼痛，那就不要活动了。其实，只要不是剧烈超负荷的活动，适当的肩部功能锻炼是有利于疾病恢复的。站桩就是一种很有效的锻炼方法。由于肩部活动受限，刚一开始时，我们可以将两手放低，慢慢适应后再逐渐抬高，即使肩膀很疼，也要坚持，因为只有这样，才能通过自己的锻炼真正放松肩部经筋，有效促进经络气血的畅通。

平时在工作之余，我们还可以将双手伸向背后，用健侧的手握住病侧的手，将病侧的手向健侧的斜上方反复牵拉，或是走路时大甩手，都可以活动肩关节，放松关节附近的软组织。还可以在家里的墙上画一道线，每天逐渐抬高病侧肩部的手臂，慢慢向上牵拉，达到那个线后，再把线逐渐向上抬高。只要坚持这些功能锻炼，肩周炎的恢复就会快很多。当然了，天气变化时一定要注意保暖，千万别再受了风寒。

网球肘

网球肘本来是由于网球运动员容易患此病而得名，学名叫做"肱骨外上髁炎"。但是，不是只有打网球才会得这个病，其实打乒乓球、羽毛球等也会得网球肘。我们在打乒乓球时，常常用反拍、下旋的方式击球。如果用力过猛，球的冲击力作用于我们手臂的伸手肌群，便会引起这些地方的损伤。打网球如果会用力的话，反倒不太容易得网球肘。十几年前我在瑞士工作，住在洛桑的一位世界排名第十几位的网球教练，经朋友介绍找我看病，我想肯定是网球肘，结果他肘部什么事儿都没有，只是左侧膝盖有些痛。

该病与职业有关，多见于需反复用力伸腕活动的成年人，尤其是频繁地用力旋转前臂者，如网球运动员（打网球者经常反手挥拍击球，若不得法常引发本病）、钳工、磨工、电工、厨师、理发师、小提琴手、瓦木工人及家庭主妇等。主要表现为不能提重物，提热水瓶倒水、扭毛巾或者扫地时感到肘关节外侧疼痛，甚至可向上臂及前臂放射，而休息时症状减轻。

319

网球肘归根结底，问题是出在肘关节本身上了。肘关节的灵活性常常跟不上肩、腕关节，稳定性也差很远，手腕伸展肌，特别是桡侧腕短伸肌，在进行手腕伸直及向桡侧用力时，张力十分大，肌肉筋骨连接处很容易出现过度拉伸，形成轻微撕裂，这就是肘关节容易损伤的原因。

所以说，这个病并不是运动员的专利。也就是说，凡是在运动或劳动中，前臂及腕部使用机会过多或强度过大的人都容易发生这个病。这与我们日常生活中常常过度使用手臂尤其是肘部的肌肉，使得肘部肌肉过度劳损有很大关系。此外，中老年人随着年龄的增大，全身功能退化，更容易出现肘关节的损伤。再有就是偶然的外伤，像有些刚学打高尔夫球的人或是技术不是很规范的人也会得网球肘，这是由于在打高尔夫球时，小臂屈曲、旋转，肘部肌肉突然剧烈收缩，造成肘部肌肉、韧带与骨质连接处的撕裂或拉伤，从而引起肘部疼痛。如果是因为打高尔夫球导致肘关节内侧局限性疼痛，压痛，屈腕无力，而肘活动正常的话，就叫高尔夫球肘，学名叫做"肱骨内上髁炎"，是指发生在肘关节内侧、前臂屈肌附着点的损伤。因为高尔夫球手比较容易出现这种损伤。其实，羽毛球运动员、垒球运动员、田径投掷项目运动员这种病的发病率都很高。

网球肘的自我检查方法：我们怎么知道自己得了网球肘呢？我教大家一个方法来检查。首先让自己的前臂稍微弯曲，半握拳，腕关节尽量弯曲，然后使前臂向前旋转，肘关节伸直，肘关节外侧便发生剧烈疼痛。而且一般在肱骨外上髁处（肘关节外上侧）有局限性压痛点，有时压痛会向下发散，甚至在伸肌腱上也有轻度压痛及活动痛。这就基本能证明患了网球肘。

网球肘的理筋治疗方法：对于网球肘，封闭是最常见的治疗方法，也就是将少量的利多卡因和曲安奈德或其他同类药物混合，注射在疼痛部位，使患者的疼痛、炎症减轻或消失。如注射一次不见效果，需再次注射，甚至连续注射三次。消炎类药物当然可以迅速缓解疼痛及发炎情况。还有些人希望快速降低痛感，便选择局部类固醇注射。根据我在临床的实践来看，有时候封闭的效果并不好，会产生耐药性，甚至会因掩盖病情反复劳损而加重病情。相当一部分患者注射部位会出现硬结，非常不适。

其实，网球肘是经筋疾病的典型代表。我们可以首先考虑用经筋疾病的治疗方法，简单环保，又没有副作用。急性期时，也就是严重红肿热痛时，适当的休息特别重要，当然了，改变活动方式则更为重要。找出受伤的原因，然后做出相应的改变，停止让肘部、腕部用力的动作，便可以减缓病情。研究显示，患网球肘的网球运动员，只需减轻训练强度及科学运动，便可减低90%的病症。

一般来说，轻度的网球肘做自我按揉效果较好，中重度的患者可采取针灸、长圆针、小针刀的方法，效果更佳。采用自我按揉的方法可以松解关节附近的软组织，起到活血止痛的疗效。大家先找到患侧肘部的最疼痛点，用一手的大拇指指端放在此处，适当用力点按1~3分钟。还可以找家人或是朋友，用两手拇指推拿患者前臂的肌肉，从肘关节开始，一直按摩到腕关节，按摩后做前臂的旋转和肘关节的屈伸活动。重点可以在合谷穴、肩井穴、肩髃穴、曲池穴、手三里穴等穴位。然后再以一手掌心放在患侧的肘部，适当用力在肘部上下擦摩1~3分钟，以肘部发热为佳，擦摩部位可适当大一些。最后用一手的大拇指与其余四指拿捏肩周，适当用力，从上到下拿捏1~3分钟。每天坚持自我按揉1~2次，开始时手法宜轻，往后每天逐渐加重。避免肘臂受凉、吹风，也要避免过度疲劳，尽量少做伸腕运动。

当然，我们还可以采用各种透热的物理疗法，或是自己每天用热水袋、热毛巾等热敷肘部2~3次，每次半小时，或是每天用艾条悬灸20分钟，都可以有效改善局部的血液循环，消除瘀血，让局部肌肉的损伤恢复。

网球肘针灸诊疗效果很好，这种病例基本上每周都有，也就不一一列举了。

如何预防网球肘呢？首先，大家在进行体育运动前，要做好充分的准备活动，让肘关节充分活动开。年轻的朋友们要记住，在进行网球、羽毛球、乒乓球等运动时，避免局部负担过重，反拍、下旋回击用力时要掌握要领。平时体力活动较少的人，应注意避免突然的肘部过度活动。从事反复伸屈肘关节工作的中老年人，应注意劳逸结合，适度进行有针对性的锻炼。运动后要做好局部按摩，改善局部血液循环。患有网球肘的朋友平时也要加强肘关节的锻炼，增强前臂肌肉的力量和肘关节的稳定性。这样，大家就可以不再为网球肘而痛苦了！

腰肌劳损

几年前，有一个中年妇女在她女儿的搀扶下来找我看病，诉说："我这段时间干些活，腰就酸疼，严重的时候腰都挺不直，腰部发硬，使不上劲，蹲下后站起来就困难，得先拿手撑着地，一点儿一点儿地才能站起来，工作和家务活都没法做，真的太痛苦了！"我一听就明白，这位中年妇女得的是很典型的腰肌劳损。

腰肌劳损是一种常见的腰部疾病，是指腰部一侧或两侧或正中处发生疼痛，既是多种疾病的一个症状，又可作为独立的疾病。因为今年的春天比往常都来得晚，寒冷的天气让人有些无所适从，到医院按摩、针灸科看腰肌劳损的病人也有增加的趋势，我在这段时间看到类似于这位妇女的病人不少。在临床上检查时，这些患者的腰部外形没有什么异常，拍 X 线片也看不出什么问题，只是活动时受到限制，并伴有压痛。一般单纯针刺治疗效果会非常好，这种病例几乎天天都有。这是实习学生庞广赫自己记录的治疗体验：

我是北京中医药大学（11 级中西医结合 B 班）的学生，2012 年因打羽毛球受伤落下腰痛病根，又因长期久坐加重，腰部脊柱左侧常有清晰尖锐的疼痛，左屈时加剧，后仰时左腿后侧发麻，因疼痛和麻木而活动受限，甚是痛苦。至 2015 年 3 月针灸科见习时遇到胥荣东老师，看到老师手法娴熟流畅，稳准狠快，不留针，且很多患者当场取针即见效果，心中仰慕。老师对学生又十分随和，遂请求老师治疗腰痛。老师问过病情，在疼痛处按压取点，而后消毒，以长 75mm、直径 0.70mm 的长针从压痛点进针。进针后感觉针感十分强烈，左半身上至颈项下至小腿都随着老师的手法而酸胀抽掣，然并不觉疼痛，仅在针尖向下肢方向行针时麻窜了一下，因腰痛麻木日久，现针刺到了难受处，心中竟觉得痛快。老师手法甚快，几分钟便完成治疗。出针后感觉非常轻松，老师让再做活动受限的动作，疼痛真的减了大半还多，活动起来也不觉加重。我还是第一次见到这样粗的针，当时感激之余，还很好奇，问及老师手法，老师笑答："心中明了，指下清晰，却是难说清楚。个中奥妙，还得要你们多跟诊、多看书、多体会、多琢磨才可能明白"。老师将长针予我留作纪念，看到这针，不知怎的，总会想起"大医精诚"四字，敬意油然而生。

腰肌劳损的发作有一定的季节性，一般来说，入冬和开春时期是发病的高峰期。这是为什么呢？因为除了过度辛劳会使我们的腰部肌肉劳损之外，寒冷的天气也是造成腰肌劳损的重要原因之一。中老年人由于肾气衰弱，腰部很容易受到外界风寒湿邪的入侵，造成腰部的血管收缩，血液流通不畅。还有些人虽然说体力活动不多，劳动强度也不大，但由于长期的姿势不良，使脊柱处于半弯状态，腰背肌肉一直紧绷着，不能放松，日积月累就会产生劳损，进一步发展形成无菌性炎症，刺激神经末梢，引起疼痛。像长期伏案工作、需要久坐或是久站，以及从事弯腰抬重物、放重物工作的人最容易患腰肌劳损，比如老师、司机、白领、服务员、搬运工等。

近年来，腰肌劳损不再是中老年人的专病，有些患者只有十几岁、二十几岁，大概和他们热衷电脑游戏，长时间坐在电脑前有关系。也就是说，我们腰部的经筋因为受到外界寒气，或是姿势不对，或是长期劳损，引起经筋紧张痉挛而产生筋结，腰部的气血经脉不能通畅，不通则痛，久而久之，腰部气血供应不足，不能得到濡养而疼痛。

一般来说，久坐之后会造成腰部的疲劳感、酸胀感，这是腰肌劳损的前期症状，属于平常我们所说的"亚健康状态"，只需注意改变生活习惯，注意休息就可以自愈。当腰部产生了较明显的疼痛感，前弯后仰时觉得不太舒服的时候，就是腰肌劳损的警示信号了。如果疼痛感已经严重影响了自己正常的生活和工作，蹲也不能蹲，弯腰侧身都很困难，就说明腰肌劳损已经很严重了。更严重的患者会疼得只能卧床，不能起身活动，甚至休息的时候也会疼痛难忍。这个毛病说大不大，说小不小，大家千万不要忽略了。

得了腰肌劳损后怎么治疗呢？镇痛的西药只能暂时止痛，长期服用易产生依赖性和毒副作用，不但无益而且刺激肠胃，损伤肝肾。而医院的一些物理治疗，包括电疗、红外线照射、热疗等方法，做的时候会舒服一点，不做了又会和从前一样。一般患有腰肌劳损的病人都常常喜欢用双手捶腰，或是用热敷的方法来减轻疼痛。如果我们结合针刺、按摩、艾灸及站桩锻炼等方法，效果更好，因为这些方法可以有效松解痉挛的腰部经筋，通过肌肉的放松来改善疼痛的症状，提高身体的正气，甚至腰肌劳损可以痊愈。

在临床上，我一般是先用手指沿着患者腰部两侧的骶棘肌按一遍，找出疼痛点和筋结，然后由上而下进行点穴、弹拨，症状严重的还要配合针刺，重点部位是命门、肾俞、大肠俞、八髎等穴位附近。然后还要在腿上足少阴经筋和足太阳经筋的循行路线上寻找痛点和筋结，重点在太溪、委中、委阳、合阳等穴位附近。这是因为《黄帝内经》认为，腰为肾之府，我们可以通过补肾来延缓腰部经筋的劳损。此外，稍懂中医的人都知道，"腰背委中求"，也就是说我们腘窝中央的委中穴，对于治疗腰部疾患具有很好的效果。

第一次给那位妇女治疗后，她感觉非常舒服，首先腰部肌肉酸疼得没有那么厉害了，走路也感觉轻松很多。一次治疗并不能彻底除根，所以我嘱咐她回家后还要继续在我治疗过的地方和自己摸着敏感僵硬的筋结处慢慢按摩，或是让家人帮助按摩。另外，每天坚持用艾条悬灸，或是隔姜灸20～30分钟。

以后她又来了四五次，基本上症状就全部消失了。然后我又教她站桩的基本要领：腰部有微微后靠的感觉。此后，一直到现在，她的腰肌劳损再也没有复发过。类似的病例很多，比如弟子李若现原来是个西医大夫，第一次见到我时，就给他治疗多年的腰肌劳损，这是他的感悟：

我患腰疾多年，整天忙于诊病疗伤，自己的病倒忽略了，就这样一直拖着，先生让我体会一下针感。正好让先生扎针给我治疗，也感受一下先生的针法妙术。我俯卧于床，先生在我腰部、臀部扎了几针，顿感针针如同电击，麻胀串到脚尖，针感强烈无比，忍受不住说："受不了！"先生没有留针，我站起后，立感腰部轻松，疼痛消失，好痛快。

在先生这里，经常会看到一些患者一针痛消，多年的难病瞬间治愈。先生又告诉我：你年轻，气血旺盛，我行针时手法较重一些，对于年老体虚多病之人，手法一定要轻柔，以免晕针。运针之时，精神要高度集中，只有这样才能体会针下感觉，把握深浅。同时气贯指尖，通过针法将正气输送到病人体内，将邪气驱出，愈病快捷，要达到这种效果就要好好练功，坚持站桩，正如《黄帝内经》所言：提挈天地，把握阴阳，呼吸精气，独立守神，肌肉若一。做一位好医生必须要：上知天文，中知人事，下知地理。古代著名医家扁鹊、张仲景、孙思邈、华佗等均为修功达道之人。

先生下班后就在花园里教我练习站浑元桩：身体自然站立，双脚分开与肩同宽，可呈外八字，双手指至胸前，曲肘环抱，两手各似抱一气球，全身则如浴水中，体会舒适自在之感觉，久之则物我皆忘，似与天地融为一体。先生亲自带我练习推手。几年来坚持练功，练习针法，适时来京向先生请教，先生每出外讲学，让我随其左右，言传身教；先生亦时时电话指导。先生不仅传我武学、针道，更是我人生的导师，生活中每遇疑难先生必给我破疑解惑，先生不仅医术高超、武功高强，而且深通佛学，在古玩鉴赏方面有独到见解。先生的人格魅力深深影响了我！先生常勉励我：要学好中医必须熟读《黄帝内经》；还要读《易经》开启思维，提升智慧；

筋柔百病消

读《金刚经》、《坛经》能明心见性；读《冰鉴》懂识人、用人之道；读《道德经》能淡泊明志、宁心致远；读《孙子兵法》明人生、处社会，一路畅通。

后来在先生的引导下，我又拜见了山西李可老先生，学习古中医学，使我在医学的道路上如虎添翼，许多慢性病、疑难病迎刃而解。2009年底先生受山东卫视《养生》栏目之邀，拍摄了十多期大成拳养生节目，使大成拳得到很好的传播。几天时间里，我陪同先生，先生口传心授，耳提面命，使我更加系统地掌握了大成拳的真髓。之后，我们一起又在济南孔乐凯先生的诊所拜会了李可老夫子，聆听他对中医理论及独特用药经验的精辟分析。多年来，先生一直在武学方面言传身教，从针道开始将我引入中医行列，先生的言行使我的人生不断圆满！

后来李若现将女儿李亚勤送到北京和我跟诊学习三年，帮助我记载整理了不少病例。前年考上了针灸研究生，还经常抽时间到诊所跟诊学习。

年轻的朋友由于平时多坐办公室，到了周末一定要多出去活动活动，比如外出散步、爬山、划船、游泳、采摘等都是调节全身肌肉的好方法，可以平衡久坐或是久站造成的肌肉不调。平日也可将双手搓热敷于腰部，对缓解腰部肌肉僵硬有很好效果。

腰背肌筋膜炎

腰背肌肉筋膜炎，虽然名字听起来很陌生，但确确实实属于一种极为常见的疾病，可以说在咱们成年人里面，几乎每个人都有轻重不同的问题，它实质上是腰背肌肉筋膜的无菌性炎症。

这个毛病一般没有明显的外伤史，外表也看不出有太多的异常改变，多数人的生活也都可以正常地进行，但就是腰背部老感觉疼痛、僵紧、难受。平时没事时，这个毛病不会来烦你，但只要稍微忙一点儿，比如坐得时间长了，写东西时间长了，上网时间长了，腰背部会感觉到很酸痛，疼得厉害时，非常影响工作和生活。

腰背肌筋膜炎，说白了就是一种长期的静力性劳损。所谓的静力性劳损，是指长期的伏案工作造成的肌肉劳损，过去多发生在文职人员或者一些流水线工人等相对单调的工种中，现在为什么比较普遍，就是因为咱们

325

电脑使用的广泛，尤其是长时间玩游戏，还有就是长时间开车。

随着社会环境的改变，这个病已是大量存在，因为身体长时间地静止不动，使得肌张力长期处于增大的异常状态，造成虽然没有过多的剧烈运动，但是肌肉还是很疲劳的。连金属都会疲劳，何况肌肉。肌肉疲劳使得软组织的血液供应减少，代谢物会积聚，久而久之，肌肉的弹性和韧性都会发生改变，严重的会出现不可逆的改变。

而且，许多人的坐姿又不是很端正，往往跷个二郎腿，歪向一边；两只手的使用也是不一样的，多数人是习惯用右手，这就造成双侧脊柱受力不平衡，由此会引发脊柱的后突、侧歪，也就是破坏了脊柱的内在平衡，出现各种畸形，最终引起一部分腰背肌筋膜的张力改变，这种肌肉筋膜长期处于紧张状态，发生损伤的可能性就大大地增加了，这也是静力性腰背肌劳损的一个过程。

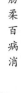

还有一部分是指运动性的劳损，这是指长期的超生理负荷的工作，比如说在农村插秧的农民，还有一些搬运工人等重体力劳动者，这样长期的超负荷工作，会使得肌肉长期处于痉挛的状态，充血，水肿，发生无菌性炎症，乃至变性，所谓变性就是有坏死、有瘢痕的收缩。

还有一种情况是背部受凉，影响了腰背部肌肉筋膜血液的循环，使得血管渗透性受到影响，从而加重腰背部的病理反应，最后导致腰背肌肉筋膜的炎症。所以，以上各种因素，有时候还往往容易同时出现。比如说，咱们往往用电脑的时候，同时吹着空调，所以很容易受凉和长期的静力性劳损同时出现。挑担子的农民，往往也是在劳动的时候，也可能受到风邪的侵袭，尤其在山上，也可以受到风寒的侵袭，这样的话，两个作用会同时出现。还有咱们一些用电脑的朋友，坐办公室的朋友，往往有时候又会去打球踢球，突然剧烈的运动前准备活动又不充分，这些都可以综合地作用到人体，这样就使这个病变得更为复杂。这个病在中医里面叫做腰部伤筋，腰痛也可以归到这个范畴，尤其是腰部的经筋，长期被牵拉扭曲，最后造成它的痉挛渗出，风寒湿邪可以侵袭，可以进一步加重这个症状。反复的损伤可以形成瘢痕条索状的物质，也就是我常说的筋结，它会使得经脉不通，造成气血循环不畅，所谓的不通则痛嘛。

腰背肌筋膜炎的治疗还是以在局部寻找痛点与筋结为主，腰背肌的范围比较广，大家寻找的时候要格外细心，主要去找比较敏感的压痛点，还有一些比较僵硬、僵紧的肌肉，这些都要找，找到以后，用按揉、弹拨的方法，把僵紧的筋结放松。

还有灸疗，对这个病也是一个很好的办法。病人趴在床上，用特制的艾灸盒，放上艾条，这样在疼痛的部位找阿是穴，做灸疗。当然在太溪、承山、委中，也可以用灸疗，假如很虚的朋友，也可以在关元、气海，还有足三里，多做些灸疗，这样会起到增强体质的作用。这个病治起来要有耐心，虽然劳损得比较厉害，但是通过按摩，还有灸疗，在某种程度上可以缓解症状，有的病人时间长了，同时还要配上站桩，站养生桩，这样效果会更好一点，这样可以从内在改善肌肉的血液供应，促使僵紧的肌肉得到放松，改善局部的气血循环，这样做起来效果会更好一点。

这个病单纯针刺治疗效果也很好，临床上这种病例很多，几乎每周都有几例。比如，这是 2015 年 8 月 15 日@东源文际医疗发布的微博："昨天小编第一次跟诊，很紧张，叫第一个候诊的病人时，患者半天没有过来，又怕出错，赶紧跑到患者身边催促她，才知道她腰疼无法立即站起来，进诊室@胥荣东主任医师看过后，让患者俯卧位在床上，进行针刺，整个过程只有两三分钟，患者起身，顿感腰部轻松，可以自己站起身来。"

这个病要从两个方面来预防，一方面是尽量注意减少造成腰背肌疼痛的原因，好比坐得时间不要过长，劳累也不要过度，另一方面，要尽量避免受到风寒的侵袭。

腰腿痛

现在，在中老年人中，腰腿痛是很普遍的一种疾病，医学界基本上把 80% 的腰腿痛都归于腰椎间盘突出。腰椎间盘突出症这个概念是两位外国医生在 1934 年提出来的。一开始大家也不是很承认，但是后来逐渐有 CT、核磁的出现，很容易看见有一个椎间盘突出，大家觉得很直观，也就逐渐认可了。腰椎间盘突出很多人选择手术治疗，所以临床上很多腰腿痛的病人也选择手术治疗，但是有时手术并不像想象的那么理想，甚至还会复发，这是一个值得我们重视的问题。

1984 年我刚工作的时候，我们中医骨伤科的主任叫刘维，他跟我聊天的时候告诉我，他以前经常给病人做腰椎间盘的常规手术，但是有些效果并不是很理想。其中有一个很严重的病人，当时选择不做手术，过了几年以后刘主任奇怪地发现他所有的症状都消失了，他也觉得非常惊讶，就问这个病人在哪儿做的手术。病人告诉他没有手术，只做了一些针灸、按摩等保守治疗。刘主任就觉得不可思议，因为按照他以前的理解，这些保守治疗是不可能把这些症状都去掉的。这个事儿对他的触动很大，后来他就一直研究保守治疗。

在上海有一个搞外科的老先生叫做宣蛰人。他以前也是坚信腰腿痛是由于椎间盘压迫神经根造成的，所以他一直在给病人手术。后来在1957年，自己也突然得了很"标准"的腰椎间盘突出症，他权衡了好久，最后没有去手术，他就卧床休息，居然也完全治愈了，而且在以后的四十年里未曾复发过，也没有留下任何后遗症。所以他就觉得这个事儿值得研究，从那以后，他就基本上不再做腰椎间盘的常规手术了，他就研究软组织损伤，最后发现椎间盘的好多问题是软组织的问题。很多中老年人体检时发现有腰椎间盘突出，却没有任何症状，反过来讲，有些典型的腰椎间盘突出的病人，CT、核磁检查却并不一定都有突出，这就说明了咱们影像学上的椎间盘的突出跟临床的症状并不是完全相符的。其实，如果影像学有椎间盘的突出，又有典型的腰腿痛症状，也不能说明这些症状就是椎间盘突出造成的，这是一个很简单的逻辑。所以，我建议大家不要轻易地去做手术。

上海曾经有专家做过统计，把1200例的腰腿痛病人仔细分类，其中属软组织病因的腰腿痛占了将近70%，骨科以外的疾病占了13.13%。真正属于"腰椎间盘突出症"的病例还不到1%。这说明真正的腰椎间盘突出症在临床上是很少见的。也就是说，这些腰腿痛的病人真正需要手术的是很少的，可是咱们现在临床上相当一部分的腰腿痛都认为是椎间盘突出造成的，按照这个理论许多人都得手术。这就说明为什么好多"腰椎间盘突出症"的病人手术效果并不理想，尤其是远期疗效并不如期望的那样理想，因为许多人真正的病因不是椎间盘的问题，而是椎管内外的软组织出了问题。

我们大家都知道，腰腿痛主要是以疼痛为主。举个很简单的例子，咱们在椅子上坐着，假如坐的姿势不正或者某些特殊体位压迫臀部的时间太长了，就发现我们的一条腿会麻木，麻了以后当然走路可能不太方便，起来后需要活动一会儿，当麻木解除以后，才能正常地走路，其实这个麻木感觉就是典型的压迫周围神经，尤其是坐骨神经。这就说明神经受到压迫的时候是不会产生疼痛的，而只会产生麻木和无力的感觉。

腰腿痛不是神经根受压迫造成的，那究竟是什么原因造成的疼痛呢？

经过宣蛰人老先生几十年的研究，他发现无菌性炎症这种化学刺激才是引起疼痛的真正原因。举一个简单的例子，我们老说"往伤口撒盐"，为什么伤口撒盐就会痛？因为伤口周围离子的成分改变了，化学炎症刺激的道理也是一样的，所以单纯压迫神经根并不会产生疼痛的感觉。这同样能很好地解释所谓的"腰椎管狭窄"的典型症状——间歇性跛行，走路肌肉很疲劳，产生了大量的炎症刺激，刺激以后人就必须休息一下，休息后肌肉的代谢产物重新吸收，又能走了。所以，有些病人得了腰腿痛，疼得很厉害，其原因并不是椎间盘压迫了神经根。假如椎间盘压迫脊髓和神经根，会出现麻木无力的症状。

再者，人的神经对这种渐进性压迫的适应能力是很强的，比如说驼背的人并不会出现肢体的麻木、疼痛，因为身体已经慢慢适应了。还有过去有些人年轻的时候得了结核病，结核病侵占到脊髓，他脊柱畸形很厉害，但是可以完全没有周围神经的神经根压迫症状。这也说明了椎间盘有些突出并不一定会造成症状。当然极个别的病人，大概不到1%的腰腿痛病人，确实是由于椎间盘突出造成的。临床数据已经证明这个比例是很小的，远非咱们现在认为的这么多。

实际上，我们目前许多所谓的"椎间盘突出症"，只不过是CT或核磁结果显示的"椎间盘突出"。人的椎间盘在20岁发育成熟，以后就逐渐开始退化，到40岁左右，每个人的椎间盘都会有不同程度的突出，这是人体的正常退化，如同人老了长皱纹一样，一般不会引起症状，突出只是一种现象而不是一种病，只有当突出物压迫或刺激神经根产生腰腿疼麻等不适症状时才叫病。人岁数大了都会有突出，但不一定人人都会有腰腿痛。现在许多医生临床检查时过于依赖CT、核磁等辅助设备，看到结果上显示突出就按突出症来治，这是不妥的。所以影像学跟疾病的实质有时候是有很大差距的，这个大家一定要了解，这也就为我们保守治疗提供了理论依据。这是学生李亚勤写的跟诊随笔：

2011年11月，一位19岁的杨姓男孩来诊，患者腰痛伴左下肢麻木无力，在北京某著名三甲医院诊断为"椎间盘突出症"，医院要求其手术治疗，其父亲专门从外地赶回北京，多方打探找到胥老师。看到孩子的父母坐立不安，老师没有多说，让患者趴在床上，第一次就用粗针针刺其腰臀部筋结，针刺一分钟后嘱其下床，患者症状基本消失，后来症状有所反复，前后治疗8次患者症状完全消失。针刺的时候还发现男孩的患侧腰背无汗，

329

老师讲，这叫做"偏沮"，特征是汗出偏于半身，即半身有汗，半身无汗，是经脉不通的表现。《素问·生气通天论》说："汗出偏沮，使人偏枯。"马莳注："或左或右，一偏阻塞而无汗，则无汗之半体，他日必有偏枯之患。"张志聪注："汗出而止半身沮湿者，是阳气虚而不能充身遍泽，必有偏枯之患矣。"最后一次治疗时，患者患侧腰部依然无汗，嘱其应继续针刺，患者因惧针而未能坚持继续治疗。

再看一例：马先生，三十多岁，正值壮年，但是腰腿痛，左下肢麻木、无力，跛行，不能久坐、久行，需要长时间的卧床，否则不能自持！医院诊断为"腰椎间盘突出"。第一次来的时候，其妻立在一旁，愁眉不展，语言冰冷；第二次，患者针刺后不见症状改善，反而下肢针刺过的部位触痛明显，在外候诊的时间也只能躺着，这次，妻子的态度更是怀疑、冰冷，好在老师再次针刺之后，触痛已不明显，继续回去将息；第三次，患者症状减轻不少，仍跛行，左侧小腿仍觉麻木、无力，服中药感觉不错，但是汗出较多，妻子话也因此多了起来，关于针灸、中药的问题也多了起来；第四次，妻子笑容满面而来，甚至于老师纠正站桩姿势的时候，二人很开心地要拍照；第五次，患者的药物调整之后汗出已经好转；第六次，患者左侧小脚趾的麻木减轻了。马先生的腰腿痛在一次次地减轻，其妻子的态度也在变化，如此看来，针灸看的不只是患者的腰腿痛，整个家庭都随之和谐起来。

医学界有种观点，认为"椎间盘突出"可能是人进化为直立行走后出现的"人类特有"的疾病。虎、狼、猫、狗等四肢着地的大型哺乳动物，运动时候脊柱是水平的，椎间盘是竖立位置的，因为地球重力作用，很难造成向上向后背方向突出。而人体直立行走后，脊柱是垂直方向的，椎间盘大致是水平位置的，因为地球重力对脊柱运动产生的分力作用，很容易造成椎间盘向后背、向斜下方向突出。据此观点，认为大部分人在其一生当中，都会出现数量、成度、轻重不等的椎间盘突出。比如某位博士说："直立行走虽然解放了双手，但为此达成的进化妥协，也带来了骨骼剧变的烦恼。人类的祖先在用四只脚走路的时候，是脊椎（应该是颈椎）大，腰椎小。直立行走之后就恰恰相反，脊椎（应该是颈椎）小，腰椎大。脊椎从原先的起拱顶作用，变成了今天充当承重的立柱了。这种脊椎从耗能的角度看，既经济又有效，维系着人体平衡和双足移动，但却承受了过度的压迫。椎骨在受到长期挤压时，椎间盘就可能会突出，压迫脊椎神经，引起疼痛。"

这种似乎科学的说法貌似很有道理，但实际上从不直立行走的犬类也会罹患所谓的"椎间盘突出症"，比如京巴犬。病犬一般在2岁后出现症状，大多集中在5岁。病犬会突然感到背部疼痛，后肢及尾巴不能动且无知觉，疼痛严重时嚎叫、打滚。患慢性"腰椎间盘突出症"的病犬症状类似抽筋，后肢蜷缩，前肢抓挠，有时打滚或大小便失禁。

前面讲的那两个例子为什么保守治疗有效？如果按照咱们传统的说法，既然椎间盘突出了，那你只能把它回纳，让它回归到正常的位置，这样才能解除痛苦，消除症状，实际上因为这些疼痛不是由于椎间盘突出造成的，而是由于脊神经根周围，椎管内外软组织的无菌性炎症造成的。按照中医理论来讲主要是筋出了问题。像年轻人受到外界风寒、湿邪、外力的侵袭，中老年人身体机能衰退，肌肉僵硬，都容易导致腰部的筋紧张痉挛。通过中医保守治疗方法，如针灸、按摩以及艾灸治疗，包括养生功法锻炼，就会有很好的疗效。所以不管是医生还是病人，都一定要分清腰腿痛到底是周围软组织问题，还是真正是那个不到1%的椎间盘突出症造成的损害，这样才不至于误治。临床上绝大多数的椎间盘突出症可以针灸治疗，如果治疗得法的话，效果多数比手术要好，这种病例很多，一些弟子和我学习了经筋病诊疗技术后，治疗效果也不错。这是弟子李冰记录的病例：

去年门诊来了一位男性患者，60岁，西医诊断是"腰椎间盘突出症"，腰痛伴有右下肢的坐骨神经痛。他访问了许多专家，也经历过许多治疗，西医建议做手术，患者希望保守治疗。胥老师给他针刺了腰部及下肢的筋结后，他自述身体轻松了很多，对老师也是万分感谢，前后治疗二十余次，并配合站桩，症状完全消失。他看了老师的书后对老师书中的腰突不手术的观点非常赞同。还有一位姓戴的女性患者，70岁，退休前是一家卫校的老师。几年前剧烈腰痛，骨科诊断为"腰椎间盘突出症"，说如果不手术的话三个月就瘫了。经多方打听找到胥老师，老师在其腰部筋结处用长针针刺，治疗了一个多月，症状完全消失，可以回家带小孩。到现在已经三年多了，腰痛再也没有复发。

有些朋友会认为这只是你们中医的观点，我们来看看西医专家的看法如何。笔者所熟识的张光铂教授，是著名的西医骨科专家，《中国脊柱脊髓杂志》主编。有网友读了他的《再谈腰椎间盘突出症诊治中存在的问题》论文后，感慨道："没想到在当下还竟然有这么客观务实的骨科专家，文章出自骨科专家的手笔更是难能可贵，向张教授致敬！如果中国多点这样的医生，那真的是广大患者的福音。文章原刊载于专业刊物，普通患者一般看不到，所以我觉得应该拿出来让更多的病人阅读，以便对自己的疾病有一个正确的认识。"今将原文附后，供大家参考。

附：再谈腰椎间盘突出症诊治中存在的问题

腰椎间盘突出症是骨科最常见的病症之一，也是诊治方面存在问题较多的疾病。过去在全国学术会议或专业期刊曾做过多次讨论，对这些问题可以说是"老生常谈"，但既然问题存在，我认为还是要再谈。当前诊治方面的混乱，正说明讨论得还不够，至少是尚未广泛深入人心，有时候知道是一回事，真正认识和做到又是一回事。为简练文字，这里不妨也模仿社会上通俗概括的写法，将"老生常谈"的问题概括为"三多"，提倡应该做的为"三要"。

1. 在诊治方面目前较普遍存在的问题

（1）过多地依赖影像学检查：前些日子和一位北京骨科老前辈闲谈，他说："目前骨科医生门诊看腰腿疼病人有三种情况：年轻医生是只看片子，不看（检查）病人；中年医生是先看片子，后看病人；老医生是先看病人，后看片子"。尽管是笑谈，但也反映出目前临床医生忽视患者的临床表现，且不重视理学检查是一种较普遍存在的现象。

（2）过多地采用手术治疗：为了说话有据，我曾经做了一点调查，在我院门诊影像学报告有明确椎间盘突出者，医生在病历上给出的治疗处方近80%是手术治疗，不管是初次发病者或是体征并不明显者。但临床实践告诉我们，腰椎间盘突出症大多数甚至绝大多数是可以通过非手术治疗好的。我院工作人员患有重度腰椎间盘突出症者不下15人，而接受手术治疗者屈指可数，特别是其中的几位外科医生（包括普外、眼科、妇科等）无一例外地拒绝手术治疗，目前他们有的已年过六旬或退休，但他们也无一例外地仍工作在外科第一线。外科医生自己不愿接受手术，那么当他建议病人手术时是否也应慎重。

（3）过多地应用内置物：近年来由于内固定或内置物的发展，丰富了腰椎间盘突出症手术治疗的方法，合理的内固定可兼顾减压、稳定与椎间高度等问题。但是否每一例单纯髓核摘除术都要行cage置入？用了cage是否还要用内固定？这是值得商榷的问题。有位与我熟悉的朋友，请我看过

筋柔百病消

由一位高年骨科医生手术治疗的腰椎间盘突出症患者的片子，虽不了解该患者临床症状体征如何，但从其 MRI 图片上看，是较单纯的下腰多节段的轻度椎间盘膨出，却采用了广泛椎板切除减压，多节段 cage 置入及长节段内固定，结果症状反而增多，尽管这是个别例子，但不恰当地、过多地应用内置物会带来多方面的负面影响和效果。

2. 对腰椎间盘突出症诊治应遵循的原则

（1）要辨证（征、症）施治：中老年人的下腰椎如经敏感且分辨率高的 CT 或 MRI 检查，有椎间盘病理改变是常见的。有了影像学改变，不一定有临床症状或体征，只有影像学改变而没有症状和体征的腰椎间盘突出一般是不需要治疗的。有影像学改变，又有下腰痛，也不一定是腰椎间盘突出症，因为下腰痛的原因很多，它是涉及多科疾病的常见症状，若不仔细检查，认真"辨证"分析，则容易将主要致痛原因忽视而错治。

（2）要以椎间盘突出的病理改变为基础选择治疗方式：目前治疗腰椎间盘突出症的方法很多，如各种保守治疗（中医、西医的）、各种介入及微创外科治疗、不同方式的开放手术治疗等，它们之间不应相互排斥，而是各有所长，各有其最佳适应证。正确治疗方式的选择要以椎间盘突出的病理改变为基础，明确是椎间盘单纯退变还是椎间盘膨出？如有突出，突出到什么程度？有无钙化？是否合并椎管其他病理改变（如黄韧带肥厚、侧隐窝狭窄）？要根据椎间盘不同病理改变选择不同的治疗方法，即"一把钥匙开一把锁"。那种排斥其他，想用一种方法治疗所有类型的椎间盘突出症的做法是不可取的，也是不科学的。

（3）要以"有限手术"为外科治疗的首选：合理有效的治疗要以准确的诊断为前提，所谓准确的诊断是指治疗前，除明确椎间盘病变的部位（左、右）节段（单、多）及病理改变外，更重要的是了解致痛的真正部位，即所谓"责任"部位或"责任"椎间盘，这样才有可能使某些较复杂的腰椎间盘突出症，采用"有限手术"原则而解决患者的病痛。用所谓"彻底"或"预防性"手术治疗大多数腰椎间盘突出症患者是不适宜的，将手术做得过大不仅给患者增加痛苦及经济负担，更可能带来的是与预期相反的效果。

上述问题不一定找得准，观点也不一定完全正确，愿与同道们商讨。提出问题的初衷是为了改善目前"状况"，"提出问题"只能是"解决问题"的第一步。上述问题的解决有赖于反复深入讨论，相互学习，共同提

333

高，统一认识；有赖于相关专业学会及媒体，在"以人为本"的思想指导下，以社会责任感为己任，做正确的学术导向，更有赖于各单位学术带头人以身作则及言传身教。本人愿与同道们共勉，为进一步提高我国腰椎间盘突出症的诊治水平而努力。（原文刊载于《中国脊柱脊髓杂志》2004 年第 6 期）

国外的研究表明，引起腰腿痛的原发病有 150 多种，而所谓的"腰椎间盘突出症"只是其中的一小部分。临床上患者腰腿痛的原因有可能是比较单纯的，也有可能是多因素的，尤其是老年人腰腿痛多数有几种原发病，有可能是多种疼痛病因的叠加。目前临床常见的误区是，只要患者主诉腰腿痛就不假思索地让患者去做 CT 或 MRI 检查，而忽视详细的病史询问与认真的体格检查，其结果就容易导致临床诊断程序简单化。由于"无症状腰椎间盘突出"与腰腿痛原发病多样性的客观存在，这就对腰腿痛原发病的临床诊断提出了有力的挑战。

"无症状腰椎间盘突出"指的是影像学（CT 或 MRI）上发现有突出的椎间盘，但并未直接导致相应的腰腿痛等临床症状，这种现象在临床上很常见。笔者曾在微博里谈论针刺治疗腰椎间盘突出症，其中一位西医骨科主任医师提出质疑说："你能把突出的椎间盘扎回去吗？"我反问："国内外的有关研究发现，无症状腰椎间盘突出在正常人中高达 30%～50%，难道这些人你也都给做手术吗？"后来那位骨科主任医师表示，对于腰椎间盘突出症自己还是尽量先让患者保守治疗云云。

因此有学者提出，腰椎间盘突出症从某种意义讲属于部分自限性疾病，也就是说，绝大多数的"腰椎间盘突出症"在某种程度上可能和"Bell 麻痹"（也就是所谓的"周围性面瘫"）是一个性质的疾病。据笔者的经验，从针灸治疗角度来说，多数的"腰椎间盘突出症"要比"Bell 麻痹"容易治疗。

上海曙光医院东院骨科黄仕荣主任医师认为："无症状腰椎间盘突出"系指影像学（CT 或 MRI）上发现有突出的椎间盘，但并未直接导致相应的腰腿痛等临床症状。这种现象在临床比较常见，国内外的有关研究发现，无症状腰椎间盘突出在正常人中高达 30%～50%。这说明椎间盘突出不一定都会引起典型的腰腿痛症状，而在中老年人中常见的腰腿痛症状的疼痛根源有很多种，椎间盘突出只约占 1/5 的比例。那么为什么 CT 或 MRI 等影像学检查有椎间盘突出与神经根受压却不引起疼痛症状呢？通过有关研究我们知道，正常神经根具有结缔组织膜保护，其本身具有一定的弹性，对

筋柔百病消

外来压力能够产生一定的弹性避让作用。所以神经根受压时，可无疼痛发生，只有神经根受压超出其本身的弹性避让范围，并出现神经根炎症水肿时，才会引起疼痛。无症状腰椎间盘突出的生理学基础还在于椎管储备容量机制，即突出椎间盘组织椎管内机械占位的可容性和人体对突出椎间盘组织的代偿效应。还有实验证实，机械压迫并不直接产生根性神经痛，而根性神经痛主要是由继发炎症水肿所致。没有症状的腰椎间盘突出说明无病，就无须治疗；而有腰腿痛症状的患者的真正病因是否一定就是突出的椎间盘所致须慎重考虑，并依据诊断程序与腰椎间盘突出症的诊断标准对照进行。"无症状腰椎间盘突出"还包括那些经过非手术疗法治愈的有症状的腰椎间盘突出症患者。一切非手术治疗的最终目的就是设法使有症状的"腰椎间盘突出症"变成无症状"腰椎间盘突出"，而只要这个目标可以达到，在临床上就算是"治愈"，此时突出的椎间盘组织就可以"就地"（突出的髓核组织尚在原位）安静下来，与我们机体相安无事，其身份就从一个动荡不安的对人体造成危害的"坏分子"自然改造成一个安分守己的"良民"。对此，我们不妨称之为"寂静的椎间盘"（silent disc），其实质就是"无症状腰椎间盘突出"。以上事实都说明突出的髓核组织并非完全具有致病性。因此，有学者提出"突出髓核组织无害化"的观点，即人体腰椎内突出的椎间盘髓核组织在某种阶段、某种程度上，只要没有导致疼痛等临床症状就是无害的，或有症状的患者经过治疗后疼痛消失也是无害的，多数情况下不必手术摘除而后安。无症状腰椎间盘突出这一常见现象的警示意义主要在于，部分病例经 CT、MRI 证实有腰椎间盘突出，但有可能却不是引起腰腿痛的真正原因，并可能会局限并误导经治医生的临床思维，从而忽略了详细的病史采集与体格检查。其实，这种无症状的生理退变在正常人群中很常见，譬如无症状结石、无症状骨刺、无症状脑梗、无症状高血压、无症状动脉粥样硬化，等等。

　　对于腰腿疼痛，用常规的针刺疗法效果较好，但这属于医生的专业范围。平时大家的保健可以在腰腿部寻找疼痛敏感的筋结，重点是阿是穴及环跳、委中、承山等穴位附近，用点穴按摩的方法，将紧张的筋结揉散开，效果是非常好的。病人还可以采用俯卧位，请家人沿着后背督脉和足太阳经筋的走向，两手反复揉按腰骶部，手法要轻柔，如此可以温经通络，缓解筋的痉挛状态。如果疼痛已经发作，那么应该尽量找医生用保守的方法治疗，适当卧床休息。如此，大多数人的腰腿痛是可以治愈的。

髋关节扭伤

腿部的髋关节是我们身体的一个大关节，主要功能是负重及维持相当大范围的活动，具有稳定、有力而灵活的特点。因为髋关节的结构稳定，一般伤筋的机会较少，但髋关节的扭伤在临床上并不少见。

髋关节扭伤主要是由于在走路的时候动作失调，比如在上坡、下坡的路面上行走，或是下台阶的时候一不留神踩空了，使髋关节发生了突然超出生理范围的扭转所造成的损伤。此病常见于 4～10 岁的儿童，这是因为小孩肌肉韧带的发育还没有像成年人那样完全，身体活动容易超出生理范围，整体协调能力又较差，所以很容易失去平衡，让髋关节受到损伤。成年人则是因为弯腰搬重物扭伤或局部撞击，使髋关节受伤。

一般轻度的损伤还达不到关节脱位的程度，但是髋关节的前、后、内、外各个部位的软组织都会受到不同程度的牵拉伤害，患者的髋部会疼痛、肿胀，走路时明显跛行，有时用足尖点地来支撑，行走呈跳跃状，严重的完全不能行动。

关于此病，西医有"外伤性髋关节滑囊炎""幼年性髋关节半脱位"的说法，中医界形象地描述此病为"髋掉环"，认为此病为筋脉受损，气血运行不畅，不通则痛。临床上对急性的髋关节扭伤，常采取冷敷、热敷、贴伤膏等治疗方法，疗程长，疗效不肯定。既然此病是软组织发生了病变，那我们就可以从筋的角度入手治疗。因为髋关节扭伤多为儿童，扎针因有恐惧心理而不配合，所以在临床上我用按揉筋结和点穴的方法来代替针灸治疗，既消除小孩子恐惧的心理障碍，又防止滞针，还能达到疏利关节、畅展筋络、缓解肌肉痉挛的作用。当然，对病情较重的患者或是成年人，主要还是用针刺治疗法，如果配合活血化瘀、行气止痛的中药热敷或内服，临床效果更佳。

治疗重点是在髋关节周围寻找疼痛点，往往压痛明显的部位可以触摸到紧张僵硬、条索状的筋结，用中等力度按揉 5～10 分钟。

一旦孩子出现了髋关节的扭伤，家长们先不必惊慌，安抚好孩子的情绪，让孩子仰卧休息，自己便可以帮助小孩子按揉来解除痉挛，稍后可送往医院诊治。如果病情严重到不能下地，不能行走，那么就应该迅速及时

筋柔百病消

336

地送往医院，请专业的医生进行治疗。

梨状肌综合征

61 岁的马女士因为左侧臀部疼痛而烦恼不堪，而且疼痛不仅是在臀部，还慢慢放射到左腿，像过电一样，导致她不能长时间行走、站立，这个毛病一直困扰了她 7 个月。马女士在当地医院按腰椎病进行针灸、按摩等治疗，没有明显的疗效，甚至病情还加重了。后来经一位朋友介绍，到北京找到了我来求诊。我给她查体时发现，她左侧梨状肌有明显的压痛，害怕被按，再加上腰椎 X 线片显示为双侧髂嵴高度不对称，我初步诊断是"梨状肌综合征"。

这是一种什么样的病症呢？大家都知道，我们的臀部肌肉非常丰满、结实。梨状肌就是臀部一块深层肌肉，它的形状有点像梨，所以被形象地称为"梨状肌"。梨状肌的主要作用是协同其他肌肉完成大腿的外旋动作。简单一点说，梨状肌综合征就是由于梨状肌损伤、压迫坐骨神经所引起的以一侧臀腿疼痛为主的病症。

在治疗中，这位被疼痛折腾了几个月的马女士忍不住问我，为什么自己会得这种综合征呢？我告诉她，梨状肌的损伤是导致梨状肌综合征的主要和直接原因，大部分患者都有外伤史，如因跨越、站立、扛重物下蹲、负重行走而引起的闪、扭等。这些动作使得髋关节过度内旋或外展，梨状肌过度牵拉或收缩而撕裂损伤；或者长期活动髋关节、持续保持一种姿势等。梨状肌受到损伤后，局部充血水肿或痉挛，反复损伤导致梨状肌肥厚，可直接压迫坐骨神经而出现梨状肌综合征。此外，梨状肌与坐骨神经的解剖关系发生变异，也可导致坐骨神经受压迫或刺激而产生梨状肌综合征。像寒冷的刺激也会诱发这个病。

马女士听了马上"哦"了一声，又若有所思想了一会，告诉我，她是一位运动爱好者，每天都要去家门口的健身中心做各种锻炼，曾经有一次弯腰时没注意，把臀部肌肉拉伤了，开始也没有特别在意，但后来慢慢就发现左侧腰臀部疼痛加剧，以致发展到现在这种较严重的情况。马女士很疑惑地问我，自己治了这么长的疗程，为什么不好转，反而病情还加重呢？我告诉她，这是因为在腰腿痛的临床治疗中，许多人包括医生对梨状肌的

337

病变认识不足，而且梨状肌的病变是用现代化的设备检查不出来的，医生必须具备丰富的临床经验，并细心检查才能检查出来。如果忽视了对梨状肌的治疗，就会出现疗效不显，甚至加重病情的情况！

明确诊断了之后，治疗就有针对性了。这是一个典型的经筋疾病，可以从筋的角度入手治疗。因为梨状肌的部位较深，一般来说，像理疗、按摩及痛点封闭等常规治疗，效果往往不理想。当时我采用针刺治疗，取局部的阿是穴，以长针针刺为主，配合肢体远端取穴及腕踝针，并嘱咐她每天坚持用艾条悬灸腰臀部的阿是穴，经过四次的治疗，马女士的疼痛消失，可以长时间站立和行走，逛商场、爬楼梯都没有问题。后来在临床上，梨状肌综合征的病人我还碰到了好几例，都是用类似的治疗方法治好的。

西医所说的梨状肌综合征，在中医属于"坐臀风"的范畴，也就是坐骨神经痛的范畴。它与足少阳经筋的关系最密切，通常来说，大家可以沿着足少阳经筋的循行路线寻找筋结，对敏感压痛的阿是穴和筋结多多留心，将其揉散，揉到不痛，就能有效缓解疼痛的症状。

此外，需要提醒大家的是，在日常工作劳动中，还是应该避免再次受到外伤，也避免重体力劳动及风寒刺激，以免加重病情。

大家在了解梨状肌综合征之后，当自己的亲朋好友得了腰腿痛时，尤其是各种常规治疗没有明显疗效的时候，一定要想到这种痛很有可能是梨状肌的问题，千万不要像这位马女士，浪费了几个月的时间，尝试了各种方法，就是没有解决根本问题，从而带来不必要的身心痛苦和经济上的负担。只有诊断正确，才能做出正确的治疗！

下肢水肿

中老年病人有时候会无缘无故突然发现一侧小腿出现水肿，一条腿比另一条腿粗不少，胫骨内侧这儿一按就出现凹陷，手离开，凹陷也不容易恢复。去医院做了好多检查，也没发现有蛋白的异常，肾脏功能异常。大家知道，假如有静脉血栓，栓子脱落的话，它会堵在大隐静脉这儿，整个下肢都会水肿，而且会突然起病，疼痛很厉害，皮肤表面潮红，但触摸起来，局部温度又不高。这与我刚才说的单侧水肿很容易区别出来。我这里所说的只是单纯的下肢水肿，原因也不是很清楚。那我们应该怎么办呢？

首先要做相关的西医检查，排除全身性疾病，包括对药物过敏引起的水肿，低蛋白水肿，以及心脏、肾脏等疾患引起的水肿等。把这些原因都排除了，然后我们再考虑，很可能是我们的足少阴经筋出了问题。因为中医认为，肾是主全身水液的，如果经筋受了寒邪或是外伤而痉挛了，就会导致经脉气血的不通畅，最终造成肾主水液的功能异常而产生下肢水肿。

这种水肿都是发病比较突然，一般单侧比较多见，极少数的时候是双侧，下肢的皮肤呈苍白色，或者有像蜡一样的光泽，用手摸上去有弹性，没有红肿、疼痛和发痒的感觉，皮肤温度比正常的要低一些。病人往往还伴有腰酸和腿痛的症状，一般还有腰部扭伤的病史。曾经有一个病例，我们医院一个同事的母亲，有一次突然左下肢水肿了，在门诊也是查好长时间也没有查出原因来，后来就收到内科去住院治疗。办了住院手续以后，想推到病房去住院，这位老人坐轮椅从我们科的门口路过，忽然有人建议，要不到针灸科扎一扎。想想那就试试吧，这个同事就找到我。我看了以后，发现她水肿已经一周了，床也上不去，还是几个人帮忙抬到床上的，抬到床上以后垫了好多的旧报纸，我用火针沿着她水肿一侧小腿的足少阴经筋的循行路线给她扎。当时出了好多黄水，就像出汗一样，顺着她这条腿往下流，过了一会儿，她的水肿大体上消了，皮肤也出现褶皱，皮肤不像刚才那么紧了。

虽然她已经一周不下床了，自己也觉得不可能下床，但经我治疗，她勉强下来以后，居然当时就能在诊室里面来回走动，只是慢一点。后来又治疗两次，让腿上的筋结散开，基本上就治好了，而且以后也没有再犯。

这种由足少阴经筋异常引起的水肿，治疗起来还是非常容易的。像上面讲到的那位大婶一样，只要找准病根，把筋结揉散，水肿很快就会消退。用火针来扎是见效最快的一种方法，这位大婶症状比较严重，所以必须先用强刺激的方法，但如果症状不是非常严重，那么自己在家完全可以用按揉的方法，效果一样会很显著。重点按揉部位有阴陵泉、地机、三阴交、太溪、水泉等穴位及周边筋结。

不安腿综合征

前几年，一位 40 多岁的中年人来我门诊看病，他刚走进门诊，我看他

339

精神萎靡、无精打采、呵欠连天的样子，根据自己以前的经验判断，以为来了一位失眠的患者。他告诉我，自己确实是失眠，不过却是因为自己的腿而失眠。这是怎么回事？在诊室的我的几个学生一听，都好奇地竖起了耳朵。

原来这位患者几年来总是在夜间感觉到自己的腿酸疼，严重影响了睡眠。睡不着，就只能在客厅走来走去，不断地敲打按摩才能缓解症状，后来自己的妻子、孩子睡觉都受到影响。他每天晚上要做俯卧撑，在跑步机上跑步，直到筋疲力尽，累得爬不起来才能上床睡觉，结果白天上班没精神，打瞌睡，严重影响了正常的工作和生活。最后只能辞职在家治疗，但他去医院检查，医生都说他的腿没有问题，自己特别难受，特别无奈。曾服用过活血化瘀的中药，但效果并不理想，自己一度情绪抑郁低落，甚至有过自杀的消极念头。听朋友说中医针灸很神奇，就抱着一丝希望过来了。

学生们听完了这位先生的讲述以后，都把目光投向了我，他们与这位患者一样急切地想知道究竟是得了什么病，为什么总是治不好呢？我告诉他们，这是典型的"不安腿综合征"。什么叫"不安腿综合征"？很多朋友都没有听说过这个疾病，甚至到医院检查时，有些医生也不知这是什么病。

"不安腿综合征"，又叫"不宁腿综合征"，是中老年人的常见病，患者往往在休息的时候出现双小腿难以忍受的不舒服症状，如酸胀、刺痛、瘙痒及爬虫感，夜间加重，因此在床上辗转反侧，坐卧不安，经拍打、按摩或活动后，症状可暂时缓解；少数病人走路时也可出现症状，并因此被迫停止走路，引起间歇性跛行。这么难受的症状，往往去医院做各种神经系统的检查，如肌电图、肌活检等，都没有异常表现。这个毛病虽然不会威胁生命，但确确实实会影响患者的生活质量。

现代医学认为，"不安腿综合征"可分为原发性和继发性两大类。其中原发性的病因不明，儿童患者常有家族遗传史。继发性患者多有神经系统疾病。一般孕妇和贫血的人比其他人群发病率要高 2～5 倍。

中医多将此症归入"痹症"的范畴。从筋的角度来看，腿部有多条经筋通过，如足三阴经筋和足三阳经筋，如果这些经筋受到风寒湿邪或是劳损而痉挛僵硬，便会导致腿部的经气不利，气血不畅，容易患此病。

多年临床的实践发现，此病从筋的角度去治疗，用针灸和按摩的方法，疗效还是很明显的。像前面这位患者，我的治疗方法就主要是在他的下肢寻找阿是穴，找到敏感的压痛点后，就用按法、揉法和拨法，将筋结松解开。主要痛点筋结分布在委中、委阳、合阳、承山、昆仑、太溪、阳陵泉、梁丘、血海等穴位附近。

经过半个月的治疗，这位患者的不安腿症状有所缓解，以前晚上睡觉不足两小时就要起床活动，拍打腿部，一晚上也就睡四五个小时，现在晚上十一点左右睡觉，到早晨三点左右醒来，下地行走一段时间后继续上床睡觉，一直到早晨七八点，基本可以保证每天睡眠时间。睡眠一改善，他的精神立刻就比从前要好很多。

随着中国社会逐渐进入老龄化，"不安腿综合征"给中老年人带来的危害，需要我们迫切地去了解和认识它。据教育部科技发展中心报道，最近一个国际研究小组的发现，"不安腿综合征"患者患上高血压的风险将大大增加，遭遇中风和心脏问题的风险也是普通人的两倍。而且，不安腿发作越频繁、越严重，其风险越高。所以，及时诊断，并积极治疗，是"不安腿综合征"患者能够及早治愈的保证。

腿抽筋

我自幼生长在滦河边上，小的时候经常到河中游泳，在北京读大学时学校没有游泳池，只好骑车去工人体育场游泳。幸好小的时候没有出现过小腿抽筋，否则在河中间出现的话，后果不堪设想。在工体深水区游泳时，我曾有过两次小腿抽筋，因为离池边不太远，都是迅速游到岸边，自我点穴之后迅速缓解的。

小腿转筋，俗称抽筋，现代医学称为"腓肠肌痉挛"，其特征是小腿腓肠肌（即小腿肚）突然发生抽筋样疼痛、局部隆起、不敢伸直。这个病大家都很熟悉，一般是游泳水比较凉的时候多见，如果下水前没有做些热身和准备活动，突然下水就很容易导致小腿抽筋。还有像蛙泳有蹬腿的动作，也很容易出现小腿抽筋。轻的休息几分钟可以自行缓解，严重的要十几分钟乃至数小时，还有一天发作几次甚至几十次，不能下地活动，就让人很难受了。

中医认为，此病多由肝血不足，筋脉失养，或受风冷寒湿侵袭，经络气血不通所致。年轻人出现小腿抽筋常常是受寒或是外伤所导致，中老年人的小腿抽筋则常常在夜间发生，这是因为肝主筋，夜晚睡觉的时候，全

341

身的血液归于肝脏而得以储藏，中老年人肝血相对虚弱不足，那么筋脉就会失养，而易发此病。此外，像平常缺乏运动的人，体质虚弱的女性也较容易发生抽筋。一旦出现了抽筋，首先让患者坐下或者趴下休息。注意，千万不要在小腿抽筋的部位直接按压，这样会使疼痛加剧。正确的方法是让家人或是朋友先在远离小腿抽筋的部位寻找紧张的筋结，用大拇指先轻轻按揉，再逐渐增加力度，以患者能够忍受为度，等疼痛缓和下来后，再慢慢按压抽筋的部位，将痉挛的肌肉放松。

等疼痛缓解之后，自己用单手握住小腿肚的痉挛部位，反复揉按，并逐渐自上而下地将揉按范围扩大到整个小腿肚，在中心处用力略轻，在边缘处用力可略重，直到局部产生酸胀、舒适感。这时，将腿伸直，双手抱住脚，用力向身体内侧拉，同时脚跟用力向外蹬，反复3次。最后，再用手掌在小腿肚上下擦动，直到局部皮肤有热感，并以手掌中等力度拍打小腿，使小腿的肌肉逐渐松弛。

大多数症状比较轻的人通过这种按摩就可以完全缓解，缓解以后一定要注意休息。假如损伤得较为厉害，小腿还出现出血或者跟腱断裂，那就一定要及时送到医院请骨伤科的医生治疗。

平时容易小腿抽筋的朋友，可以多在小腿肚附近寻找筋结和疼痛点进行按揉，能够耐受疼痛的话还可以用拨法，力度更大些，将痉挛的筋结拨开。并且多用灸法悬灸疼痛处，温通经脉，缓解痉挛。夜晚容易抽筋的中老年人在睡觉时可将暖水袋放在小腿下，时间不宜过长，热水袋能促进血液循环又保暖，不要烫伤即可。同时，还可以找专业的中医进行补肝养血的调理。

前几年，一位很熟悉的患者找我看病时说：胥大夫我左腿老是抽筋儿，夜里睡不着觉，您说是不是缺钙呀？我说：你是缺扎！你光左腿缺钙右腿不缺钙。患者大笑。在其患侧承筋穴找到筋结扎了几次，又让她去学站桩，坚持每天练习，患者再也不抽筋儿了，睡得也很好。

再看一个病例（学生李亚勤记录）：2011年12月10日，闫女士自外地而来复诊，双腿抽筋已数年，其他并无不适，只是抽筋给她的生活带来了诸多不便，原因是两条腿变得分外娇气，在劳累或者受凉的情况下即开始抽搐，夜晚会影响睡眠，每天夜里只能坐着睡觉，因为双腿抽筋儿，伸不直腿。在闫女士的生活里已经不止一次因为抽筋感到尴尬，抽筋一开始就要脱掉衣裤用热毛巾敷患处；在外乘车，要立刻下来，找合适的地方贴膏

筋柔百病消

药，如果恰好没有膏药的话那就更麻烦了……总之，闫女士的身上好像总是带着一个不受自己控制的闹钟，随时有可能响起，正常的生活随时有可能被打断，因此她减少了外出，减少了社交。中医认为，抽筋多由肝血不足，筋脉失养，或受风冷寒湿侵袭，经络气血不通所致。年轻人出现小腿抽筋常常是由于感受外邪或是外伤所导致，中老年人的小腿抽筋则常常在夜间发生，这是因为肝主筋，藏血以荣筋，我们夜晚睡觉的时候，全身的血液归于肝脏而得以储藏，中老年人肝血相对虚弱不足，则筋脉失养而易发此病。此外，像平常缺乏运动的人，体质虚弱的女性也较容易发生抽筋。小腿的肌肉发生了痉挛和收缩，用手触摸会感觉到有硬硬的筋结块，压痛明显。一般坐着休息一会就能缓解，如果这时候配合着轻轻揉按小腿部的肌肉筋结，使之放松也可以更快地缓解症状。注意不要在小腿抽筋的部位直接按压，这样可能会使疼痛加剧，让家人或是朋友可以先在远离小腿抽筋的部位寻找紧张的筋结，用大拇指先轻轻按揉，再逐渐增加力度，以患者能够忍受为度，等疼痛平静下来后，再慢慢按压抽筋的部位，将痉挛的肌肉放松。经筋有异常了，我们通过自身或医生的检查比较容易发现，也比较容易调整和治疗。闫女士经过六次针刺治疗，抽筋的状况已经基本消失。老师用针刺的办法，沿着下肢的足太阳膀胱经筋，尤其是承山、承筋、委中、委阳诸穴，把小腿部位的筋结打开，多数患者的问题都可以得到解决。

我们知道，在肌肉收缩过程中，钙离子起着重要作用。当血液中钙离子浓度太低时，肌肉容易兴奋而痉挛。这好比人在饥饿严重时会出现低血糖头晕，但你不能说头晕就是饿了，吃点饼干就好了，所以腿抽筋不一定非得要补钙。

另外，需要提醒年轻的朋友，尽量不要在野外或河湖中游泳，因为如果单独在野外游泳，一旦出现了小腿抽筋，那是很危险的事情，常常因为小腿无法用力而导致溺水。所以，大家可别小看这小腿转筋，游泳前一定要多做热身活动，让身体的肌肉适应，有效预防抽筋。

扁平足

现在家家户户的生活条件越来越好，物质上是越来越丰富，每个父母 **343**

都想给自己孩子最好的生活和学习条件，经常给自己的孩子买些漂亮的新衣服和新文具等。然而，和给孩子买衣服和学习用品的讲究和豪爽不同，一些家长在给孩子买鞋的时候总认为"孩子长得快，鞋子几个月就不合脚了，所以买便宜的凑合凑合就行了"。其实这种想法是不对的，因为如果鞋子不合脚，不只是孩子穿着会不舒服，而且还会导致孩子出现扁平足。

什么叫扁平足？它是指我们足部的纵弓降低或消失，站立时足弓塌陷，全脚掌接近地面。大家都知道，我们的脚正常时应该像一张弓的形状，足弓的维持需要依靠足部的骨骼、韧带和肌肉的完整性。这看似很简单平常，其实作用很大。平时在我们走路或跑跳时，足弓的作用就像弹簧，可以帮助缓冲震荡，保护足底的神经和血管以及足部以上的关节、内脏和其他器官等。假如足弓没有正常的曲度，变得扁平了，身体在运动中肯定受影响，对我们人体的关节、内脏器官及大脑都会产生一定的冲击和损伤。长此以往，不仅会令足部容易疲倦，严重的还会引起足底筋膜炎、X形腿，甚至是腰痛、膝痛、骨刺等并发症。现代医学研究表明，产生扁平足的原因分先天与后天两种，先天性扁平足是由于先天发育畸形，足弓的骨骼组成发育异常导致了韧带松弛；后天性扁平足，则是足骨并无异常，但由于儿童和青少年的体重过重、行走习惯不良、长时间站立、鞋子不合脚等原因导致了足部肌肉和韧带松弛萎缩，最后形成扁平足。

儿童两岁前由于足弓尚未发育，足弓被厚厚的脂肪覆盖，通常都会形成假扁平足的现象。一般来说，从4岁开始，孩子的足弓就慢慢成形，但由于足部骨骼没有发育成熟，所以如果在这个阶段不注意足部健康，那么很可能就会发生扁平足症状。我曾经在报纸上看过这样一个报道，说是2008年广州市某小学为全校一千多名学生做了足印分析检查。结果显示，将近七成的学生有不同程度的扁平足现象。调查还反映，这些学生多数不知道自己有扁平足的问题，他们的家长也很少懂得扁平足的危害性，并缺乏正确的足部健康知识。有时候我在跟朋友闲聊时，他们无意中会说起自己的孩子走路总是没走多久就嚷嚷累，其实，这很有可能是扁平足造成他们走路觉得特别疲劳，而不是孩子娇气那么简单。所以，家长们应该细心去观察孩子的足部发育，及早预防和处理扁平足是很重要的。

除了孩子容易发生此病，一些成年人和中老年人由于肝肾亏损，筋骨退变，再加上外界风寒湿气侵袭，劳损负重，也容易导致扁平足的发生。一些喜欢穿高跟鞋和中跟鞋的女性朋友也容易多发，这是因为有坡度的鞋

筋柔百病消

会让身体的重心向前移动，增加足弓和前脚掌的压力。

常规来说，先天性的扁平足是骨骼发育异常，应该采用手术方法来加以矫正。后天性的扁平足则多采用针灸、按摩的方法治疗。从临床上来看，此病多有足部的经筋损伤或是筋结病灶，这是引起或加重病情的主要原因。治疗时我一般是在足弓的内部寻找僵紧的筋结，用手指揉 5～10 分钟，使之松解开，松弛的肌肉则可以用按揉和灸法的方法来保健，能使肌肉因受到刺激而逐渐恢复正常的弹性。

除了对足部进行阿是穴的按揉和艾灸以外，还可以针对足三阴经筋进行按揉。因为足太阴经筋、足厥阴经筋和足少阴经筋都经过脚，病灶很可能就在这三条经筋之上。重点部位在涌泉、太白、解溪、太冲、昆仑、公孙、承山、阴陵泉、阳陵泉、足三里等穴位附近。

站桩对于足部肌肉的功能锻炼也是非常有效的。还有每天坚持睡觉前热水浸足，也可以促进足部血液循环。对于两岁以上的儿童，家长们要注意买合适的鞋，不能马虎，另外还要让孩子多多锻炼足部肌肉，赤脚在沙滩或草地上行走，或做足尖运动、弹跳性运动，使足趾屈曲，足底外缘着地步行，有利于足部外侧肌肉和韧带的锻炼。

跟痛症

常有一些中老年人，特别是老年妇女会遇到这样的事情：某天，突然感到脚跟疼痛，特别是休息以后刚开始走路的时候，钻心地疼，走了一会，又会好一些，坐下来休息完再走路，还是照样疼痛。有的人疼痛得比较厉害，以至于最后都不敢下地行走了。这是典型的足跟痛，医学术语叫"跟痛症"。这个毛病并不少见，人们随着年纪的增长，全身各部位的功能会渐渐退化，各种老年性疾病也会越来越多。足跟痛便是老年人最常见的疾病之一。根据我多年的临床观察，足跟痛的发病在青年人中比较少见，而在 50 岁以上的老年人中比较多发，而且尤以女性为多。这个足跟痛的主要表现是单侧或双侧足跟或脚底部酸胀，或呈针刺样疼痛，有的牵连到小腿酸痛，甚至步履艰难。到医院拍 X 线片，有时可见跟骨骨质增生，严重时会造成行走困难，甚至影响到生活质量。

现代医学认为，老年人足跟痛多与跟腱周围炎、跟骨滑囊炎、跟骨骨刺及脂肪垫变性、慢性劳损等有关。而据我的临床经验来看，足跟痛最主要的原因是筋膜炎。筋膜是一层坚韧而富有弹性的纤维组织，位于足底板深处，是维持脚弓的重要结构，也是人体站立和行走时重要的承力部位。为什么老年人易得这个病呢？中医认为，足跟痛属于中医"痹症"的范畴，多为肝肾阴虚。因为足跟是肾经所过之处，老年人由于正气逐渐衰退，肾阴亏损，肝失所养，肝主筋，肾主骨，肝肾亏虚，筋脉失养，遂发筋骨病症。

其实除了老年人，有些年轻的女性也会出现脚跟痛的症状，这多与她们经常穿高跟鞋，脚跟受力发生改变及鞋与脚跟之间反复摩擦有关。还有些患者是由于外伤，走路时不小心，脚跟部被高低不平的路面或小石头损伤。

出现足跟痛时也不必太紧张，一般来说这不需要手术，用中医理筋方法，改善足部软组织的血液循环，疏通经络，解除粘连，促进炎症的吸收，就能有效缓解这种疼痛。

首先，温水泡脚之后，在足跟部寻找敏感紧张的筋结，用圆钝的按摩棒或手指关节反复按揉压痛点，力量由轻到重，以能够忍受为度，慢慢将筋结揉散开，可以起到舒筋通络、活血止痛的效果。其次，足跟部怕冷、虚寒体质的人，还要用艾条进行灸法治疗，这样也可以温经散寒，加速局部血液循环，使经脉得以通畅，症状得以缓解。

睡觉前用拇指指腹按揉足心部，向脚趾方向推揉8～10次，然后尽量使脚趾向脚背伸，这样可以牵拉足跟部的筋。最后，大家还要经常用陈醋泡脚，用陈醋2斤，加热到脚可浸入的温度，每天浸泡足部20～40分钟，同样有舒筋活络，活血止痛的效果。

另外，为了从根本上治疗此症，预防复发，大家要沿着足太阴经筋和足少阴经筋的循行路线寻找敏感的痛点和筋结进行按揉或艾灸，重点在然骨、太溪、阴陵泉、三阴交、涌泉、肾俞等穴位附近。

曾经有一位30多岁的女性，说她生完小孩后，脚跟可能是受了风寒，一直很痛，严重的时候疼痛难忍，使用了上面我说的方法，仅一个多星期就痊愈了。还有位学生的母亲，也是长期的足跟痛，严重时无法上下楼。我把这些方法告诉该学生，让他打电话告诉他母亲，坚持了一个月，也如愿地减轻了疼痛感，走路、上下楼都轻松很多了。

后　记

　　作为一名临床大夫，几乎每天都要解答患者许多类似或相同的问题，比如该不该做手术，该不该用抗生素，什么病该看中医，哪些病针灸效果好，自己应如何保健，应当如何预防，等等，这些问题很难用几句话就能够讲清楚，我也确实因为诊疗繁忙，没能完全满足患者朋友的要求，自己心里感到非常过意不去。

　　去年8月，广西科学技术出版社的编辑约我写一部养生保健的书稿，我想正好利用这个机会写一本关于经筋防治的科普书籍。时值中国针灸学会经筋诊治专业委员会刚成立不久，我的论文被大会评为二等奖，还被邀请到大会主席台就座，自己有些惶恐不安，同时也深感自己的责任重大。今年六月又应沈阳军区理疗康复专业委员会的特别邀请，在会上作了《内功针刺治疗经筋病》的报告，受到与会者的肯定与欢迎。以上会议期间，全国经筋界高手云集，我也观看并亲自体会了一些高手的治疗，眼界大开，许多病疗效之好令人惊叹。但同时，我也深深感到大众对筋的了解太少太少，本来通过理筋可以轻而易举解决的问题，却花费了大量的时间和金钱，疗效却往往不尽如人意。

　　我曾有机会到沈阳薛氏经筋医学研究院，聆听了薛立功老师创立长圆针的报告，而好友李江舟医生毫无保留地向来自全国各地的学员传授经筋病的诊疗技术，包括长圆针疗法和手法复位技术等，使许多医师在较短的时间里掌握了治疗疑难病症的绝技，真可谓金针度人。

　　为了学好中医专业，早在20个世纪80年代初我即开始练习武术。1983年我在东直门医院针灸科实习时，见到当时的科主任高洪宝老师治疗不孕症等病的不可思议的疗效后，立志要学好针灸。我问他为何疗效如此之好，高老师说秘密就在于内功修炼，还说他认识技击高手王选杰的一个徒弟。我当时不是太理解，后来一个偶然的机会接触到大成拳，才惊叹大成拳的实战技击作用。再当读到大成拳宗师王芗斋先生的著作时，又为其所包含

347

的深刻哲理与中医养生学理论所折服，遂领悟到大成拳实乃武术与内功之精华。

后来，经友人介绍，我投到王芗斋先生之女王玉芳老师门下学习大成拳，她老人家经常令我到她家学习桩功和宫廷指科按摩，并让我治疗一些患者。看到我的进步很快，她十分高兴，又令我和其长子金桎华先生及弟子小郑练习推手。当看到我衣服较为破旧时，她说，你这样给人看病可不行，强给我钱，令我购置新衣服，每忆及此我都感动不已。当年在她老人家处，我见到很多秘不示人的拳学资料，比如芗老亲笔所书的《拳道中枢》手稿原件，就是那时我复印保留至今的。

后见我酷爱技击，王玉芳老师忍痛割爱将我介绍到她最欣赏的王选杰先生处拜师学艺。在选杰先生建议下，我和张宝琛师兄学习经筋病的按摩点穴疗法，这使我真正步入经筋病治疗的大门。而大成推拿术则从学于大成推拿流派创始人臧福科老师及卓宏毅先生，近年来，我经常与内功深厚的卓先生交流推手与按摩点穴的体会。

当年，我常到肖中强（字佳彬，现为澳洲中医协会主席）先生家中请教内科方药知识及社会学知识，他是老中医蒲辅周先生的学生，也是意拳一代宗师姚宗勋先生的弟子，对我的一生影响巨大。

大约在1987年，我有机会和著名针灸学家徐笨人老师学习，他提出怪病多从颈椎治疗的理论，对我影响很大，至今一直影响我的临床思维，使我对以前认为不可能治疗的疑难病症有了重新认识。

我至今每天都在应用的长针刺法则从学于卢鼎厚老师，卢老金针度尽的传授令我终生难忘。当年我和师兄弟练习技击时动作过于剧烈，腰部严重受伤行走不便，卢老几针下去，症状立即减轻，使我惊叹不已。去年我回老家过春节期间，卢老打长途电话向我"请教"阿是穴问题，其不耻下问的治学态度，令我深受感动。火针及三通法则从学于贺普仁老师，当年我曾多次骑车到他老人家大女儿在丰台的医院去求学。内功针刺方面，我得到了贺老毫无保留的传授，以及如何结合临床学习《黄帝内经》。

新九针从学于山西的师怀堂老师，并亲身体会了师老的锋钩针疗法。头针疗法则从学于头针发明人焦顺发老师，我不仅向焦老学习了脑血管病急性期的治疗方法，同时也学习了跟随节拍器每分钟180次以上的双手快速捻转法。针刺太溪手法从学于张士杰老师，并且我向张老请教了站桩功与针刺手法相结合的秘诀。

腹针从学于创始人薄智云老师。2002年夏天，我刚从欧洲回国，两年多的欧洲工作令我身心十分不适，所以态度不是很谦恭，但薄老不以为忤，态度随和，马上给我治疗，让我有幸亲身体会薄老的无痛进针法。薄老在我腹部刺了几针后，我很快就恢复到十几年前练功最好的状态，感到无比的幸福。

放血疗法从学于王本正先生，他也是恩师选杰先生的弟子，武功亦十分高超，自然对我毫不保守，同时还使我注意到了经络走向差的问题。

2003年非典之后，我在北京藏医院临时出诊，诊室恰好在黄敬伟老师的隔壁。这让我有机会学习黄老的经筋疗法，黄老病灶寻找之准确，疗效之好，令我大开眼界。

在经脉理论的形成问题上，曾得到赵京生教授的悉心指导，当时我写了十几个问题请教赵教授。后来又经常通过电邮方式联系，解答了我在针灸理论上的许多疑惑，也使临床治疗思路清晰起来。

经络研究从学于祝总骧老师，当年我在临床实践中曾多次体会祝老的经络线测试方法。

道家养生及针灸从学于胡海牙老师，他的一句开示令我久久难忘：你想想针灸最早是怎么发明的。胡老的高足武国忠先生，也常和我交流养生、技击、点穴及方药技术，使我受益匪浅。

除了和恩师选杰先生学习外，我还曾向芗老的弟子孙闻青、于永年、李见宇等前辈请教大成拳功法，尤其是大成拳养生功法。

近年来，在从学于以上前辈经验的基础上，我认真考据《黄帝内经》针法及其他古代针法，并结合自己一直潜心修炼的大成拳内功，尝试将其与针刺手法相结合，终于悟出了"精神内守，神光内莹，意在针先，以意领气，手随心转，法从手出，运气于指，气至病所"的针刺心法，也就是我所倡导的"内功针刺"理论。目前，我临床上采用内功快针针法，每个病的治疗只需3~5分钟，但疗效却远远高于以前的留针针法。

我的经方知识及临床应用从学于郝万山老师。刘渡舟老师也指点过我相关知识，以及内功修炼方法，使我早在1981年就注意到汉代的中药煎服法及度量衡问题。温病学则是得到赵绍琴老师的指点，我还曾向他老人家请教太极推手技术，也了解到当年他为画家王雪涛治疗高热长期不退的具体经验，从而树立了自己学习中医的坚定信心。方药心法得益于王永炎院士的指点，他告诉我，在临床上一定要中西医两条腿走路，当然中医这条

349

腿要粗一些，使我受益至今。

内科方药主要从学于李可老先生。从学李老之后，我在内科方剂上有了突飞猛进的进步，曾治愈家族中一女性八年之久的不孕症。我的小孩现在已经上高一，除打疫苗针外从未打过其他针剂，除黄连素外，基本上没用过其他抗生素，感冒发烧时，也都是用中药及针灸治疗。

此外，在与友人赵百孝、胡光、徐小明、徐向东、黄志宇、王禹、管宏钟、田有粮、董宝强、许明辉、关玲、马兰春、王玉玲、孔乐凯、王春雷、马彦红、聂锦安、华安、张伟、胥英杰、吴捷、逯春明、李惠民、于开基、田阳春、李晓泓、孙永章、乐后圣、田成阳（青阳子）、王海峰、孙立照、马文杰、张劲军、董春华、刘正、张树新、王传龙、史平、张勇、王泰安、赵守安、卓宏度先生等的切磋交流中，也学到了许多鲜为人知的知识及思维方法。

值得一提的是，恩师选杰先生在国内外的弟子数以千计，经常有师兄弟来找我切磋拳技及医术，有的甚至是不期而遇，这使我受益良多。更有全国各地乃至海外的大成拳及其他门派的武术爱好者前来找我学艺，或者交流医学知识，尤其是针灸按摩技术及方药知识，在此一并表示衷心的感谢。另外，我工作所在的医院及科室是北京中医药大学及北京大学医学院的临床教学基地，常年带教该校的学生及留学生。科内同事多在全国及北京市的针灸学会担任要职，有很高的学术地位，学问及临床经验乃至道德修养都值得我学习。在与科内同事多年的交流中，我学到了大量的宝贵临床经验及治学方法，这得益于科内良好的学术风气及院领导对针灸学科的高度重视。

本书的写作，得到了正在北京中医药大学攻读博士学位的谢菁同学的大力协助，她在紧张的学习中抽出宝贵时间完成了繁琐的资料整理工作，在此一年间放弃了所有的休息，只是因为她在我的门诊学习过，深刻地觉得到广大患者朋友需要这样一本科普书籍。我的弟子王鼎、李显、Daniel Richardson及张军伟也都在攻读研究生及工作的同时帮我做了大量繁琐的资料整理工作，在此一并谢过。

衷心感谢父母在我不谙世事的年龄为我选择了中医专业，感谢各位亲友师长多年来对我事业的大力支持，感谢我的叔叔胥俊忠和姑父（也是我的小学老师）郝振来对我幼年的早期教育，感谢原宽城县中医院院长孟广书老中医多年来对我的教诲与关怀，感谢两个妹妹对我事业的鼓励。尤其

筋柔百病消

感谢爱人对我事业的鼎力支持，在我懈怠的时候警醒我，在深夜写作时提醒我注意休息。她承担了全部的家务，放弃了自己的生化专业，每想到此，我都感到十分内疚，唯一能够回报的就是抓紧写作，以期达到利益众生的目的。她一直关注我的写作情况，她以一个生物化学硕士理性的眼光对本书提出许多宝贵的意见，有的甚至是原则性的。

　　限于学识及修养，本书谬误及言语不当之处在所难免，望各位方家海涵，书中观点及知识仅供各位朋友参考。孟子云：尽信书则不如无书。许多疾病要找相应的专家诊疗，本书只是引玉之砖。最后恳请各位前辈及同道不吝赐教，以便再版时加以改正。

2010 年 8 月 18 日夜微雨中写于听雨轩　**养东居士**

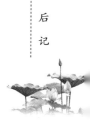

跋

唐代的福州有一位神赞禅师，在行脚时遇到了百丈禅师，跟师学习后不久便悟道，他想起自己的本师还没有开悟就起程回乡了。某日，本师坐在窗前看经时，恰好有一只苍蝇在不停地撞击窗户纸，想飞出去。神赞禅师应机说道："世界如许广阔不肯出，钻他故纸驴年去。"说完，便写了一首偈子：

空门不肯出，投窗也大痴，百年钻故纸，何日出头时？

后来本师请他升座说法，神赞便把从百丈禅师那里学来的传播给大众，说道："灵光独耀，迥脱根尘，体露真常，不拘文字；心性无染，本自圆成，但离妄缘，即如如佛。"本师听后感悟道："我已垂垂老矣，竟还能听如此殊胜的妙法。"后来宋代的白云禅师根据这则公案写了一首诗：

蝇爱寻光纸上钻，不能透处几多难，忽然撞着来时路，始信平生被眼瞒。

现代医学越来越发达，研究手段也越来越先进，用扫描电镜甚至可以观察到细胞的表面结构，但是对于占我们体重百分之四十左右的"筋"（骨骼肌等组织）却缺乏应有的研究。目前国内外对所谓的"腰椎间盘突出症"动辄手术，还有所谓的"膝关节退行性病变"，许多大夫常常会建议全膝关节置换手术。实际上这些疾病真正需要手术者极少，绝大多数患者通过针灸、按摩、内服汤药等治疗可以取得很好的疗效，因为这些病主要是"筋"出了问题。如果我们真正明白了《黄帝内经》的经筋理论，就会和神赞禅师开悟的境界差不多，省却了许多手术的麻烦。

本书出版后，尤其是鄙人在北京电视台养生堂主讲的《筋柔百病消》等节目播出后，广大读者和观众对经筋理论和大成拳站桩有了一定的了解，许多朋友由于经筋知识的普及，避免了许多不必要的手术，并通过针灸按摩中药等治疗治愈了原来认为需要手术才能解决的疾患。近几年来，累计有一千多位学员来和我学习站桩、经筋理论及针灸按摩手法，许多学员及其家人的一些经筋病通过自己点穴揉筋和站桩就得到了缓解甚至痊愈，鄙人感到十分欣慰，也感谢各位患者朋友和学员对我的信任和支持。

希望本书能够像神赞禅师说法一样，使大家了解经筋理论，从而避免诸多不必要的手术，进而通过自我按摩及站桩锻炼，取得"骨正筋柔，气血以流，腠理以密，如是则骨气以精，谨道如法，长有天命"的效果。

感谢好友徐文兵、徐文波、李永明、姚遥、罗大伦、罗炳翔、孙喜冬、张凌、锺华、刘先利、徐智明、秦立新、秦君伟等各位朋友对鄙人的一贯帮助和支持，感谢北京御源堂中医诊所、东文中医诊所、厚朴中暨学堂、当归中医学堂各位员工的合作和支持。感谢我的老师沛公亲笔为本书书名题字并撰写推荐序，感谢著名战略专家岳川博先生对本书书稿提出宝贵建议。

衷心感谢郑景文、刘向英、李景利、李曌、刘璐、王云涛、张瑞华、李修洋、李清河、郭欢、姚慧娟、张力旋、程延君、董亚威、李冰、荆月藜、杨怡、曹顺林、孟萌、黄松珉、杨伟峰、桑黎丽、李波、王皓、王政、王洋、金冬梅、张冉然等弟子在工作学习中抽出宝贵时间协助我的经筋站桩班教学及门诊随诊，许多弟子参与了本书书稿的整理工作。感谢孙宁、胡木林、张先慧、李亚楠医师及北京中医药大学的窦豆、王烁、王馨伟、黄美凤、易娜、赖敏强、孔柄坛、许明贺、邱旭东等同学的随诊及对本书书稿提出的宝贵意见。

值得一提的是，李亚勤同学在人手最少的时候和我出诊两年多，并记载了大量的病例和临床随笔，许多细节连患者自己看了都感到吃惊，为本书积累了珍贵的临床资料。

今天北京喜降大雪，古人云：好雪片片，不落别处，是为笔者目前心情的写照。

2015 年 11 月 22 日夜写于听雨轩　　**胥荣东**

354